中西医结合防治肿瘤早知道

主编 ◎ 金春晖　尤建良

科学技术文献出版社
SCIENTIFIC AND TECHNICAL DOCUMENTATION PRESS

·北京·

图书在版编目（CIP）数据

中西医结合防治肿瘤早知道 / 金春晖，尤建良主编. -- 北京 : 科学技术文献出版社，2024. 9. -- ISBN 978-7-5235-1467-2

Ⅰ. R73

中国国家版本馆 CIP 数据核字第 20247LP091 号

中西医结合防治肿瘤早知道

| 策划编辑：王黛君 | 责任编辑：吕海茹 | 责任校对：王瑞瑞 | 责任出版：张志平 |

出 版 者　科学技术文献出版社
地　　 址　北京市复兴路15号　邮编 100038
编 务 部　（010）58882938，58882087（传真）
发 行 部　（010）58882905，58882868（传真）
邮 购 部　（010）58882873
官 方 网 址　www.stdp.com.cn
发 行 者　科学技术文献出版社发行　全国各地新华书店经销
印 刷 者　中煤（北京）印务有限公司
版　　 次　2024年9月第1版　2024年9月第1次印刷
开　　 本　710×1000　1/16
字　　 数　310千
印　　 张　23
书　　 号　ISBN 978-7-5235-1467-2
定　　 价　88.00元

编委会

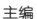

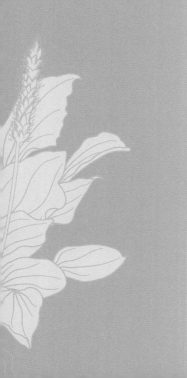

主编

金春晖　尤建良

副主编

蒋晨宇　朱晓丹　张辰岑

龚时夏　赵文跃

编委

朱晨阳　李雨真　钱静怡

顾一丹　孙腊梅　袁　芸

徐　一　夏月彤　李晓强

黄箫娜　陈　喆　耿雨晴

黄　蕾　范洁洁　虞鹤枫

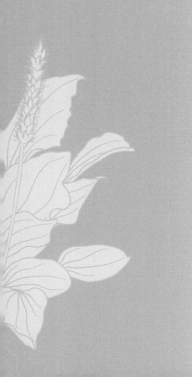

推荐序 1

　　癌症，这个曾经令人恐惧和无奈的字眼，如今在科技的进步和医学的发展下，已经不再是不可战胜的绝症。然而，由于信息的不对称和公众对癌症知识的缺乏，许多市民群众仍在癌症的阴霾下恐慌着。

　　本书的出现，正是为了打破这种信息不对称的局面，为广大民众提供一份权威、易懂的中西医结合防治肿瘤的科普知识。编者们查阅了大量权威文献，结合丰富的临床经验，用通俗易懂的语言，向我们介绍了肿瘤的基本知识、预防方法、治疗策略以及康复注意事项。这不仅是一本书，更是一份生命的指南，它希望引导我们走向健康，远离疾病的困扰，欣然为之作序。

　　中医和西医，作为两种不同的医学体系，各有其独特的优势和价值。中医注重调理身体内在环境，追求"治未病"的境界；西医则擅长利用现代科技手段进行精确治疗，追求疾病的快速康复。两者相结合，能够为患者提供更为全面和个性化的治疗方案。这种中西医结合的理念，正是这本书所倡导的。

希望广大读者能够认真阅读这本书，从中汲取科学的防治肿瘤知识，让它成为我们生活中的重要组成部分。同时，希望医疗工作者们能够积极推广这本书，让更多的人受益。只有当我们全社会共同努力，才能真正实现肿瘤的早预防、早发现、早治疗，让生命的旅程更加美好和健康。

最后，我要感谢所有为这本书付出辛勤努力的编者们和工作人员们。你们的付出和奉献，为公众的健康事业做出了巨大的贡献。愿这本书能够成为一盏明灯，照亮我们前进的道路，让我们共同迎接一个更加健康和美好的未来。

国家中医药领军人才、岐黄学者
南京中医药大学校长

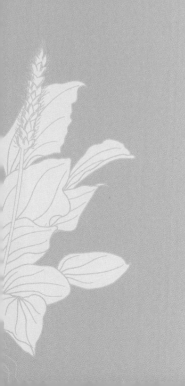

推荐序 2

为这本关于肿瘤的中西医结合防治的科普书籍作序，我非常荣幸。这是一本深入浅出、内容丰富的书，它将为广大群众带来一份宝贵的知识财富。

在当今社会，癌症已经成为威胁人类健康的主要疾病之一。然而，由于信息不对称和知识的缺乏，许多人在面对癌症时感到迷茫和无助。他们可能不知道如何通过调整生活习惯来降低患癌风险，可能在癌症早期没有注意到身体的警告信号，从而错失了预防和治疗的最佳时机。这种无知和忽视不仅加大了癌症对个人和社会带来的负担，也使得许多患者错过了中西医结合治疗的机会。

中医和西医在防治肿瘤方面各有优势。中医注重调理身体内在环境，通过整体观念和个体化治疗，帮助患者恢复身体的平衡、和谐。而西医则擅长利用现代科技手段进行精准治疗，通过手术、化疗、放疗等方法直接对抗癌症。两者相结合，能够为患者提供更为全面和个性化的治疗方案，提高治疗效果和生存质量。

这本书正是基于这样的理念编写的。编者查阅了大量权威文献，结合临床经验，用通俗易懂的语言向读者介绍了肿瘤的基本知识、预防方法、治疗策略以及康复注意事项。无论是对中医还是西医的治疗方式，这本书都给予了客观公正的评价，并强调了中西医结合治疗的重要性。

作为一位从事肿瘤研究、诊治工作的医学工作者，我深知癌症防治工作的艰辛和复杂。但我相信，只要我们坚持科学、坚持探索、坚持合作，就一定能够战胜这个敌人。我也希望广大群众能够从这本书中受益，让科学的防癌抗癌知识成为我们生活中的重要组成部分。

最后，我要感谢编者的辛勤付出和无私奉献。他们用自己的专业知识和临床经验为广大读者带来了一份宝贵的礼物。我也希望更多的专家和学者能够参与到肿瘤防治的科普宣传中来，为人类的健康事业贡献自己的力量。

让我们携手共进，用科学的防癌抗癌知识守护我们的健康！

国家中医药管理局首届岐黄学者
全国政协委员

自序

　　癌症，这个令人闻之色变的词汇，常常让人联想到生命的脆弱和死亡的逼近。然而，随着医学的不断发展，我们已经发现，癌症并非是无法战胜的恶魔。根据最新的研究显示，超过 40% 的癌症其实是可以避免的。这个数据无疑为我们提供了一个宝贵的线索：预防和治疗癌症，其实很大程度上取决于我们自身的知识和行动。

　　然而，令人遗憾的是，由于信息的不对称，许多群众仍然缺乏防癌抗癌的基本知识。他们可能不了解如何调整生活习惯以降低患癌风险，也可能在癌症早期忽视了身体的警告信号，从而错失了预防和治疗的最佳时机。这种不了解和忽视，无疑加大了癌症对个人和社会带来的负担。

　　与此同时，我们在实践中也发现，部分患者在寻求治疗时过于迷信中医，而另一部分患者及西医则对中医持绝对否定的态度。这种片面的认识不仅影响了患者的治疗效果，也影响了他们的生存期和生活质量。事实上，中医和西医各有优势，中医注重调理身体内在环境，西医则擅长进行精准治疗。两者相结合，能够为患者提供更为全面和个性化的治疗方案。

因此，我们深感做好肿瘤的中西医结合防治的科普宣传至关重要。我们希望通过这本书，为广大民众提供一份权威、易懂的中西医结合防治肿瘤的科普知识。我们查阅了大量权威文献，结合临床经验，用通俗易懂的语言，向读者介绍了肿瘤的基本知识、预防方法、治疗策略以及康复注意事项。我们希望每一位读者都能从这本书中受益。

本书主要特点：第一，西医、中医结合，既有西医防治肿瘤的知识，又有中医对肿瘤防治的正确认识；第二，以肿瘤防治概论和不同肿瘤防治分论设置内容，针对性强，易于阅读，并且在中医防治养生方法方面给了较为权威的指导意见；第三，本书就肿瘤患者关心的话题以问答形式罗列出来，方便读者寻找答案，可读性强。

在本书中，我们还将分享一些真实的案例和统计数据，让读者更加直观地了解肿瘤的

危害和防治的重要性。同时，我们也鼓励读者积极参与健康检查，及时发现并治疗肿瘤。只有这样，我们才能有效降低癌症的发生率和死亡率，为自己和家人创造一个更加健康、和谐的生活环境。

此外，我们也希望这本书能够促进中医和西医之间的交流与合作。中医和西医虽然有着不同的理论体系和治疗方法，但在防治癌症这一共同目标下，我们完全可以相互借鉴、优势互补。通过中医、西医的深入交流与合作，我们相信能推动癌症防治事业的更好发展，为更多患者带来希望与康复。

最后，我们要强调的是，防治癌症不仅是医学界的责任，更是全社会的共同使命。让我们携手共进，用科学的知识和行动来抵御癌症的侵袭。只有这样，我们才能共同构建一个更加健康、和谐的社会，让生命之花绽放出更加灿烂的光彩。

由于本人及团队水平有限，尽管我们借鉴了大量文献与专著，但在某些观点上，还需要共同探讨，恳请广大读者和相关专业人士与我们交流。

金春晖　尤建良

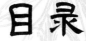

目录

总论

第 1 章　肿瘤的概论

肿瘤的良与恶 /4

为什么偏偏是我得了肿瘤？ /6

关于癌症的"5 年生存率" /8

怎么判断肿瘤早、中、晚期？ /10

为什么每次化疗需要按时来院？ /11

肿瘤患者不要轻言放弃！ /12

家属需不需要告知肿瘤患者实情？ /16

肿瘤休眠理论 /18

肿瘤的免疫编辑 /20

定期复查，防止肿瘤复发 /21

当肿瘤遇上肠道菌群 /24

第 2 章　结节、息肉、癌前病变与早癌筛查

体检发现肺结节怎么办？ /30

得了甲状腺结节怎么办？饮食应该注意什么？ /32

体检报告上有乳腺结节需要手术吗？ /36

乳腺结节可以通过按摩消除吗？ /38

胃息肉、肠息肉、慢性萎缩性胃炎、肠上皮化生严重吗？ /39

子宫肌瘤是肿瘤吗？ /41

宫颈糜烂是癌前病变吗？ /43

肾囊肿、肝囊肿、肝血管瘤要紧吗？ /44

如何辨别结节是良性还是恶性的呢？ /46

如何才能确诊肿瘤？想要及早发现肿瘤可以做哪些早癌筛查？ /47

第3章 现代医学对恶性肿瘤的治疗方法

肿瘤的三级预防是什么？ /52

外科手术治疗是早期可手术肿瘤患者的不二选择 /53

什么是肿瘤介入治疗？ /54

什么样的患者适合放疗？ /56

什么是肿瘤治疗的辅助化疗、新辅助化疗及一线方案？ /60

什么是深静脉置管、PICC、输液港？该如何选择？ /61

靶向药物可以盲吃吗？ /63

肿瘤免疫治疗使用的神奇药物 PD-1/PD-L1 到底是什么？ /64

"CAR-T 神药"真的是神药吗？ /67

抗癌"神药"真"包治百癌"吗？ /69

不断研发的抗肿瘤药物能否最终把肿瘤变成慢性病？ /72

第 4 章　中医在恶性肿瘤防治中的作用

辨病辨证，态靶结合 /78

浅谈中药与人体免疫之间的关系 /81

常见中医外治法在肿瘤并发症中的应用 /83

第 5 章　肿瘤治疗常见不良反应的中医应对方案

肿瘤患者警惕腹泻 /90

化疗后手足麻木怎么办？ /93

对付癌痛自有招 /95

肿瘤患者，夏季警惕光敏反应 /96

癌因性疲乏：不要被疲乏掌控生活 /99

第 6 章　肿瘤与四季养生

春季养生，重在养肝 /108

夏季养生，多吃酸苦 /110

秋季养生，润肺防燥 /112

冬季养生，可食膏方 /114

第 7 章　肿瘤与日常饮食

预防肿瘤，从"吃"上下功夫 /120

话说补品 /125

面对市面上的补品，我们究竟该如何选择？ /128

蛋白粉——肿瘤患者选择有讲究 /130

什么是发物？肿瘤患者需要避免吃发物吗？ /132

肿瘤患者需要忌口吗？ /133

肿瘤患者日常饮食中最容易犯的错误 /142

咖啡、牛奶、酸奶、茶这些饮品该如何选择？ /145

什么食物含有雌激素 ?/147

专家教你吃出免疫力 /149

喝酒脸红的人更容易得肝癌吗？ /152

得肿瘤的都是瘦子吗？ /153

靶向治疗中，这些东西吃不得！ /155

第8章 肿瘤与日常生活

真假辐射 /164

不吸烟也会得肺癌？家庭"煮"妇可太难了！ /165

预防肿瘤，哪些生活习惯要不得？ /167

预防肿瘤，需要远离哪些环境？ /170

预防肿瘤，哪些生活方式有好处？ /172

今天你笑了吗？——浅谈肿瘤与情绪 /174

今天你运动了吗？——肿瘤患者越累越要休息？ /176

分 论

第 9 章　肠癌

肠癌患者的饮食攻略 /184

肠癌患者的养生药膳 /186

关于肠癌有哪些基因检测？ /188

肠癌有哪些非侵入性筛查手段？ /190

第 10 章　胃癌

胃癌患者应该怎么吃？ /196

胃癌患者的养生药膳 /200

胃癌预防，你问我答 /202

第 11 章　食管癌

"吃出来"的食管癌 /212

为何河南林县食管癌术后 5 年生存率曾经居世界前列？ /214

食管癌患者怎么吃？ /215

食管癌患者的养生药膳 /218

第 12 章　肝癌

肝癌患者的养生药膳 /224

什么样的人容易得肝癌？ /226

第 13 章　胰腺癌

胰腺癌患者怎么吃？ /232

胰腺癌患者的养生药膳 /233

胰腺癌为何被称为"癌中之王"？ /236

第 14 章　肺癌

肺癌患者日常饮食 /242

肺癌患者的养生药膳 /246

晚期肺癌治疗，我们绝不放弃！ /248

非小细胞肺癌的分子病理检测，三分钟看明白 /251

肺癌患者应该如何随访？ /254

为什么我得了肺癌，而这么多"老烟枪"却身体很好？ /256

第 15 章　鼻咽癌

鼻咽癌患者怎么吃？ /262

鼻咽癌患者的养生药膳 /264

针对鼻咽癌放疗后副作用的中医方案 /267

鼻咽癌的随访 /270

第 16 章　甲状腺癌

是否应该推广甲状腺癌的早筛？ /274

碘 -131 治疗，你知道多少？ /276

甲状腺切除术后，为什么要定期复查甲状腺激素 /277

第 17 章　乳腺癌

乳腺癌患者该怎么吃？ /282

乳腺癌患者的养生药膳 /285

乳腺癌患者的分型分期与预后 /287

乳腺癌患者出现上肢淋巴水肿怎么办？ /290

男的也会得乳腺癌吗？ /293

在家中自查乳腺结节 /295

第 18 章　前列腺癌

前列腺癌患者应该怎么吃？ /302

前列腺癌患者的养生药膳 /304

前列腺癌患者可以做基因检测吗？ /306

第 19 章　肾癌

肾癌患者应该怎么吃？ /312

肾癌患者的养生药膳 /314

第 20 章　膀胱癌

为什么男性更易得膀胱癌？ /320

膀胱癌患者应该怎么吃？ /323

膀胱癌患者的养生药膳 /324

第 21 章　子宫内膜癌

雌激素与子宫内膜癌 /330

子宫内膜癌患者怎么吃？ /331

子宫内膜癌患者的养生药膳 /332

第 22 章　宫颈癌

宫颈癌都是 HPV 感染引起的？ HPV 感染后一定会得宫颈癌吗？ /336

宫颈癌患者怎么吃？ /337

宫颈癌患者的养生药膳 /338

第 23 章　恶性淋巴瘤

淋巴瘤患者该怎么吃？ /342

淋巴瘤患者的养生药膳 /343

总论

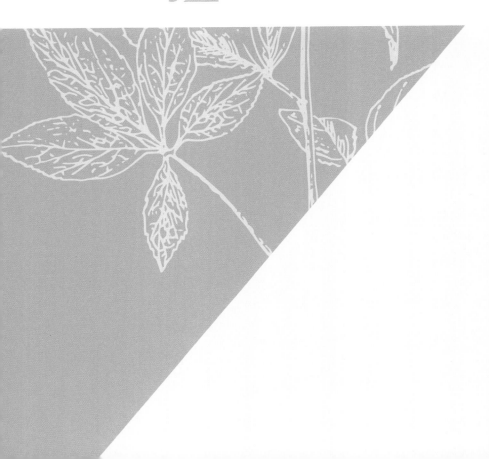

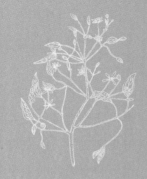

第1章

肿瘤的概论

肿瘤的良与恶

肿瘤是一种古老的疾病，可以发生在任何动植物体内，人体的任何部位、组织几乎都可以发生肿瘤。尽管现在肿瘤可防可治的观念已有一定的普及，但是现实中，即使与一些末期高血压、糖尿病、心脏病等慢性病患者相比，很多肿瘤患者的生存率还要高些，一个得知自己被确诊为肿瘤的患者比一个罹患中度心肌病的患者要恐惧得多。因此认识肿瘤很有必要。

一、什么是肿瘤？

通俗地讲，肿瘤就是组织细胞在自身因素（如情绪、饮食、基因遗传等）和外界环境（如工业污染等）的长期影响下，不能遵循基因对其正常生长死亡的控制，导致细胞不断生长分裂，最终形成的异常组织肿块。现代医学从其生物学特性和对身体的危害程度将肿瘤分为良性肿瘤、恶性肿瘤，以及在良性与恶性肿瘤之间的交界性肿瘤。

二、什么是良性肿瘤？

良性肿瘤细胞与正常组织的细胞形态比较接近，对人体的危害较小。一般来说，良性肿瘤生长缓慢，不会复发或转移，可以在身上存在几年或几十年，手术较容易切除。但如果良性肿瘤生长在重要部位，不及时治疗也会威胁到生命。少数良性肿瘤在一定条件下也会逐渐变成恶性肿瘤。

三、什么是恶性肿瘤？

恶性肿瘤细胞会侵蚀和破坏周围正常组织，可以更形象地称为"吃"掉正常组织，与正常组织无明显界限，可以扩散转移到身体其他部位。恶性肿瘤按生长的起源部位可以分为癌和肉瘤。大家俗称的癌症泛指所有恶性肿瘤，包括癌和肉瘤。从皮肤、内脏黏膜生长出来的恶性肿瘤叫作癌，如胃癌、肝癌、肺癌、食管癌、子宫颈癌等。从结缔组织、脂肪、肌肉、脉管、骨、软骨、淋巴组织和造血组织等部位长出来的恶性肿瘤叫作肉瘤，如横纹肌肉瘤、骨肉瘤等。

交界性肿瘤是一种介于良性肿瘤与恶性肿瘤之间的肿瘤，不过它的生长、复发却比较像恶性肿瘤。虽然交界性肿瘤术后不需要应用化疗、放疗等治疗方案，但是也会复发或者出现侵袭，使很多疾病无法根治。

四、良恶之分

良性肿瘤与恶性肿瘤的特点梳理如下（表 1-1）。

表 1-1　良性肿瘤与恶性肿瘤的特点对比

区别	良性肿瘤	恶性肿瘤
细胞形态	与正常细胞形态较接近	与正常细胞差别较大
生长方式	膨胀性生长	浸润性生长
生长速度	一般较缓慢	较快
是否侵入周围组织	否	是
是否存在界限	是	否
是否转移	否	是
危害性	除某些生长在重要部位的良性肿瘤外，危险性普遍较小	较大，是一种消耗性全身性疾病，破坏器官结构及功能，可产生明显疼痛
治疗	一般通过手术切除即可	需结合患者自身情况选择治疗方案，可选择手术切除、放化疗、免疫治疗等治疗手段，还需要评估癌痛、对患者进行营养干预等，治疗较为复杂
复发	一般不会复发	有复发可能性
预后	较好	较差

为什么偏偏是我得了肿瘤？

肿瘤患者们常常有一个疑问：明明感觉我和别人没有什么不同，为什么是我得了肿瘤？要搞明白这一问题，我们要从肿瘤是怎么发生的说起。

一、肿瘤是怎么发生的？

肿瘤是身体局部形成的影响人体健康的异常肿块，而形成异常肿块的原因，是细胞不受控制地不断分裂、不断增多。正常的细胞中存在能够控制细胞分裂分化的基因，但是，当人

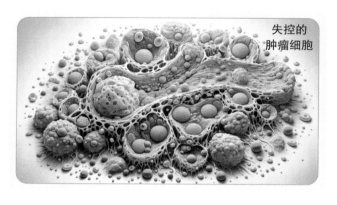

失控的肿瘤细胞

体长期受到外界一些特殊环境的影响时，这些控制细胞正常分裂分化的基因就有可能发生变异，细胞分裂分化失去控制，最终导致肿瘤的发生。

二、哪些因素会导致肿瘤的发生？

导致肿瘤发生的因素大致可以分为外界环境因素和自身遗传因素两类。

（一）外界环境因素

化学致癌因素： 常见的化学致癌物质或含有化学致癌物质的有房屋装修过程中释放的甲醛、苯等，汽车废气、可吸入颗粒物等空气污染物，煤块、木材燃烧产生的烟，未经合格加工的化妆品、染发剂等。除了这些环境中的化学致癌物质，一些食物也含有致癌物质，如炭烤食物、腌制或熏制食品、1类致癌物（如槟榔）等。

物理致癌因素： 常见的物理致癌因素有过量的电离辐射（如长期接触放射性物质、长期使用医学影像设备等）、长期照射紫外线、接触石棉纤维等。

生物致癌因素：常见的生物致癌因素有致癌性病毒（如肝炎病毒慢性感染可导致肝癌、人乳头瘤病毒感染可导致宫颈癌）、细菌（如幽门螺杆菌长期感染可导致胃癌，发霉食物中含有的黄曲霉素可导致肝癌、胃癌和肠癌等疾病）、寄生虫（肝吸虫、血吸虫等）。

（二）自身遗传因素

部分肿瘤具有家族遗传性，如结肠癌、乳腺癌等。

三、诱发因素

诱发因素包括不良的饮食习惯如喜欢吃烧烤、腌制食物，吸烟，喝酒，肥胖，体力活动不足等。其中，香烟烟雾中至少存在 50 种已经被证明具有致癌作用的化合物，吸烟及长期处在二手烟环境中的人群，患肺癌、口腔癌、食管癌、膀胱癌的概率增高；酒精在体内代谢的过程中也会产生致癌物质，导致肝细胞癌变。

四、发病机制

癌基因（又叫原癌基因）：人体的正常细胞中本身就存在一种癌基因，这种基因与细胞的正常增殖分化有关。当人体受到外界致癌因素的影响时，癌基因会发生异常变化，转化为可以使正常细胞变为恶性细胞的细胞癌基因，导致细胞癌变。

抑癌基因：顾名思义，它是一种可以起到抑制细胞增殖、促进细胞分化作用的基因，能阻止细胞癌变的发生。抑癌基因就像是基因层面的"小警察"，可以识别并修复异常的基因，一旦出现无法被修复的基因，抑癌基因可以控制存在异常基因的细胞进行凋亡，从而阻止存在异常基因的细胞转化为恶性细胞。如果抑癌基因缺失或者失去活性，就有可能导致细胞出现异常后无法被及时控制，最终形成肿瘤。

细胞信号传导通路：正常细胞通过细胞信号传导通路识别并选择信息分子，进行正常代谢、生长、分化。如果将细胞信号传导通路比作"快递运输通道"，信息分子就是运输中的"快递"，正常细胞识别到了正确的"快递"，才会接收。如果在细胞信号传导通路中存在异常，导致细胞不能接收到"快递"或者接收到错误的"快递"，细胞的代谢、生长、分化过程就会发生异常。

由此可见，肿瘤的发生发展并非是受单一因素的影响，而是一个多因素诱导、多基因累积、多阶段发生异常、相互作用、相互影响的过程。

关于癌症的"5年生存率"

对于在肿瘤科就诊的各位患者来说，有一个词想来并不陌生，就是癌症的"5年生存率"。无论是网上搜索到的高频词，还是与主治医生的沟通交流，对病情和预后都谈及了这么一个词，冷冰冰的数据牵动了广大患者和家属的心。下面我们就来谈一谈癌症的"5年生存率"。

一、5年生存率≠只能活5年

首先纠正一个误区，5年生存率并不等于只能活5年。许多患者望文生义，一听到这个词汇就产生悲观的情绪，认为5年便是生命倒计时。事实上，5年时间是医学方面检验治疗效

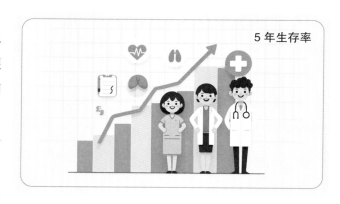

果的一个时长，即便确诊为癌症，在治疗后生存时间超过5年的患者也比比皆是。5年生存率统计的是癌症患者整体的数据，而并非个体的生存概率，毕竟个人的情况不尽相同，生存率也不可一概而论。5年生存率象征的是患者摆脱病魔的希望，是医学界不断努力的成果与动力。

二、为什么谈论 5 年生存率？

5 年生存率是现代医学引入统计学后的概念，其统计的是癌症患者整体的数据，为的是研究癌症的治疗效果是否取得有效进步。引入统计学，可以使医学研究者更直观地对比出不同的治疗手段取得的治疗效果，从而筛选并得出更优的治疗方案。

之所以是以 5 年作为观察时长，是因为肿瘤在经过治疗后，仍有转移和复发及进入晚期的可能，其中大部分转移和复发的情况发生在根治术后 3 年内，少部分发生在 5 年内，极少数发生在 5 年以后。如果 5 年内癌症没有复发或转移，基本可视为治愈。因此以 5 年为期观察癌症是否转移和复发比较科学，是对治疗效果的科学检验。当然，除了常说的 5 年生存率，也有用 3 年生存率和 10 年生存率表示疗效的。

三、不要被 5 年生存率误导

5 年生存率只是作为一种参考，希望广大患者及家属不要被它误导。5 年生存率高的患者不代表不存在风险，遵从医嘱与定期复查仍然是必要的，即便复发也不要心态崩溃，要尽量保持平常心；5 年生存率低的患者也不要盲目悲观，建议先听从医生的意见，毕竟数据差不代表没有希望，不要自我放弃。

四、如何提高 5 年生存率？

2021 年 4 月 27 日，国家卫生健康委员会医政医管局（现医政司）局长焦雅辉在"医疗服务惠民生百年巡礼"首场专题新闻发布会时表示："根据国家癌症中心统计数据显示，随着医疗质量和诊疗能力的提升，我国恶性肿瘤的 5 年生存率已经从 10 年前的 30.9% 提升到目前的 40.5%，提高了近 10 个百分点，某些恶性肿瘤比如食管癌，5 年生存率已经高于美国等发达国家。"从这一数据我们可以看出医学这些年的不断进步，给予了广大患者更多的希望与信心。那么除了依靠医学手段的进步，还有以下方法可以减少自身肿瘤发作的概率。

保持良好心态。不良情绪是身体崩溃的重要推手，保持良好乐观的心态，有利于提高自身免疫力、抵抗癌细胞的侵袭。另外，良好的心态也能使生活质量提高，疾病的折磨无法影响精神上的优雅自信，让每一天都充满对生活的热爱吧。

保持健康作息。作息健康这一点很多青年、中年人都难以做到，部分老年人也不重视，但身体健康离不开作息健康。当熬夜加班、彻夜狂欢、昼夜颠倒、疏于运动等成为如今青年、中年人的主流生活方式，其身体便在慢慢被这些不良习惯拖垮。这不仅仅只针对肿瘤患者，也是许多人都需要注意的。还有部分老年人，不愿赋闲在家，但不要在身体亏损的情况下执意做重体力劳动，以免过劳伤身。

保持饮食健康。需要饮食多样化，多吃新鲜的蔬菜瓜果，少吃红肉及加工肉类，少吃、不吃油炸、烧烤、腌制食品及隔夜菜，三餐定时，饥饱有常。值得一提的是，患者一定要戒掉酗酒、吸烟等不良饮食习惯。

积极配合治疗。无论医学手段如何发展，患者的配合都是最重要的。疾病、分期、年龄、脏腑受损情况、术前术后等不同，治疗的药物与手段也有所不同。希望患者能积极配合，定期复查，遵医嘱用药，家属也可劝说患者不要抗拒就医，不要对就诊、用药有抵触情绪。

怎么判断肿瘤早、中、晚期？

肿瘤的早、中、晚期到底是怎么来判断的呢？实际上，针对恶性肿瘤，国际上有一个通用的 TNM 分期系统，所谓的 T（tumor）指的就是原发肿瘤，N（regional lymph node）表示局部淋巴结，M（metastasis）指远处转移。

根据肿瘤的大小、浸润的深度，有没有区域淋巴结转移，有没有远处转移，可将肿瘤划分为 I 期、II 期、III 期、IV 期。I 期是最早的，IV 期是最晚的。

以肺癌为例，区分肺癌的早、中、晚期，主要是看肿瘤的大小、淋巴结有无转移及有无远处转移这三方面。如果肿瘤小于 3 cm，且没有肺门淋巴结转移及纵隔淋巴结转移，就考虑为早期肺癌。肿瘤 3 ~ 5 cm 并伴有较少淋巴结转移的为中期肺癌。肿瘤 5 cm 以上并出现远处脏器转移就为晚期肺癌，当然，还需要看局部淋巴结是否转移，以及有无远处转移。晚期肺癌主要有脑转移、骨转移或者肝转移，这时要通过 CT 或骨扫描来进一步明确判断。

为什么每次化疗需要按时来院？

化疗是指应用化学药物治疗，和放疗不同，它是一种全身性治疗，化疗药物可以随着血液循环到达全身各个地方，来抑制肿瘤细胞生长、杀灭肿瘤细胞，从而达到治疗目的。

每一种化疗药物到达体内后，随着代谢，血药浓度都会逐步下降，下降到一半所需要的时间称为半衰期。肿瘤细胞较正常细胞具有快速增殖的能力，肿瘤体积增大一倍所需要的时间就是肿瘤的倍增时间。每一种化疗药物的半衰期及每一种肿瘤的倍增时间都是不一样的，所以化疗周期方案是因人而异的，与肿瘤类型、肿瘤分期、患者自身情况及药物半衰期等都密切相关。临床上一般会以 14 天为一周期、21 天为一周期、28 天为一周期，还有少部分以 6 ~ 8 周为一周期。最常见的是以 21 天为一周期的，一般会在第 1 周使用化疗药物；第 2 周药物毒性作用达到顶点，各种副作用开始出现，需要严密监测各项指标；第 3 周则是机体恢复期，正常细胞开始修复，各种副作用开始消失，身体通过休息调整，各脏器功能得以恢复，从而为下一周期的化疗做好准备。

所以临床医生为每位患者制订的化疗周期方案都是有其道理和临床依据的，每次化疗都需要按时来院。如果提前化疗，机体得不到充分地恢复，还会增加每个周期身体承受的化疗药物的剂量和药物毒副作用，不良反应就会大大增加，严重时影响整个化疗的进程。如果推迟化疗，上一周期的药物在体内逐渐代谢，无法维持有效的血药浓度，肿瘤细胞就会趁机增殖，甚至产生基因变异、对化疗药物耐药等，影响化疗的效果。所以建议没有特殊情况的尽量都要按时来院化疗。

当然，临床上会有部分患者出现严重的副作用，如骨髓抑制白细胞不达标、肝肾功能损害、合并急性感染等，无法耐受化疗，这时只能推迟化疗。化疗的最终目的是治病，一切还是以人为本。

肿瘤患者不要轻言放弃！

随着医学检验技术的进步，一代代新药研发问世，癌症治疗已经取得了突破性的进展，临床上绝大多数的肿瘤哪怕是晚期肿瘤也不会到无药可医的地步，肿瘤治疗手段也从最初的手术、放疗、化疗发展到如今的分子靶向治疗、免疫治疗。最新统计显示，肺癌、黑色素瘤等疾病死亡率的逐年降低都同靶向药物和免疫药物的推广应用有关。这些新型药物不仅临床疗效更高，毒副作用更少，而且在延长患者生存时间的同时能保证高质量的生活！

中晚期的肿瘤患者，尤其不可以轻言放弃！

一、不要放弃化疗

各肿瘤诊治指南中推荐的一线方案是经多年实践证明相对效果最好、副作用最小的，二、三线方案在关键时刻也能控制肿瘤进展，挽救生命，其中许多化疗药物都已被纳入医保。而许多患者最担心的化疗后脱发、恶心、呕吐等毒副作用也是因人而异的。用药前及用药过程中，医生会根据患者的体力、营养状况、不良反应、耐药程度多方位评估，选择最合适的方案并不断调整，尽量把毒副作用带来的伤害降到最低。

二、尝试新药新希望

分子靶向药物对有基因突变的患者效果非常突出，免疫药物则对程序性死亡受体 1（PD-1）高表达患者效果更好。有研究数据表明，自从 PD-1/程序性死亡受体配体 1（PD-L1）抑制剂为代表的多款免疫药物获批上市以来，晚期非小细胞肺癌患者 5 年生存率从 5% 提高到了 15% 左右，对于 PD-L1 ≥ 50% 的患者，5 年生存率达到 43%。并且相较于传统放化疗，它的不良反应率更低，患者的总生存期延长。其显然成了患者们的福音。

三、使用想象中的"贵药"

抗肿瘤药还未在国内上市纳入医保时，动辄几十万的花费让许多患者望而却步。近年来，越来越多的抗肿瘤药被纳入医保。2021 年 3 月 1 日起，《国家基本医疗保险、工伤保险和生育保险药品目录（2020 年）》开始正式实施。其中也包括不少抗肿瘤药，比如卡瑞利珠单抗从每支 19 800 元降至 2928 元，医保降幅高达 85.2%。奥希替尼最初 5 万多元，经多次谈判后 2024 年定价为 5580 元，各地的报销政策及比例不同，如果以 70% 医保报销为例，患者自付仅约 1600 元。相信越来越多国产靶向药物及免疫药物会上市，越来越多的"天价药"也将被纳入医保，这会给肿瘤患者带来更多新的治疗机会，而不再受困于经济、地域的限制。

所以说，肿瘤患者不要轻易言弃。大部分放弃治疗的患者及家属要么是因为对放化疗的恐惧，要么是因为高昂的治疗费用，要么是对目前治疗手段的不了解，轻信他人认为得了绝症治与不治一个样。殊不知，随着医疗科学技术的发展，药物研发能力突飞猛进，许多新型药物（如分子靶向药物、生物免疫药物）使得临床上肿瘤治疗效果取得了翻天覆地的变化，没有了化疗药物的毒副作用；而且大部分药物都被纳入了医保，在提高了中晚期患者的生存时间的同时，其生活质量也没有受到明显的影响；即使化疗，只要方案选取得当，也能救人于危难之际！

患者即使处于肿瘤晚期，也不要轻易放弃治疗，而去使用未经证明有效的所谓偏方妙方！笔者曾经治疗了诸多患者，发现时已是肿瘤晚期，通过正规的化疗、分子靶向治疗、免疫治疗，取得了良好的效果，有些患者还高质量地生活着!

案例一: 唐某, 73 岁, 2019 年 8 月查 CT 发现胸腔内的肿瘤已经压迫上腔静脉, 就诊时整个人头面水肿、胸闷气喘、呼吸困难, 确诊小细胞肺癌后选用一线化疗方案 (依托泊苷 + 卡铂) 联合分子靶向治疗, 2 个疗程下病灶明显缩小, 症状也大有改善, 后间断采取化疗及分子靶向药物安罗替尼治疗, 病灶均控制良好 (图 1-1、图 1-2)。

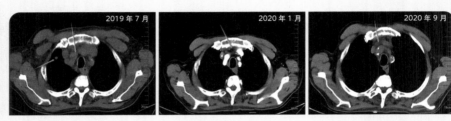

注: 从 2019 年 7 月到 2020 年 1 月再到 2020 年 9 月, 纵隔淋巴结明显缩小。

图 1-1　唐某的 CT (纵隔淋巴结)

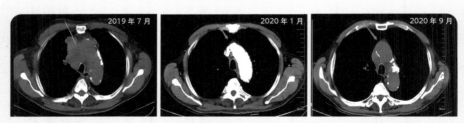

注: 从 2019 年 7 月到 2020 年 1 月再到 2020 年 9 月, 原来肺门肿瘤病灶明显缩小, 后消失。

图 1-2　唐某的 CT (肺门肿瘤病灶)

案例二: 席某, 73 岁, 3 年前查出贲门腺癌, 当时因肿瘤阻塞食管腔, 滴水难进, 而且患者因为体质原因, 无法接受手术治疗, 于是给患者做了基因检测, 发现其有 *HER-2* 基因扩增, 同时用 MiniPDX 检测发现肿瘤细胞对伊立替康 + 替吉奥的化疗药物组合最为敏感, 后一直使用伊立替康 + 替吉奥化疗联合医保药物曲妥珠单抗分子靶向治疗。半年后复查, 胃镜下 (图 1-3) 和 CT

（图 1-4）示病灶明显缩小，既往胃镜都无法通过狭窄的食管，复查后狭窄部位的肿瘤明显缩小，肿瘤指标及症状各方面均有好转。后间断使用化疗及分子靶向治疗并联合中药，治疗后进行全身检查，胃镜已无法找到肿瘤病灶，而且 CT 也未见复发转移病灶。这是通过现代科学技术制订个体化的方案精准治疗肿瘤比较成功的例子。

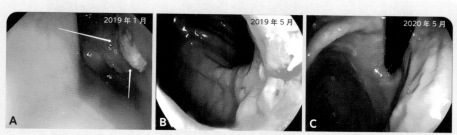

注：A.2019 年 1 月胃镜提示食管贲门恶性肿瘤，堵塞管腔，内镜无法通过狭窄部位；B.2019 年 5 月复查胃镜，原来肿瘤病灶已明显缩小，内镜已能通过贲门口到达胃体腔；C.2020 年 5 月再次复查胃镜，已无法找到肿瘤病灶。

图 1-3　席某的胃镜图像

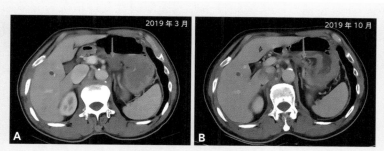

注：A.2019 年 3 月肝胃间隙肿大淋巴结，大小为 5 cm×4 cm；B.2019 年 10 月复查，肿大淋巴结已明显缩小。

图 1-4　席某的 CT 图像

案例三：华某，79 岁，5 年前查出肺占位，一开始拒绝治疗，直到 2019 年出现转移，从急诊转来时胸腔大量积液，压得患者喘不过气，于是发病危通知书，当时家属已经想放弃治疗。后胸腔积液脱落细胞学检查找到恶性肿瘤细胞并明确为腺癌，建议基因检查，结果提示 *EGFR* 基因突变，口服吉非替尼靶向治疗 1 个月后，症状得到缓解，患者可以下地走路。后一直口服药物，随访时患者生活完全可以自理，还经常出去买菜、搓麻将，维持着不错的生活质量（图 1-5）。

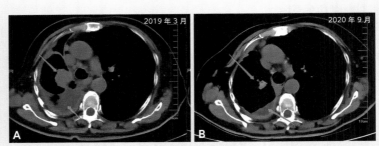

注：A.2019 年 3 月初起治疗前胸腔右侧大量积液，肿瘤病灶大小为 3.5 cm×3 cm；
B.2019 年 9 月复查，胸腔积液明显缩小，肿瘤病灶也缩小至 1 cm。

图 1-5 华某的 CT 图像

所以，晚期肿瘤患者千万不要放弃治疗，无论如何不要在没和医生沟通之前就放弃希望。临床上医生不仅会根据病情需要来为患者选择生存获益最大的方案，而且会通过现代检验技术监测肿瘤病灶复发情况，有效防控疾病进展。最终患者可以用平和的心态面对这头"猛兽"，积极地以改善生活质量、延长生存期为目标配合治疗，达到带瘤生存、人瘤共存的和谐状态。

家属需不需要告知肿瘤患者实情？

面对自己的亲人被诊断为癌症，究竟是否要告知其真实病情，又应该如何告知，是困扰大多数家属的难题，也一直是饱受争议的话题。

在国外，以英、美等国为例，强调患者自主权，主张不将患者信息向患者以外的其他人公布。而在我国，当不宜向患者告知病情时，可以向其家属履行告知义务，这就使得家属在治疗决策上发挥了重要作用，也正因如此压力给到了患者家属。

"癌症"一词犹如洪水猛兽，给人一种一眼望到生命尽头的恐惧，毫无疑问没有人愿意接受疾病降临到自己头上。出于各种原因，绝大多数患者家属会选择向患者隐瞒病情，倾向于编造"善意的谎言"。

但是，这样的谎言实际上剥夺了患者的知情权（充分了解自身病情、治疗方案和治疗效果等的权力）。肿瘤烦琐的诊疗过程及诸多的不良反应会使得患者终日生活在猜疑中，很多

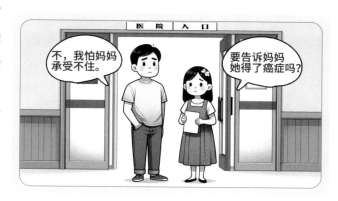

时候患者本人早已猜到却也不会明说，巨大的心理负担对病情无益；同时，肿瘤的治疗过程需要医患双方的配合，在患者不知情的情况下，很多治疗无法展开。用谎言去弥补谎言，终是无解。

一项大型回顾性队列研究调查了肺癌患者早期知情与生存时间之间的关系，研究纳入了 2002—2016 年在上海市浦东新区进行过肺癌登记的 2 万余名患者，发现知晓病情的患者的中位生存时间较不知晓者更长，分别为 18.33 个月和 8.77 个月。大量的调查问卷也显示，绝大多数患者渴望知晓自己的病情及预后。2022 年深圳"生前预嘱"的立法，也充分体现了对个人意愿的保护。不可否认，随着现代医疗水平的提高、抗肿瘤新药的涌现，患者与肿瘤抗争的信心也越发强烈。

因此，临床主张适当告知患者病情。

将病情告知患者有以下好处：一方面，在知晓病情后的短时间内，患者可能无法接受，但从临床整体来看，大多数的患者都会在调整心态后积极配合治疗，并改变不良的生活方式，最终获得较好的疗效；另一方面，对于晚期肿瘤患者来说，可以在更高的生活质量下，安排自己的生活，完成一些尚未达成的心愿，让生命尽可能不留下遗憾。

那么应该如何告知患者呢?

作为家属,首先应当调整好自己的心态,不能自己先乱了阵脚,这样不仅会将负面情绪传递给患者,也不利于后续的陪伴与照顾。

其次,根据因人而异的原则,配合医生,以患者可以接受的方式进行告知。这中间应当讲究一定的方式和策略,如不必一次性全盘托出,而是循序渐进逐步透露病情。

再者,学会倾听患者的心声,尤为重要,家属应当尽力帮其解决疑惑及各种诉求,并留心观察患者日后的行为与反应。

当血浓于水成为一种羁绊,谁也不忍告知实情时,作为患者最坚强的后盾,家属要做的就是让患者有尊严地活着,即使离去也不留下遗憾!

肿瘤休眠理论

临床上总有那么一些肿瘤患者,经手术把肿瘤切干净了,甚至术后辅助化疗也做全了,复查下来肿瘤指标正常,CT也没什么异常,却在数月或是数年后发生了复发转移。这是怎么回事呢?现在我们就来一起了解肿瘤复发转移理论中最经典的肿瘤休眠理论。

一、狡猾的休眠肿瘤细胞

我们继续来看这个问题,虽然说整个复查期间,表面上一切看似风平浪静,但其实肿瘤细胞早已偷偷开启了休眠模式(甚至在肿瘤形成的早期阶段),使自己停留在细胞周期的 G_0 期,来逃避化疗药物的杀伤作用,骗过我们人体的免疫细胞,保存残余力量,并为了形成新的"预转移龛"(适合肿瘤生长的土壤)改变自己,最终促使肿瘤发生复发、转移。

发生这种休眠模式的肿瘤细胞往往以循环肿瘤细胞、播散肿瘤细胞、微小残留病灶、微转移病灶、亚临床病灶等形式存在于人体中。在医学上,我们常常把这种肿瘤的休眠理论用种子和土壤来进行比喻。休眠的肿瘤细胞这颗种子，不仅需要逃避人体免疫细胞的免疫监视及那些化疗药物的攻击，还需要在人体中寻找新的适宜的地盘（土壤），并对之进行改造，最终在改造完成后，安家并迅速发展起来。

二、虽然肿瘤细胞会休眠，但术后辅助的放化疗依然是必要的！

看到这里，一些患者可能会想：要是早知道还是会转移，当初就不去坚持做那么多次痛苦的化疗了。这种想法当然是错误的！除了休眠肿瘤细胞，大部分肿瘤细胞均是快速增殖的细胞，而临床上化疗药物的作用对象主要是那些增殖期的细胞。因此，狡猾的休眠肿瘤细胞有机会躲过传统的化疗手段，但是大部分尚未休眠的肿瘤细胞仍然需要化疗药物的辅助消灭。只要是体力情况允许、检查指标不是太差，对于那些有复发危险的患者，都是要接受进一步治疗的。

三、肿瘤细胞是如何复发转移的？

肿瘤细胞要想启动休眠，并完成复发转移，仍然需要经历九死一生。首先，肿瘤细胞要从肿瘤组织上通过上皮间质转化进入血液中，成为循环肿瘤细胞。然而，孤立的肿瘤细胞需要有所依靠，不然很快就会失巢凋亡。失巢凋亡，顾名思义，就是正常的贴壁细胞如果长时间没有"巢穴"依靠，处于悬空状态，就会自发性死亡。其次，血流的剪切力很容易冲破单个的循环肿瘤细胞，那些抱团的肿瘤细胞只有和血小板结合后，才能存活下来。再者，人体的免疫细胞也能利用免疫监视功能清除部分循环肿瘤细胞。最后，循环肿瘤细胞还需要找到适宜生长的环境并加以改造，有时甚至还要对自己进行改造以适应新环境。当然，能够做到这一步的休眠肿瘤细胞并不多见。

四、针对休眠细胞，中西医有哪些办法？

可惜的是，目前现代医学对于休眠肿瘤细胞并无良药。既然这些"种子"（休眠的肿瘤细胞）始终难以祛除，那么调节作为"土壤"的肿瘤微环境成为一种选择。

著名的 Weinberg 教授通过动物实验发现，术后促使伤口愈合的炎症反应可能是促进转移的潜在因素。而且，临床上中性粒细胞与淋巴细胞比例偏高的患者，往往会有更差的预后。中山大学的宋尔卫、苏士成团队也已证明中性粒细胞所释放的胞外陷阱同样具有促进肿瘤转移的潜在作用。那么服用非甾体抗炎药，如布洛芬，是否可以起到抗复发转移的作用呢？有学者通过统计发现，术后服用阿司匹林可能可以降低部分肿瘤患者复发的风险，尤其是肠癌患者；2021 年的一项研究表示，布洛芬或阿司匹林均可降低老年人群结直肠腺瘤术后的复发及进展至肠癌的风险。但是此研究尚在理论阶段，并无大样本的临床循证依据验证，并不推荐盲从。

从中医的角度来看，这个"土壤"可以看作我们人体的体质。因此，中医有望通过扶正以祛邪的方法，调节体质，调节免疫功能，以对抗休眠肿瘤细胞，而不是单纯地以对抗性的攻毒抑癌药物去杀伤肿瘤细胞。这一点在笔者所在科室的微调平衡治癌法中得到了充分的体现。因此，我们建议在完成规范化的抗肿瘤治疗后，可以进行中医的调理，并不局限于中药，穴位按摩、雷火灸、穴位敷贴等不同的方式都可以协助我们改善体质，改善预后。

肿瘤的免疫编辑

肿瘤的免疫编辑理论是指人体免疫系统在识别和攻击肿瘤细胞的过程中存在 3 个阶段，即清除阶段、平衡阶段和逃逸阶段。这好比是肿瘤组织攻占我方领土的不同时期，免疫系统构筑的堡垒逐步被肿瘤大军所攻占的过程。

理论上在肿瘤产生的早期，免疫系统能很好地完成免疫监视的作用，即人体免疫系统能够顺利识别并攻击突变的肿瘤细胞，从而把肿瘤消灭于摇篮之中。我们通常把这个阶段称为"清除"阶段。

但如果肿瘤细胞没有被免疫细胞完全清除，就进入了"平衡"阶段。由于狡猾的肿瘤细胞可以改变抗原表达、抑制免疫系统的反应，因此免疫系统无法彻底清除肿瘤细胞。就好比在打仗时，肿瘤细胞不仅穿上我方的衣服以迷惑我方免疫细胞，还把我方的部分军械偷偷销毁了。此阶段肿瘤细胞的增殖速度和免疫系统的攻击能力相当，从数量上来看，肿瘤细胞的数量将长期保持在一定范围内。

当敌我到一定程度时，双方的平衡就可能会被打破，从而进入"逃逸"阶段。肿瘤的逃逸阶段是指肿瘤细胞已经具备逃避免疫系统攻击能力的阶段。在这个阶段，免疫系统的免疫监视能力往往已经崩溃，肿瘤生长开始失控并快速增长。

整个过程中，肿瘤细胞表达 PD-L1 进行免疫抑制是免疫逃逸中的一个较为经典的过程。因此，PD-1/PD-L1 的免疫疗法作为抗肿瘤的一个重要治疗手段在临床上占据着重要的地位。中医防治恶性肿瘤的原则不外乎扶正祛邪。正气存内，邪不可干。扶正即提高机体正气以加强抗邪能力，祛邪即祛除外来之邪。因此，临床治疗肿瘤患者时，并非单纯使用具有抗肿瘤功效的中药，而是灵活应用中医中药中极具特色的扶正与祛邪两大治疗法则，辨证施治。实践证明，运用健脾扶正类中药可以提高免疫治疗的疗效，此方案可看作是肿瘤免疫治疗中的一次中西结合。

定期复查，防止肿瘤复发

很多肿瘤患者在经过手术、放疗和化疗等正规治疗后，病情稳定，康复出院；部分患者甚至能够重返工作岗位，或从事日常的家务劳动。所以有的患者认为肿瘤已经彻底治愈了，随着身体的好转，也就放松了治疗后的复查。但肿瘤是一种复杂的全身性疾病，不能简单地认为可以一次性解决所有问题，当患者放松警惕时，某些部位甚至可能已潜伏着未被发现的病灶和微转移灶。当机体抵抗力降低或者受到某些刺激时，肿瘤可能再次"兴风作浪"，造成复发或转移。

那么，关于定期复查我们需要了解哪些内容呢？

一、为什么治疗后还要定期复查？

防止复发或转移。通过定期复查及随访可以尽早地发现复发或转移灶，从而可以争取更多的治疗时间，这对肿瘤的预后是非常有益的。

及时调整治疗方案。无论是化疗或者靶向治疗，都有可能在治疗过程中出现耐药。是否出现耐药？耐药后如何处理？如何选择新的有效的治疗药物？这就需要进行及时的定期的复查，以便医生调整治疗方案，以免延误病情。另外，长期服用中药调整身体的癌症患者，需要定期复查，查看肝肾状况，同时让医生根据当前的情况加减用药。

及时治疗并发症。定期复查还有助于及时治疗一些癌症相关的并发症，如肺癌患者出现的咳嗽，及时治疗才能避免对肺部的再次伤害；还有癌症患者普遍出现的失眠、焦虑等症状，也需要定时复查，保护身心健康，帮助身心恢复。

二、多久复查一次？

◆根据术后时间，一般手术治疗后的 2 年内，每 3 个月复查一次。

◆根据病种特点、癌症种类而定，生长速度较快的癌症，如小细胞肺癌，应该每月检查一次；生长速度较慢的如甲状腺癌，可以 3 ~ 6 个月复查一次。

◆根据自身情况，当自身感觉到明显的不适（持续的疼痛，尤其是在同一部位出现的疼痛；局部肿块和肿胀；难以解释的恶心、呕吐、食欲不振、腹泻或便秘等；不明原因的体重下降；持续的发热或咳嗽；异乎寻常的皮疹或出血；既往曾经出现过的任何症状和体征）时，应及时就医复查而不应该拘泥于定期复查的时间。

三、复查哪些项目？

体格检查： 全面细致的体格检查能较早地发现复发或转移，比如颈部、锁骨、腋下等部位的淋巴结肿大，乳腺癌患者触摸到乳房肿块等。

三大常规：血常规（可以反映红细胞、血红蛋白、血小板、白细胞等的状况）、尿常规（尤其对于泌尿系患者尤为重要）、粪便常规（消化道疾病患者需要注意此项检查结果）。

肿瘤标志物：如甲胎蛋白、癌胚抗原、糖类抗原（CA）125、CA 199、前列腺特异性抗原、神经元特异性烯醇化酶等，它们具有直接或间接的提示作用。

超声、CT：腹部和腹膜后超声有助于早期发现腹部脏器和腹膜后转移灶。肝、脾、腹膜后淋巴结均是常见肿瘤的转移部位。CT 能更清楚直观地了解到病灶情况。

胃肠镜：对于胃癌或食管癌患者，此项检查必不可少。

所患疾病的专科检查：如乳腺癌患者的专科检查、子宫内膜癌患者的阴道检查、结直肠癌患者的肠镜检查。

骨显像（俗称"全身骨扫描"）：值得注意的是，肺癌、乳腺癌等都容易出现骨转移，全身骨扫描检查有助于早期发现骨转移。

四、复查时需要注意的事项？

复查时需要带什么？ 应当携带以往重要的病历资料，门诊或住院病历，尤其是出院小结、手术记录、病理检查报告单、各类影像学检查报告单；如化疗过，应携带有清楚的化疗方案、药量及时间记录；放疗后的肿瘤复查患者，应携带放疗记录单。

复查前有哪些准备工作？ 在定期复查前，应注意清淡饮食，避免饮酒，做胃肠镜的患者应遵医嘱禁食禁水；同时复查前注意休息与睡眠，以免因劳累或熬夜而影响某些检查结果或症状描述；女性患者若无特殊就诊需求可避开经期等。

当肿瘤遇上肠道菌群

科研界爱把肠道菌群称为机制不明的存在，但随着近几年研究的深入，肠道菌群的神秘面纱被层层揭开，我们发现肠道菌群与肿瘤之间关系密切。在数量庞大的人体微生物群中，肠

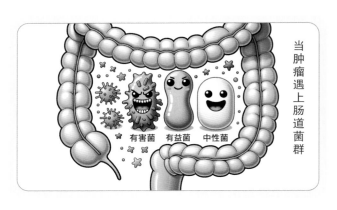

有害菌　有益菌　中性菌

当肿瘤遇上肠道菌群

道菌群占据了 99%，形象地说粪便重量的 1/4 都是由细菌组成的。这些细菌与人体共同进化形成一个复杂的超级有机体，帮助人体消化食物的同时，在人体的代谢、炎症、免疫等生理功能方面也发挥着重要作用，因此被称为"看不见的器官"。但是这种密切的关系也为疾病的产生埋下了隐患。大量的研究表明，特定肠道菌群不仅与肿瘤的发生发展有关，也影响着肿瘤放化疗和免疫治疗的疗效及不良反应。

一、肠道菌群与肿瘤的发生及发展

部分肠道细菌本身或由其代谢产生的物质具有直接致癌作用，正如我们熟知的幽门螺杆菌作为 1 类致癌物与胃癌密切相关。再如一些肠道细菌负责将肝细胞生成的初级胆汁酸分解为次级胆汁酸，这其中产生的脱氧胆酸不仅会导致细胞 DNA 损伤，造成细胞恶变，也会由小肠重吸收回到肝脏，在肝脏中促进致炎和致癌因子的分泌。

而肠道菌群又可以通过多种途径使机体免疫系统无法识别和消灭突变的细胞，间接促进肿瘤的发生发展。例如，具核梭形杆菌可通过降低免疫细胞的数量和下调免疫相关蛋白的表达来抑制免疫系统，促进结直肠癌的进展。

另外，肠道菌群的多样性和丰度以及患者的个体差异都会影响疾病的进程。例如，我们发现肺癌患者存在肠道菌群失调现象，而肠道菌群的失调会进一步影响肺的免疫机制，从而引发癌症，这充分体现了中医学中肺与大肠相表里的理论，值得我们深入思考。

二、肠道菌群与肿瘤的诊断及治疗

在肿瘤早期，患者往往没有明显的症状，找到合适的筛查方法对患者的预后影响极大。众多研究发现肿瘤患者的肠道菌群与健康人相比存在显著差异，这为日后将肠道菌群作为一种无创性的诊断指标提供了可能。

在治疗方面，肠道菌群扮演着双向调控的角色，例如前面提及的具核梭形杆菌不仅参与结直肠癌的发生与发展，还可作用于结直肠癌细胞之间的信号传导途径，导致癌细胞获得对抗化疗药物的能力。有"有害菌"势必有"有益菌"，如阿克曼菌、双歧杆菌、乳酸菌等都在肿瘤治疗中表现出有利的一面，这使得肠道菌群成为治疗时被选中的诱人靶标。

研究表明，肠道菌群可以提高化疗药物疗效并降低其毒性，而关于放疗疗效的研究，虽然目前看来相对较少，但也发现了事先干预肠道菌群可以预防或降低辐射带来的严重黏膜炎、肠炎等不良反应的发生。

免疫治疗的出现为许多晚期肿瘤患者带来了希望，由于肠道菌群可以调节机体的免疫功能，故免疫治疗的效果会受到肠道菌群的影响。已有研究证实，合适的肠道菌群可以提高免疫治疗疗效并降低免疫相关不良事件的发生。

基于免疫治疗与肠道菌群的关系开展的研究非常多，例如最近发表在权威医学期刊 *Nature Medicine* 上的一项研究结果显示，转移性肾细胞癌的一线治疗标准：纳武利尤单抗（PD-1 抑制剂）和伊匹单抗（CTLA-4 抑制剂）的双重免疫检查点抑制剂方案，联合一款名为 CBM588 的产丁酸的活菌产品后，患者的无进展生存期显著长于未联合 CBM588 治疗的患者（12.7 个月 *vs.* 2.5 个月），缓解率也更高（58% *vs.* 20%）。也有研究表明肠道菌群还可用于免疫治疗结果的早期预测，这一发现有助于根据患者的菌群特点选择合适的临床治疗方案，进而提高疗效。

以上这些都为利用肠道菌群来优化肿瘤治疗方案提供了新思路。

其实近几年的研究热点，学者们大都在尝试探索肿瘤与肠道菌群的关系，并得出了很多喜人的发现，只是对于这其中的作用机制仍有待进一步阐明。

但是对于我们来说，既然明确了这层关系，就要趋利避害，择其善者而从之！在日常生活中应当注意补充含益生菌的食物（如活菌量达标的酸奶），补充高纤维食物（如全谷物、豆类、水果和蔬菜）。另外，合理的生活方式及避免久坐、加强体育锻炼都有助于肠道菌群的和谐。

最后，我们期望针对肠道菌群的研究可以为肿瘤治疗带来新的突破！

参考文献

[1] 赫捷.不必"谈癌色变"[J].抗癌之窗，2014(4): 1.

[2] 赫捷.肿瘤学概论 [M].2 版.北京：人民卫生出版社，2018.

[3] ISLAMI F, WARD E M, SUNG H, et al. Annual report to the nation on the status of cancer, part 1: national cancer statistics[J]. J Natl Cancer Inst, 2021, 113(12): 1648-1669.

[4] BRAHMER J, HORN L, HOSSEIN B, et al. long-term survival outcomes with nivolumab (NIVO) in Pts with previously treated advanced non-small cell lung cancer (NSCLC): impact of early disease control and response[J]. J Thorac Oncol, 2019, 14(11): S1152-S1153.

[5] 中华人民共和国人力资源和社会保障部.国家基本医疗保险、工伤保险和生育保险药品目录 (2020 年)[EB/OL]. [2021-07-12]. http://www.mohrss.gov.cn/xxgk2020/fdzdgknr/shbx_4216/gsbx/202101/t20210112_407492.html.

[6] 穆冠群.论英美法上的医疗特权——兼议保护性医疗措施在我国民法典侵权编中的构建 [J].政治与法律，2018(5): 27-43.

[7] SU T, HE C, LI X, et al. Association between early informed diagnosis and survival time in patients with lung cancer[J]. Psychooncology, 2020, 29(5): 878-885.

[8] 屠勇英.病情知情程度对晚期肿瘤患者及其家属心理状况影响的效果观察 [J].实用临床护理学电子杂志，2020, 5(13): 110, 128.

[9] 石文文，杨丽岚，刘丽萍，等.恶性肿瘤患者告知影响因素与告知模式的研究进展 [J].癌症进展，2019, 17(3): 271-276.

[10] HOSSEINI H, OBRADOVIĆ M M S, HOFFMANN M, et al. Early dissemination seeds metastasis in breast cancer[J]. Nature, 2016, 540(7634): 552-558.

[11] KRALL J A, REINHARDT F, MERCURY O A, et al. The systemic response to surgery triggers the outgrowth of distant immune-controlled tumors in mouse models of dormancy[J]. Sci Transl Med, 2018, 10(436): eaan3464.

[12] YANG L Y, LUO Q, LU L, et al. Increased neutrophil extracellular traps promote metastasis potential of hepatocellular carcinoma via provoking tumorous inflammatory response[J]. J Hematol Oncol, 2020, 13(1): 3.

[13] FRIIS S, RIIS A H, ERICHSEN R, et al. Low-dose aspirin or nonsteroidal anti-inflammatory drug use and colorectal cancer risk: a population-based, case-control study[J]. Ann Intern Med, 2015, 163(5): 347-355.

[14] CHUDY-ONWUGAJE K, HUANG W Y, SU L J, et al. Aspirin, ibuprofen, and reduced risk of advanced colorectal adenoma incidence and recurrence and

colorectal cancer in the PLCO cancer screening trial[J]. Cancer, 2021, 127(17): 3145-3155.

[15] SCHWABE R F, JOBIN C. The microbiome and cancer[J]. Nat Rev Cancer, 2013, 13(11): 800-812.

[16] 邓寒丹, 范兴丽. 肠道菌群在肿瘤发生发展及免疫治疗作用的研究进展 [J]. 生物工程学报, 2022(6): 2105-2119.

[17] YOSHIMOTO S, LOO T M, ATARASHI K, et al. Obesity-induced gut microbial metabolite promotes liver cancer through senescence secretome[J]. Nature, 2013, 499(7456): 97-101.

[18] CHEN T, LI Q, ZHANG X, et al. TOX expression decreases with progression of colorectal cancers and is associated with CD4 T-cell density and Fusobacterium nucleatum infection[J]. Hum Pathol, 2018, 79: 93-101.

[19] 王娅楠. 肠道菌群对肺癌影响的研究进展 [J]. 中国肿瘤临床, 2021, 48(17): 910-913.

[20] 韩睿盈, 姜志深, 高灿宇, 等. 常见肠道菌群代谢产物作为疾病诊断的指针的研究进展 [J]. 微生物学通报, 2021, 48(11): 4261-4274.

[21] 陈菲, 白日兰, 崔久嵬. 肠道菌群在肿瘤化放疗及免疫治疗中的作用及其机制 [J]. 中国肿瘤生物治疗杂志, 2019, 26(7): 810-816.

[22] DIZMAN N, MEZA L, BERGEROT P, et al. Nivolumab plus ipilimumab with or without live bacterial supplementation in metastatic renal cell carcinoma: a randomized phase 1 trial[J]. Nat Med, 2022, 28(4): 704-712.

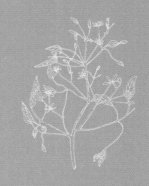

第2章

结节、息肉、癌前病变与早癌筛查

体检发现肺结节怎么办？

随着CT的普及，肺结节的检出率也日渐增多，很多人都对CT上显示的肺结节忧心忡忡。其实，肺结节不完全都是病态的，更不能直接和肺癌画上等号。那些由炎症刺激引起的肺结

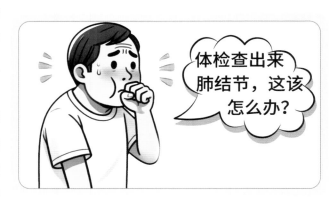

体检查出来肺结节，这该怎么办？

节，在接受抗炎治疗以后，有可能会变小，甚至消失。还有一些患者的肺结节是肺结核、外伤导致的瘢痕。那么这种肺结节，大多数情况下，既不会消失，也不太有机会变大。不过，有一些患者，如果肺结节显示分叶、毛刺、胸膜改变、空泡征、血管征、囊腔型等恶性征象，那么医生就会高度怀疑恶性可能。

一、肺结节有哪些分类？

肺结节分为磨玻璃结节、混合磨玻璃结节和实性结节。其中，混合磨玻璃结节的恶性程度最高，然后是磨玻璃结节、实性结节。

磨玻璃结节，顾名思义，就是在CT上显示出磨砂玻璃质一样的淡影。此区域增生的细胞沿现有的结构和肺泡壁生长而不侵犯基质、胸膜或血管，且正常的支气管和血管都还存在，不像肿瘤的实体病灶，与恶性肿瘤还是有很大区别的。

实性结节在CT上显示为肺内圆形或类圆形密度增高影，由于病变密度较高，覆盖了其中走行的血管和支气管。实性结节大多是肺纤维化、肺的瘢痕组织，还有炎性假瘤、肺部淋巴结等，只有很少一部分肺实性结节是恶性肿瘤。

混合磨玻璃结节也叫部分实性结节，既含有实性成分，也含有磨玻璃成分。混合磨玻璃结节是癌变率较高的一种类型。

二、体检发现肺结节要不要吃药？

肺结节的患者是否需要吃药，要根据引起肺结节的具体原因来决定。如果是炎症，吃药是有用的；如果是肿瘤，吃药就不一定有用。

肺结节不是具体的疾病，而是一种影像学上的表现，指的就是 CT 等影像学检查，在肺部发现直径 < 3 cm 的类圆形高密度病灶。这种高密度病灶既有可能是良性的，也有可能是恶性的，既有可能由感染性因素引起，也有可能由非感染性因素引起。

如果是由细菌感染或者结核感染导致的肺结节，就需要吃药来进行治疗，比如服用抗生素或者服用抗结核药。如果是非感染性肺结节，比如肺部良性肿瘤或者肺部恶性肿瘤，就不是光靠吃药能消除的，可能需要行手术切除；若肺部结节比较小，以观察、随访为主。

三、体检发现肺结节要不要手术？

根据《肺结节多学科微创诊疗中国专家共识》，从结节大小来看，纯磨玻璃结节大小达到 15 mm、实性结节达到 8 mm、持续性混合磨玻璃结节达到 5 mm 的肺结节可以考虑进行手术治疗。而对于临床治疗来说，还要动态观察结节的成分的变化，结节的增大、磨玻璃结节实性成分的增高也意味着病灶恶性程度的加深及生长的加速。其他影像学上具有特征性的表现比如胸膜的牵拉、血管的侵犯或浸润都是肿瘤细胞增殖的表现。这些都提示着临床医生需要及早干预。

总而言之，肺结节并不可怕，但需要进一步评估是否为高危结节，建议患者到肿瘤专科就诊。

得了甲状腺结节怎么办？饮食应该注意什么？

随着体检的普及，越来越多的甲状腺结节患者被检出，但有不少患者还不了解这个疾病。甲状腺结节的发生、发展与饮食关系密切，患者到底该怎么吃呢？下面一次性讲清甲状腺结节的饮食问题！

一、为什么会得甲状腺结节？

甲状腺结节是正常的甲状腺细胞异常增生后形成的散在小团块，一般借助高分辨率超声的检出率比较高，也有少部分通过医生触诊检查出。

它的形成和很多因素密切相关，比如年龄、性别、碘的摄入量、吸烟、辐射、遗传等。调查发现，年龄越高甲状腺结节的检出率越高，吸烟、肥胖人群更易患上这个病，还有女性比男性更易患甲状腺结节。对女性来说，经常饮酒会增加甲状腺增大的风险，有子宫肌瘤的女性患病风险比没有的高一倍。

中医认为甲状腺结节是"瘿病"的一种，多因郁怒日久，肝气不舒，壅结在颈前而形成肿块。从中医角度上来看，平时忧思过度、情绪易激的人，更容易由于气血阻滞运行不畅而出现此类疾病。焦虑、抑郁状态会影响甲状腺激素水平，反之，甲状腺疾病也会导致甲状腺激素水平不稳定，从而影响人们的心情。甲状腺激素过少整个人就容易萎靡不振，过多则容易亢奋生气。所以调畅情志，保持愉悦良好的心情对患者来说至关重要。

二、甲状腺结节可怕吗？

不少患者在检出甲状腺结节以后便会产生焦虑心理，害怕癌变，甚至误以为结节就是肿瘤。首先，我们要明确一点，甲状腺结节虽有恶性的可能，但 90% 以上的结节均为良性，我们大可放宽心等待进一步检查的结果。

查出甲状腺结节以后，一是要评估甲状腺功能；二是要鉴别其良性、恶性。超声检查是首选的影像学检查方式，根据超声影像对恶性程度进行初步评估，看是否有必要进行细针穿刺活检来进一步鉴别，最终决定是否需要手术切除。中国版甲状腺结节分类标准（C-TIRADS）见表 2-1。一般除外结节特别大出现局部压迫的情况，良性甲状腺结节只需要每年定期复查即可，4 类及 4 类以上的甲状腺结节则需要进一步的穿刺活检或手术治疗。具体方案需在专业医师指导下进行。

表 2-1　中国版甲状腺结节分类标准（C-TIRADS）

结节	分值	恶性率（%）	C-TIRADS 分类
无结节	无分值	0	1 类，无结节
有结节	-1	0	2 类，良性
	0	< 2	3 类，良性可能
	1	2 ~ 10	4A 类，低度可疑恶性
	2	10 ~ 50	4B 类，中度可疑恶性
	3 或 4	50 ~ 90	4C 类，高度可疑恶性
	5	> 90	5 类，高度提示恶性

三、甲状腺结节患者该怎么吃？

对大多数的良性结节患者来说，怎么吃成了最头疼的事情。

（一）不必谈"碘"色变

碘是合成甲状腺素的关键原料，关于碘摄入量与甲状腺结节发生的关系总是说法不一。近年来，甲状腺结节和甲状腺癌患病率有所提高，有学者认为这与国家实行食盐加碘有关。滕卫平教授在权威杂志 *Thyroid* 上发表的最新流行病学调查表明，目前没有证据能证明碘超量会诱发甲状腺结节和甲状腺癌，滕教授认为增加碘摄入量并不会导致甲状腺结节，且碘缺乏带来的风险远大于碘超量，补充碘还可以降低其他甲状腺疾病的发病率，所以甲状腺结节患者不可以盲目限碘忌碘，适碘饮食是甲状腺结节治疗的普遍推荐方案。

世界卫生组织推荐成人应保证每天 150 μg 碘的摄入。正常健康人只要能够吃到合格碘盐，就能够保证碘营养，不需要再吃任何含碘保健品和碘强化食品。

参照表 2-2 中食物含碘水平，我们可以审视一下自己的饮食习惯，如果你的餐桌常常出现海产品中的藻类、鱼、虾、蟹、贝等这些碘含量高的食物，毫无疑问属于高碘饮食；相反，以素食、淡水产品、鸡、鸭、牛、羊等禽畜类为主要饮食的家庭，可以选用碘盐从而保证身体必需的碘元素。

表 2-2　部分食物中碘含量水平

食物种类	食物名称	碘含量（μg/100 g 可食部）
藻类		
	海带（干）	36 240
	海草	15 982
	紫菜（干）	4323
	螺旋藻	3830
	海带（深海、冷鲜）	2950
	海苔	2427
鱼虾蟹贝类		
	虾米（小对虾，干）	983
	海米（干）	394
	虾皮	373
	濑尿虾（别名"皮皮虾"）	36.1
	基围虾	16.1
	花蟹（母）	45.4
	梭子蟹	33.2
	河蟹（公）	27.8
	赤贝	162
	鲍鱼（鲜）	102
	贻贝（别名"淡菜"）	91.4
	牡蛎	66

续表

食物种类	食物名称	碘含量（μg/100 g 可食部）
	带鱼	40.8
	鳕鱼	36.9
	多宝鱼	33.4
	鲫鱼	10.1
	草鱼（别名"白鲩"）	6.4
蛋类		
	鹅蛋	59.7
	鸭蛋	34.2
	鸡蛋	22.5
谷类及制品		
	糙米（有机）	14.5
	高粱米	7.0
	小米	1.6
	大米	1.4
畜肉类及制品		
	牛肉（瘦）	4.1
	羊肉（瘦）	2.9
	猪肉（瘦）	1.9

　　对单纯甲状腺结节患者更推荐适碘饮食，无须忌碘，应保证碘摄入量充足，也不必刻意大量补碘。我们可以根据地域特性和日常饮食习惯来选择合理饮食，如果平常是低碘饮食，选择碘盐的同时，可以通过海带、紫菜等碘含量超高的食物进行补充；海鱼、蛋、奶及奶制品碘含量适中，适量补碘的同时又不会造成碘过量，代替藻类、贝类更好。如果是高碘饮食家庭或患者伴有甲状腺功能亢进（简称"甲亢"）、桥本甲状腺炎等疾病，推荐低碘饮食，要严格选择无碘盐，避免外卖和在外就餐，简化烹调手法，用淡水产品

代替海产品或吃海鱼类等碘含量相对较少的海产品，减少吃腌制品、加工制品的频次，少吃海藻类、虾米、鲍鱼等碘含量超高的食物。甲状腺全切术后甲状腺功能减退（简称"甲减"）患者、碘 –131 治疗后甲状腺遭完全破坏而致甲减的患者，在接受甲状腺激素替代治疗后，则无须强调食物的摄碘干预。

（二）补充含硒食物

许多研究表明高硒水平对甲状腺组织有一定的保护作用，适当加强机体硒的摄入也可降低甲状腺结节发病风险。海产品、贝类等富含硒的食物含碘量也很高，不建议过量食用，可以多吃同样含有丰富硒元素的燕麦、荞麦等谷物。

体检报告上有乳腺结节需要手术吗？

随着彩超技术的不断提高，其敏感性越来越高，能够发现许多微小的乳腺结节，一方面为早期发现恶性病灶提供了可能；另一方面也增加了女性朋友的心理负担。那么体检报告上有乳腺结节，到底需不需要手术？

首先要看体检报告上乳腺 B 超的 BI-RADS 分级（表 2–3），BI-RADS 分级是乳腺超声诊断应用的分级标准，用来评价乳腺病变良性、恶性的程度。BI-RADS 分级一共分为 7 个等级，包括 0 ~ 6 级，分别代表着不同的含义。0 级：较为特殊，临床上认为本次检查结果无意义，需再次进行检查。1 级：指的是超声检查没有看到乳腺病变，检查结果为阴性。2 级：指良性病变，可基本排除恶性。3 级：指良性病变可能性较大，恶性风险较小（＜2%）。4 级：4 级又分为 4a、4b 和 4c 3 个级别，指的是怀疑这个结节可能恶变，4a 为低度可疑，恶性概率在 3% ~ 9%；4b 为中度可疑，可疑程度介于 4a 和 4c 之间，恶性概率在 10% ~ 49%；4c 为高度可疑，恶性概率在 50% ~ 94%。5 级：指的是高度怀疑乳腺结节为恶性，恶性的可能性可以达到 95% 及以上，基本上可以确诊为乳腺癌，需要尽早进行治疗。6 级：已经通过病理检查确诊为恶性病变。

表 2-3　乳腺结节的 BI-RADS 分级

BI-RADS 等级	描述	推荐的后续步骤
0	需要额外成像或信息	需要进一步的成像研究和 / 或与先前的成像比较
1	阴性（无异常）	继续常规筛查
2	良性（非癌）	继续常规筛查
3	可能良性（恶性风险 < 2%）	短期随访
4	可疑异常，需要进一步评估（4a：低度可疑；4b：中度可疑；4c：高度可疑）	建议进行活检
5	高度可疑的恶性	建议进行活检
6	已证实的癌症	需要手术或放疗的情况下进行成像指导

一、需要进行手术切除的结节有哪些？

（一）存在恶性病变的结节

对于 4 级以上存在恶性病变可能的结节，需要进行手术切除，防止病情发生恶化。

（二）部分良性乳腺结节

40 ～ 60 岁的结节患者。 40 ～ 60 岁是乳腺癌的高发阶段，这个年龄段的女性，若是在 1 年内生长出新的结节，不论结节的大小，都建议患者进行手术切除。

单发结节 ≥ 2 cm 和多发性结节患者。 单发结节 ≥ 2 cm，且生长较快时，一般建议手术治疗。对于多发性结节，影像学检查不能确定所有的结节都是良性的时候，也建议手术。

备孕中的结节患者。由于怀孕和哺乳可能会导致肿瘤的生长甚至恶变，因此备孕时一般建议结节患者在孕前进行手术治疗，以避免乳房肿块在孕期给诊断和治疗带来困难。

二、无须进行手术切除的结节有哪些？

除了以上三类良性结节，其他的良性乳腺结节患者，若是在 1 ~ 2 年内结节没有太大发展，是不必进行手术切除的。

不需要进行手术切除的结节就可以忽视吗？对于不需要进行手术切除的结节，除了定期复查之外，难道我们就任其发展吗？有没有什么办法能治疗这类良性结节呢？

医学人员在进行乳腺结节临床研究时发现，乳腺物理红光能够直接深入乳房内部，促进血液循环和细胞的新陈代谢，修复乳房内部受损细胞，改善乳房内部微环境，提高乳房自身的免疫力，从而达到治疗良性乳腺结节的目的。另外，中医药治疗对于乳腺结节也有一定的疗效。对于这类不需要进行手术的乳腺结节，除了进行物理红光、中医药治疗外，也要坚持定期检查，以便了解治疗的具体进程和效果，及时调整治疗方法。

乳腺结节可以通过按摩消除吗？

一些美容院、养生馆设有乳房按摩保健、淋巴结排毒疏通等项目，并且声称按摩能改善血液循环让乳腺结节消失，其实这些都是不靠谱的。虽然乳房的淋巴网很丰富，在胸部浅表和深层都有分布，但靠按摩的力量并不能影响淋巴的引流，根本起不到任何作用，不仅不能消除结节，更有甚者，可能使用一些成分不明或含有激素的精油，会刺激乳腺增生，刺激结节变大，起到反作用。如果结节是恶性肿瘤，这种暴力按摩还会导致癌细胞脱落转移。

有两种情况的乳腺结节可以进行按摩。如果是月经前激素增加引起增生性疼痛的乳腺结节，局部适当按摩能暂时缓解疼痛，但是并不能消除结节。一些炎症性结节是由乳腺炎、乳腺脓肿等炎症引起的，通常见于哺乳期，这些结节可以通过适当的中医推拿按摩来排掉乳汁，促进炎症吸收，缓解疼痛和不适。但是需要注意的是，按摩时应该轻柔，建议到正规医院进行中医推拿按摩操作，不建议进行非专业的推拿按摩。

总而言之，当发现乳腺结节时，应及时进行相关检查，明确结节性质，确诊后再进行综合治疗。在按摩前应该咨询专业医生，万万不可盲目按摩。同时，应该定期进行乳房的自检和医学检查，及时发现和治疗乳腺疾病。

胃息肉、肠息肉、慢性萎缩性胃炎、肠上皮化生严重吗？

随着人们健康意识的提高，胃肠镜检查的必要性已经被越来越多的人所认识。胃肠镜检查出来有胃息肉、肠息肉、慢性萎缩性胃炎，病理显示肠上皮化生，这些情况严重吗？需要治疗吗？

一、基本概念

胃肠道息肉是由于局限性增生引起胃肠道黏膜隆起而形成的肿物，按病灶可分为胃息肉、十二指肠息肉、小肠息肉、大肠息肉等，以结直肠为主要发病部位。慢性萎缩性胃炎是由于长期炎症刺激，胃黏膜上皮发生固有腺体萎缩，甚至消失，是一种常见的消化系统疾病。肠上皮化生是指损伤的胃黏膜上皮中，肠上皮取代了原有的腺体结构而发生的一种病理改变。

二、严重程度

一般胃肠息肉可分成腺瘤性息肉和非腺瘤性息肉。非腺瘤性息肉，比如炎症性息肉、增生性息肉是不会癌变的，但是腺瘤性息肉是会发生癌变的，其发展为恶性肿瘤的过程需要 5 ~ 15 年，具体时间因人而异。

慢性萎缩性胃炎可引起腹痛、消化不良、营养不良等问题。胃癌发展遵

循的模式为慢性浅表性
胃炎—慢性萎缩性胃
炎—肠上皮化生—异型
增生—胃癌。因此，萎
缩性胃炎早在 1978 年
就被世界卫生组织列为
胃癌的癌前疾病。

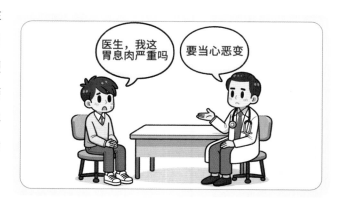

医生，我这胃息肉严重吗

要当心恶变

三、治疗方法

胃肠息肉的首选治疗方法为内镜下治疗。对于较小的息肉，可进行定期随访以监测其生长情况；对于较大的息肉，可以进行内镜下切除；对于无法通过内镜切除的息肉，可能需要进行手术切除。对于慢性萎缩性胃炎、肠上皮化生，现代医学主要是对症治疗，缺乏有效的措施。近年来的大量研究表明，中医治疗是一种理想的治疗方法，不仅能使腺体萎缩发生逆转，甚至能使不完全性肠化、不典型增生也发生逆转。

四、预防措施

◆保持健康饮食，不要摄入过多饱和脂肪酸，尽量少吃红肉，适当吃水果蔬菜。

◆避免过度饮酒、吸烟。

◆保持良好心态，积极乐观。

◆定期检查，早发现早治疗。对于健康群体，平常没有消化道症状，历次胃肠镜检查无异常，可 3 ~ 5 年检查一次胃肠镜；如果有慢性萎缩性胃炎、胃肠溃疡、胃肠息肉等既往史或家族史，但未行相关手术，建议每年检查一次。建议 45 岁以上群体至少做一次胃肠镜检查。

五、总结

胃息肉、肠息肉、慢性萎缩性胃炎和肠上皮化生是消化系统常见的疾病，虽然它们并非都是非常严重的疾病，但也需要重视。对于这些疾病，早期发现和治疗至关重要。保持健康的生活方式有助于预防这些疾病的发生，同时定期接受检查有助于监测健康状况。对于已经患有这些疾病的患者，积极寻求治疗并遵循医生的建议有助于控制病情，减少出现并发症和癌变的风险。总之，了解这些疾病的严重程度并采取预防和治疗措施，有助于维护消化系统的健康。

子宫肌瘤是肿瘤吗？

有些女性在发现自己患有子宫肌瘤后非常恐慌，会很紧张地问医生："子宫肌瘤是肿瘤吗？""子宫肌瘤一定要手术吗？""子宫肌瘤会不会癌变？"

子宫肌瘤又称子宫平滑肌瘤，是一种常见于女性生殖系统的良性肿瘤，常见于 35 ~ 50 岁的中年妇女，发病率近年来呈逐年上升的趋势，可能与遗传、生殖道感染、雌激素、孕激素、环境等因素有关，其发病原因至今没有完全明确。大多数子宫肌瘤早期无症状，通常在女性普查或 B 超检查中被发现。若肌瘤生长速度过快或肌瘤较大，则会引起一系列症状，常见的有月经量增多，经期延长，可导致贫血；白带增多；下腹坠胀，腰酸背痛等。肌瘤较大或生长在子宫颈、阔韧带等处，可出现排尿排便异常，如尿频、便秘。对于育龄期女性而言，还可能对生育产生影响，5% ~ 10% 的不孕与子宫肌瘤有关。另外，对于怀孕的女性来说，肌瘤会对子宫的收缩造成影响，可能会导致流产、早产、难产及产后出血等情况。

对于子宫肌瘤的诊断，超声检查是最常用的，可将子宫和其他盆腔包块区分开。磁共振成像（MRI）检查能准确判断肌瘤的大小、数目和位置。如有需要，还可以选择宫腔镜、腹腔镜、子宫输卵管造影等协助诊断。另外，还需鉴别是否患有卵巢肿瘤、子宫腺肌病、恶性肿瘤等。

治疗子宫肌瘤要根据患者的症状、年龄、生育要求等综合考虑，还要结合肌瘤的部位、大小、数量等，有针对性地进行治疗。没有症状的，一般情况下是不需要进行任何治疗的。特别是近绝经期女性，肌瘤会随着雌激素分泌

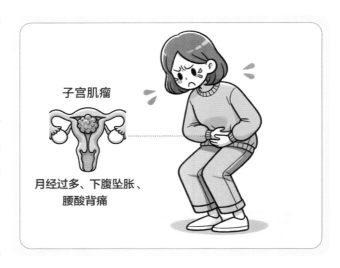

子宫肌瘤

月经过多、下腹坠胀、腰酸背痛

的减少而停止生长或是逐渐萎缩甚至消失。若肌瘤明显增大或出现明显症状，再考虑进一步治疗，可以 3 ~ 6 个月随访一次。对于症状明显，全身条件不适宜手术的患者，可采用药物治疗，如促性腺激素释放激素类似物、米非司酮。但是药物治疗长期效果欠佳，主要用于缓解症状、术前准备等。当子宫肌瘤较大且症状明显时应手术治疗，一般情况下，一旦发现子宫颈、阔韧带、黏膜下肌瘤，就要考虑手术了。对于要求保留生育功能的患者可切除局部肌瘤，不保留生育功能或怀疑恶变时应行全子宫切除。其他治疗还有子宫动脉栓塞术，可以通过栓塞肿瘤血管来阻止肌瘤的生长和发展。此外还有高强度聚焦超声治疗、宫腔镜子宫内膜切除术。各种治疗方法的优缺点和注意事项有所不同，因此医生需要仔细评估患者的病情和身体状况，以选择最适合的治疗方案。

预防子宫肌瘤的最好方法是保持健康的生活方式。这包括定期进行体检、均衡饮食、保持心情舒畅、进行适当的锻炼、避免过度饮酒和吸烟、慎服补品及减肥药等。此外，有家族遗传史的女性应进行更加频繁的筛查，以尽早发现和治疗子宫肌瘤。

总之，子宫肌瘤是肿瘤，但它是一种常见的良性肿瘤，大多数患者仅需随访观察即可，少数需要治疗。

宫颈糜烂是癌前病变吗?

宫颈糜烂是一种常见的妇科症状，其表现有阴道分泌物增多、异常阴道出血等。那么宫颈糜烂是癌前病变吗?

一、什么是宫颈糜烂?

首先，让我们了解一下宫颈糜烂的定义。宫颈糜烂是指宫颈表面的鳞状上皮细胞脱落或损伤，使宫颈表面的柱状上皮暴露出来，形成红色的糜烂面。宫颈糜烂有生理性和病理性之分。生理性糜烂是由于受内分泌的影响，鳞状细胞与柱状细胞交界外移形成的，是一种正常的生理现象，一般无须特殊处理。病理性宫颈糜烂通常是由性行为、宫内节育器、分娩或其他妇科操作等引起的创伤所致，也可能是由于感染了细菌、病毒或真菌等引起的炎症反应，需要及时治疗。宫颈糜烂的分度见表 2-4。

表 2-4　宫颈糜烂的分度

分度	轻度	中度	重度
糜烂占子宫颈的面积	< 1/3	1/3 ~ 2/3	> 2/3

宫颈糜烂本身并不是癌前病变，它只是一种症状，而不是一种疾病。事实上，大多数情况下，宫颈糜烂与宫颈癌的发病率并没有直接的关系。但是，一些高危型人乳头瘤病毒（HPV）的感染是导致宫颈癌的主要因素之一，而宫颈糜烂程度与 HPV 感染具有一定的相关性。

宫颈癌前病变是指宫颈上皮内瘤变。宫颈癌的发生是一个长期的过程，通常需要数十年时间。早期发现和干预宫颈癌是非常重要的。目前，宫颈癌的预防措施包括接种 HPV 疫苗、定期进行宫颈筛查、及时治疗宫颈糜烂等。

二、宫颈糜烂怎么治疗?

药物治疗：适用于轻、中度宫颈糜烂患者。常见的治疗方法包括局部药物治疗、全身药物治疗和中药治疗。局部药物治疗主要使用一些消炎、杀菌、止痒的阴道栓剂和洗液。全身药物治疗主要使用一些口服或静脉注射的抗生素类药物。中药治疗则根据患者的具体病情，采用辨证论治的方法，开具合适的中药方剂。药物治疗周期较长，一般需要连续治疗2～3个疗程，每次治疗前进行妇科检查，以评估治疗效果。

物理治疗：适用于中度至重度宫颈糜烂患者。常用的治疗方法包括微波治疗、激光治疗、冷冻治疗、红外线凝结法等。物理治疗的特点是疗程短、疗效好、创口愈合快。一般物理治疗需要在月经干净后3～7天内进行，治疗后会有少量出血和黄色分泌物，属正常现象。治疗后需注意保持外阴清洁，2个月内避免性生活和盆浴。

手术治疗：适用于物理治疗无效或宫颈重度糜烂患者。传统的手术治疗包括宫颈锥切术和全子宫切除术。近年来，随着医学技术的发展，微创手术治疗宫颈糜烂逐渐得到广泛应用。微创手术具有创口小、愈合快、并发症少等优点。常用的微创手术方法包括宫腔镜电切术和激光手术治疗。手术治疗需要在月经干净后3～7天内进行，手术后需注意保持外阴清洁，2个月内避免性生活。

预防：包括洁身自爱、定期检查、保持健康的生活方式、及时治疗阴道感染的症状、增强免疫力等。

肾囊肿、肝囊肿、肝血管瘤要紧吗？

近年来由于人们对身体健康的重视，肾囊肿、肝囊肿、肝血管瘤常在体检时被发现，那么肾囊肿、肝囊肿、肝血管瘤是肿瘤吗？要不要紧？需要手术吗？

首先，我们来了解一下肾囊肿。肾囊肿通常是由于肾脏细胞异常增生形成的囊状物，是一种常见的生长缓慢、病程较长的良性病变，可为单发性，也可为多发性，一般不会对健康造成太大影响。然而，在某些情况下，肾囊肿可能会增大，导致腰部疼痛、尿频等症状。目前为止临床尚无治疗肾囊肿的药物。一般认为体积小、无症状的单纯性肾囊肿无须治疗。但当肾囊肿直径大于 5 cm，即具有手术指征。若囊肿不大，但是并发出血、感染，或囊肿压迫肾盏、肾盂、肾实质，或引起高血压，怀疑恶变或合并肿瘤时需要治疗。以往采用开放手术治疗，虽然治疗彻底，但是损伤较大。后来采用 CT 或 B 超引导下肾囊肿穿刺硬化治疗，囊肿消失率不足 50%，且容易复发（复发率高达 30% ~ 78%），有时治疗后囊肿反而增大，尤其对大于 10 cm 的囊肿效果不佳。腹腔镜治疗肾囊肿具有安全有效、患者痛苦小、康复快等优点，已成为肾囊肿治疗的最佳选择。

其次，我们来探讨肝囊肿。肝囊肿是肝脏的良性疾病，可分为寄生虫性和非寄生虫性。寄生虫性以肝包虫病多见，非寄生虫性又可分为先天性、创伤性、炎症性和肿瘤性肝囊肿，其中以先天性肝囊肿最为多见。一般情况下，单纯性肝囊肿，如患者未出现明显症状，无须治疗。然而，在某些情况下，肝囊肿可能会增大，导致腹部不适、消化不良等症状。对于需要干预的单纯性肝囊肿可采取开窗引流、穿刺引流、硬化剂注射等治疗方式，对于有症状的多囊性肝病可采取开窗引流、抽吸、切除、肝移植、使用靶向抑制剂等治疗方式。

最后，我们来谈谈肝血管瘤。肝血管瘤是指肝脏内血管异常增生形成的肿瘤，通常属于良性肿瘤。然而，在极少数情况下，肝血管瘤可能会恶变为癌症。因此，在发现肝血管瘤后，需要密切关注其变化并进行适当的治疗。超声检查是最常用的诊断手段，其准确率高达 70% ~ 80%；MRI 是最准确的确诊手段，其灵敏度可达 95%，特异度接近 100%；对于难以确诊的病例可行肝脏穿刺活检。把肝血管瘤大小作为手术指征存在很大的争论，缺乏大量的系统研究作为科学依据。目前专家共识认为，对于肿瘤牵拉肝脏和压迫周围脏器、瘤内血栓造成腹痛、腹胀、压迫感、消化不良等临床症状明显者，肿瘤有潜在破裂者（尤其右肝前叶肝包膜），肿瘤 6 个月直径增加 25% 者，邻近下腔静脉、肝门及肝内主干静脉容易或已产生压迫症状者，不能排除恶性肿瘤者，出现卡萨巴赫－梅里特综合征者，都应积极治疗。治疗手段有多种，如肝动脉栓塞术、射频消融术、微波固化治疗、肝血管瘤切除术、肝血管瘤捆扎术、肝动脉结扎术、肝移植术等，其中以肝血管瘤切除术最确切有效，常作为首选。

总体而言，肾囊肿、肝囊肿、肝血管瘤是无须过度担忧的良性肿瘤，但需要定期复查，密切关注其变化。在其出现明显症状或短期内有明显增大趋势时，应及时进行干预治疗。

如何辨别结节是良性还是恶性的呢？

要判断结节是不是良性的，不能只通过形状，还要综合考虑结节增长速度、质地、活动度、周边的界限、疼痛感。

结节的增长速度： 如果结节增长的速度较快，恶性的概率和程度就比较大。

结节的质地： 质地比较有韧性，或者比较软，良性的可能性大；质地比较坚硬，那么有可能就是恶性的。

结节的活动度： 如果活动度比较好，良性的可能性就比较大；活动度比较差，推不动就有可能是恶性的。

结节周边的界限： 结节的界限清楚，可以摸到，良性的可能性就比较大；如果周边模糊不清，或者是摸不到，恶性的可能性就极大。

疼痛感： 结节如果有明显压痛感，良性的可能性大；如果没有明显压痛感，也没有明显的触痛感，就有可能是恶性的。

当然要明确结节是良性还是恶性的，最重要的是要做穿刺、活检等检查来最终诊断。

如何才能确诊肿瘤？想要及早发现肿瘤可以做哪些早癌筛查？

恶性肿瘤发病率和死亡率的持续高位，让越来越多的人开始重视肿瘤早筛。那么，想要及早发现肿瘤，平时可以做哪些早癌筛查？怎么筛查？如何做到有的放矢？怎样做到不过度也不遗漏？如何才能确诊肿瘤？

首先，判断高危因素，制订筛查方案。高危因素包括遗传、年龄、性别、生活习惯等。其次，选择筛查方法。筛查方法并非越贵越好，也不是越前沿越好。下面列举一些常见肿瘤的早癌筛查方法。

肺癌——胸部 CT。传统肺部病变筛查手段里，最常见的是 X 线检查，也就是大家常说的胸片检查。但是，胸部 X 线对肺癌的敏感性较低，而且只有当结节大于 1 cm 时才能被发现，加上难以判断性质，所以需要进一步做相关检查。CT 检测肺癌分辨率高，因此，建议 50 岁以上人群或有肺癌家族史的人，体检中把 X 线换成低剂量 CT。

胃癌、食管癌——胃镜。胃镜是食管、胃、十二指肠疾病最常见的检查方法，可发现消化道溃疡、炎症、肿瘤，可明确消化道出血位置，及早发现消化道癌前病变等。对于无特殊情况的以下人群，建议定期检查胃镜：一级亲属有胃癌、食管癌病史；生活在食管癌高发地区；长期饮食习惯不好，抽烟、喝酒或喜欢吃腌制食品等；有萎缩性胃炎、幽门螺杆菌感染、胃溃疡、反流性食管炎等。

结直肠癌——电子结肠镜。90% 的肠癌是由息肉发展而来的，从息肉发展成癌症需要 10～15 年。在这个过程中，如果早期及时发现息肉，对其进行切除，后续复查就能有效避免肠癌的发生。呼吁 40 岁后开始做肠镜检查，55 岁是肠癌高发的年龄。

肝癌——甲胎蛋白检测 + 肝脏 B 超。甲胎蛋白是针对肝癌的特异性肿瘤标志物，如果出现进行性升高或数倍以上升高的现象，就需要警惕患有肝癌。

单独用甲胎蛋白普查，会有一定漏诊率，需要联合 B 超检查。肝脏 B 超联合血清甲胎蛋白检测是临床诊断早期肝癌首选的检查方法。需要定期做以上两项肝癌筛查的高危人群包括病毒性肝炎、脂肪肝、肝硬化患者，食用黄曲霉素超标者，以及有肝癌家族史者。

乳腺癌——乳腺 B 超、X 线检查。超声是一种无辐射、无痛苦的乳腺癌筛查方法，适用于不适合进行 X 线检查的女性（如妊娠女性等）。超声检查在致密型乳腺女性中有更高的病变检出率，能更加全面地观察整个乳腺，降低乳腺癌的漏诊率。对于乳腺癌的 X 线检查，又称钼靶检查，推荐 35 岁以上、乳房较大的女性重视，这类女性的乳腺组织相对疏松，钼靶检查成像的效果较好。该检查对微小钙化的识别率达到 95% 以上，可以检出 85% ~ 90% 的乳腺癌及发现部分临床触诊阴性的乳腺癌。建议 35 岁以上女性每年进行乳腺 B 超检查，40 岁以上的可加钼靶检查。另外，乳腺癌并不是女性的"专利"，男性也会患乳腺癌，只是非常罕见而已。男性乳腺癌在筛查手段上与女性患者类似，以超声和钼靶检查为主，必要时可行定位穿刺活检。

宫颈癌——HPV 病毒学检测 + 细胞学检测。宫颈癌是人类所有癌症中唯一病因明确且能通过早筛、早治而消除的癌症。感染 HPV 是宫颈癌的主要原因，这意味着针对病因进行宫颈癌的早期防治更加有效。目前国际公认最安全的宫颈癌筛查手段是细胞学检测与 HPV 病毒学检测联合筛查。应该进行宫颈癌筛查的人群：性生活不洁，并且曾经感染性病者；性生活低龄者；过早分娩或者多次分娩者；有过宫颈病变或其他妇科疾病的患者。另外，如果女性近期出现阴道流血，阴道排液异常，也建议进行宫颈癌的筛查。

卵巢癌——CA125 检测 + 盆腔超声。CA125 也是一种肿瘤标志物，大约 50% 的早期卵巢癌患者和 80% 以上的晚期卵巢癌患者的血清 CA125 值会升高。随着超声技术的发展，超声检查对评价卵巢病变将起到更重要的作用。但是超声不能明确鉴别卵巢癌与普通卵巢疾病（卵巢良性肿物、子宫内膜异位症）。目前临床主要综合应用以上两种方式早期筛查卵巢癌。

前列腺癌——前列腺特异性抗原检测。建议 50 岁以上的男性进行前列腺特异性抗原检测以排查前列腺癌。前列腺特异性抗原检测是早期筛查前列腺癌最方便、最敏感、最特异的方法。

以上早癌筛查如有异常，还需要进一步进行相关检查，病理检查为确诊肿瘤的金标准。

最后，做好健康管理。很多人只做体检不管体检结果，这样等于体检白做了。我们要正确认识肿瘤的发生发展过程，学会从多维度管理影响健康的危险因素，主动改变不良生活方式，达到"防大病、管慢病、促健康"的目的。

参考文献

[1] 蒲雪.宫颈糜烂真的可怕吗?[J].人人健康,2020(4):290.

[2] 盖宝东,张学文,崔俊生,等.4453例结节性甲状腺肿临床流行病学调查[J].中国地方病防治杂志,2003,18(2):118-120.

[3] 韩晴,黄汉林.甲状腺疾病影响因素研究进展[J].中国职业医学,2015,42(3):345-347,350.

[4] 张倩为,慕一澄,汤明明,等.碘与甲状腺疾病的研究进展[J].医学综述,2021,27(7):1373-1379.

[5] 宋博,滕卫平.碘对甲状腺结节的影响研究进展[J].中国地方病防治,2020,35(4):426-428.

[6] 滕卫平,刘永锋,高明,等.甲状腺结节和分化型甲状腺癌诊治指南[J].中国肿瘤临床,2012,39(17):1249-1272.

[7] 毛森,赵鲁平,李小花,等.2020中国超声甲状腺影像报告和数据系统在甲状腺结节鉴别诊断中的应用价值[J].中华医学杂志,2021,101(45):3748-3753.

[8] 余飞.甲状腺病患者能吃海鲜吗[J].家庭医学,2021(9):39.

[9] 中华医学会地方病学分会,中国营养学会,中华医学会内分泌学分会.中国居民补碘指南[R].北京:人民卫生出版社,2022.

[10] ZHANG Y, MA A D, JIA H X. Correlation between molybdenum target mammography signs and pathological prognostic factors of breast cancer[J]. J Biol Regul Homeost Agents, 2016, 30(1): 219-225.

[11] MONTICCIOLO D L, NEWELL M S, MOY L, et al. Breast cancer screening in women at higher-than-average risk: recommendations from the ACR[J]. J Am Coll Radiol, 2018, 15(3): 408-414.

[12] 吴阶平.吴阶平泌尿外科学[M].2版.济南:山东科学技术出版社,2000.

[13] MARRERO J A, AHN J, RAJENDER R K. ACG clinical guideline: the diagnosis and management of focal liver lesions[J]. Am J Gastroenterol, 2014, 109(9): 1328-1348.

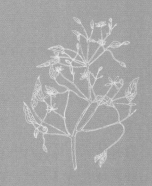

第3章

现代医学对恶性肿瘤的
治疗方法

肿瘤的三级预防是什么？

医学发展至今，绝大多数人仍然"谈癌色变"，觉得恶性肿瘤就是一张死亡通知单，殊不知肿瘤是可以预防的。那么肿瘤的三级预防是什么呢？这个概念是世界卫生组织于 1981 年提出的：1/3 的癌症可以预防，1/3 的癌症如果早期诊断可以治愈，1/3 的

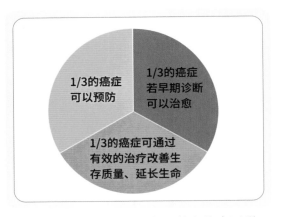

癌症可通过有效的治疗改善生存质量、延长生命。随后预防医学和临床医学、康复医学等融为一体形成三级预防的概念。其实早在我国古代医书《黄帝内经》中就提出了"不治已病治未病"的概念，即未病先防、已病防变、既变防危。这与现代医学的三级预防是不谋而合的。

一、一级预防

一级预防即病因预防，指通过采取有效的措施，避免或消除各种致癌因素，从而降低肿瘤的发生率。这是最理想的防癌途径。一级预防主要措施有：养成良好的生活起居习惯，规律饮食，避免熬夜，适量运动，保持乐观的情绪；控制吸烟，多项研究表明吸烟与肺癌的发生率呈正相关；科学饮食，构建良好的膳食结构，多吃粗粮和全谷食物，多吃新鲜的水果蔬菜，避免吃霉变食物、腌制品、烟熏及烧焦的食物；远离环境污染、避免接触致癌物质，雾霾、工业废水废气、电离辐射、装修释放的甲醛等都是致癌因素，应加强职业防护和环境保护；预防和控制病毒感染，如乙型肝炎病毒和高危型 HPV 是肝癌和宫颈癌的高危因素，积极防治病毒感染是预防此类肿瘤的有效方法，可以通过接种疫苗实现。

二、二级预防

二级预防主要是"三早"预防，即做到早发现、早诊断、早治疗。其主要措施有：定期体检，可以及时发现身体的一些早期变化或者癌前病变，早期干预，将肿瘤扼杀在摇篮里；高危人群还可以有针对性地做肿瘤筛查，动态监测，近些年国家也有针对适龄女性的免费两癌筛查（乳腺癌、宫颈癌筛查），还有高风险人群的免费大肠癌筛查等；肿瘤自检也非常重要，定期检查身体有无新出现肿块结节、进食哽咽、不明原因大便带血、不明原因体重减轻、不规则阴道出血等。通过以上措施可以做到早期发现，至医院就诊后做到早诊断，并及早采取治疗干预措施，可阻止或延缓疾病的发生进展，提高治愈率。

三、三级预防

三级预防即临床治疗。一旦确诊肿瘤，应至专科就诊，制订最适合自身的治疗方案，多学科综合治疗，争取获得最佳的临床疗效。治疗手段有手术、放化疗、靶向治疗、细胞免疫治疗、中医药治疗等。即便是晚期的患者，也可以通过治疗减轻症状，改善生活质量，延长生命。

外科手术治疗是早期可手术肿瘤患者的不二选择

外科手术治疗就是我们俗话说的开刀，对于肿瘤患者而言就是指用手术的方式切除体内的病变组织。恶性肿瘤可分为实体瘤和非实体瘤，而可手术的肿瘤患者主要是指实体瘤患者，这些肿瘤可以通过肉眼或 B 超、CT、MRI 等影像学手段看到，如胃癌、肝癌、乳腺癌、肺癌、结直肠癌等。非实体瘤主要存在于血液系统中，肉眼和影像学检查无法观察到，只能靠细胞涂片在显微镜下观察，或者在转移到其他组织上形成实体瘤时才能被看到，如白血病、恶性淋巴瘤等，这类肿瘤是无法通过手术来切除的。

由于肿瘤的生物学特性，也并非所有的实体瘤都适合采用外科手术治疗。外科手术治疗主要适用于早期未发生远处转移的实体瘤患者。强调早期是因为越早期肿瘤组织越局限，越局限越容易通过手术切除干净，而肿瘤切除完全就有完全治愈的机会。研究表明，早期肺癌术后 5 年生存率可以达到 70%以上，而局部中晚期肺癌手术治疗后的 5 年生存率仅为 20% 左右。相较于肿瘤其他的治疗手段如放化疗、靶向治疗、细胞免疫治疗等，外科手术不用考虑细胞的增殖状态及对治疗的敏感程度，通过切除病变部位治疗，疗效直接，治疗周期短，性价比高，且取下的组织可以获得病理诊断结果，为术后的进一步治疗及判断预后提供非常重要的价值，所以外科手术治疗是目前大多数早期肿瘤的首选治疗方式。

什么是肿瘤介入治疗？

随着恶性肿瘤诊疗技术的不断发展，肿瘤介入治疗迅速成为肿瘤治疗的四大支柱之一。与外科手术治疗、化疗、放疗这 3 种大家较为熟悉的治疗手段相比，新出现的肿瘤介入治疗究竟有什么独特之处，能成为重要的肿瘤治疗手段之一呢？我们分 3 点来解答。

一、介入治疗是什么呢？

介入治疗是在现代影像技术的帮助下，使用一些微创器械，治疗疾病、缓解症状的一种治疗手段。其实，介入治疗的应用非常广泛，就比如大家较为熟悉的心脏支架手术和血栓的溶栓治疗，都是常见的介入治疗手段。对于肿瘤患者而言，介入治疗甚至可以贯穿整个肿瘤治疗过程，比如确诊肿瘤时使用的穿刺活检技术，肿瘤导致呼吸进食困难、排尿困难等管腔狭窄症状时使用的管腔狭窄扩张成形术，出现胸腔积液、腹腔积液或尿潴留等情况时进行的穿刺引流术等。

二、介入治疗是怎么治疗肿瘤的呢？

肿瘤介入治疗可以分为血管性介入和非血管性介入两种。血管性介入治疗有两种，分别叫经导管动脉灌注化疗术和经导管动脉化疗栓塞术。顾名思义，这两种治疗都是通过血管接近肿瘤相关组织，不同之处在于，经导管动脉灌注化疗术只是将抗肿瘤药物灌注进肿瘤的供血动脉，让肿瘤组织处在较高浓度的药物环境下被"毒死"；而经导管动脉化疗栓塞术是将抗肿瘤药物和血管栓塞剂一起灌注进肿瘤的供血动脉，让肿瘤组织同时处在较高药物浓度和没有血液供给的环境下被"毒死"和"饿死"。非血管性介入治疗就是除了血管性介入治疗以外的其他介入治疗手段，是通过人体自然开口或者直接经皮穿刺进行的一种治疗方式。除了前面提到的穿刺活检术、管腔狭窄扩张成形术、穿刺引流术等介入治疗，还有一种使用物理或者化学手段直接"杀死"肿瘤组织的介入治疗方式——肿瘤消融术。肿瘤消融术有热消融、冷消融和酒精注射等。热消融是使用射频针或者超声让体内的肿瘤组织产生瞬间的高温，将肿瘤组织"烫熟"；冷消融是使用液氮等把体内的肿瘤组织"冻死"；酒精注射是使用高浓度酒精渗透肿瘤组织，引起肿瘤组织坏死。

三、什么肿瘤可以使用介入治疗呢？

介入治疗的应用范围广泛，可以用于治疗全身各处的原发或转移性肿瘤，常用于肝癌、腹盆腔恶性肿瘤、肺癌等实体肿瘤，其中肿瘤消融术在肝、肺、肾、肾上腺和骨转移瘤等实体肿瘤的治疗中都取得了很好的效果，特别是热消融，被公认为是小肝癌的根治性治疗方法，患者 5 年生存率可以达到40% ~ 68%，与切除术和移植术疗效相当。

经过对介入治疗的初步了解，我们可以看出，与外科手术治疗相比，介入治疗是一种微创治疗，创口小，恢复快；与传统化疗、放疗相比，介入治疗较为精准，是直接针对肿瘤的治疗方式，全身反应较轻，副作用较小。对于手术患者，介入治疗可以提高手术的切除率，减少术中出血；对于晚期肿瘤患者，其可以减少疼痛，改善患者生活质量，是非常重要的姑息治疗手段。

什么样的患者适合放疗？

手术、放疗、化疗是恶性肿瘤最常用的治疗方法，其中大约有 70% 的恶性肿瘤患者会在治疗过程中使用放疗。化疗主要是通过静脉输注药物达到全身治疗的效果，而放疗主要是指利用放射线治疗肿瘤，类似外科手术一样达到局部治疗肿瘤的效果，所以说放疗是一把无形的"手术刀"。

放疗的主要目的是给予肿瘤精准剂量照射的同时尽量保护周围正常组织，它的工作原理主要是通过高能射线的电离辐射直接或者间接破坏肿瘤细胞的 DNA 结构，使其无法复制，

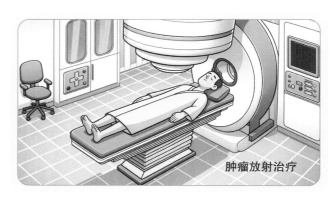

肿瘤放射治疗

从而抑制肿瘤的繁殖，杀伤癌细胞。恶性肿瘤细胞较正常细胞对射线的敏感度更高，且正常组织细胞在治疗间期可以自我修复，所以遵医嘱定时放疗也可以达到比较好的局部治疗效果。

无论是对放疗还是化疗，患者都会联想到其不良反应而产生恐惧心理。因肿瘤的发生主要是正常细胞发生突变，然后恶性增殖生长，侵犯周围正常组织，所以肿瘤组织和正常组织通常是你中有我、我中有你，没有明显的边界，加上放疗时射线会经过正常组织，所以难免损伤正常细胞。但经过不断研究，现在放疗技术已经取得了革命性进展，现代的精准放疗包括三维图像处理技术、高精度的剂量计算算法，以及尖端的直线加速器系列技术等，可以最大限度地保护正常组织，减少不良反应的发生并提高治疗效率。

那么什么样的患者适合放疗呢？

一、从治疗目的分类

（一）根治性放疗

根治性放疗主要是指在予以足够剂量的放疗以后，肿瘤可以达到治愈，患者可以长期生存，主要适用于无法手术或者不适合手术切除，但对于放疗比较敏感的患者，如鼻咽癌、声门型喉癌、早期肺癌不耐受手术者等。

（二）辅助性放疗

辅助性放疗指恶性肿瘤以手术或化疗为主要治疗方案，采取放疗和手术联合、放疗和化疗联合，放疗在其中发挥辅助作用。最常见的是和手术联合，在术前做放疗可以起到"缩瘤降期"的作用，为手术争取根治的机会。术后放疗主要是作为手术治疗的补充，如有些手术无法完整切除或者切缘不干净，以及有些术后病理提示恶性程度非常高等，都可以根据具体情况做一个术后放疗。直肠癌、食管癌、乳腺癌等通常会建议做辅助性放疗。

（三）姑息性治疗

姑息性治疗用于大部分晚期恶性肿瘤，缓解症状，延长生存期。其可用于骨转移，缓解疼痛、预防病理性骨折；用于脑转移，控制局部发展、延长生存期；还可以用于肿瘤急症，如上腔静脉综合征、脊髓压迫症、出血等。

二、从治疗病种分类

（一）头颈部肿瘤

鼻咽癌各期：以放疗为主，视情况行化疗。

鼻腔恶性肿瘤（未分化癌、鳞癌、腺癌、恶性淋巴瘤和恶性肉芽肿等）：Ⅰ、Ⅱ期以手术或放疗为主；Ⅲ期以手术为主，术前术后需放疗；Ⅳ期，姑息放疗或放化疗结合。未分化癌、恶性淋巴瘤等可先行化疗。

喉癌：T1 声门癌首选放疗。Ⅱ、Ⅲ、Ⅳ期，手术、术前或术后放疗。

甲状腺癌：手术为主，对术后残留行放疗或碘 –131 治疗。

（二）胸部肿瘤

肺部肿瘤：对肺转移瘤行三维适形放疗，根据病理必要时行全肺放疗。

纵隔肿瘤：手术为主，必要时行术后放疗。

胸壁和胸膜肿瘤：手术为主，或取得病理后进行放疗。

食管癌：颈段和胸上段首选放疗；中下段首选手术，Ⅰ、Ⅱ期以根治手术为主，Ⅲ期 T3N1M0 争取根治术，手术和放疗的综合治疗可提高疗效。术后放疗适应证：术后残留；手术后分期为 T3 或淋巴结转移。

乳腺癌：0、Ⅰ期，保留乳房的保守手术＋术后根治性放疗或改良根治术；Ⅱ期，改良根治术＋放化疗 ± 内分泌药物性治疗；Ⅲ期，新辅助化疗 ± 放疗＋改良根治术（或根治术）＋术后放疗＋化疗 ± 内分泌治疗；Ⅳ期，化疗和内分泌治疗为主 ± 局部放疗 ± 局部手术。术后放疗适应证：保乳手术后；根治术后肿瘤大于 5 cm 或有淋巴结转移。

（三）腹部恶性肿瘤

胃癌：肿瘤无法完全根治，手术切缘残留肿瘤细胞的适合术后放疗。

直肠、肛管癌：早期，保留肛门进行单纯的手术或腔内放疗、适形放疗；ⅡA 期以后的肿瘤，术前放射治疗可提高手术切除率，使低位直肠癌患者保留肛门，获得手术机会。术后放疗适应证：肿瘤穿透肠壁，周围有淋巴结转移，有相邻脏器受累及术后有残留病灶者，均需采用术后放疗。

胰腺癌：晚期患者已出现远端转移，局部疼痛较重者，姑息性放疗止痛效果较好。手术后有残余，可行放射治疗。

肝癌：小肝癌，手术不能完全切除的可以行放射治疗；大肝癌，可行介入放疗，肿瘤缩小后可再重新进行手术治疗。

（四）泌尿系统肿瘤

肾癌：术后有肿瘤残存、肿瘤较大或穿透肾包膜、有区域淋巴结转移、肾静脉受侵的可行术后放疗。肿瘤局部晚期，手术无法切除；患者因其他疾病不能耐受手术或拒绝手术的可行单纯放疗。

（五）女性生殖系统肿瘤

宫颈癌：各期均可放疗。术后放疗用于肿瘤侵及宫旁组织或淋巴结转移，或肿瘤大于 4 cm，侵及深间质，脉管有癌栓。

子宫内膜癌：术前放疗用于Ⅰ期，宫腔大于 8 cm，细胞分化不良，以及Ⅱ期、Ⅲ期患者；术后放疗用于ⅠA 期的细胞分级为 G3，ⅠB 期有预后不良因数或细胞分级为 G2，以及Ⅱ期、Ⅲ期患者；Ⅳ期患者可进行化疗、放疗、内分泌治疗及姑息性手术。

卵巢恶性肿瘤：晚期或顽固病灶可行局部姑息放疗。全腹照射由于化疗的进展已很少应用。

外阴阴道癌：各期均可放疗。

（六）中枢神经系统肿瘤

浸润性生长的恶性胶质瘤等：应在尽量切除肿瘤后给予放疗。

髓母细胞瘤、生殖细胞瘤、恶性淋巴瘤等化疗敏感肿瘤：放疗＋化疗。

多发脑转移瘤：全脑放疗。

（七）软组织肿瘤

软组织肉瘤：手术不彻底、有术后残留、多次术后复发等可行术后放疗；肿瘤较小但患者拒绝手术，或肿瘤晚期，可行姑息放疗以缓解症状。

（八）原发性骨恶性肿瘤

骨肉瘤：术前放疗＋化疗可提高手术切除率；术后放疗适用于术后局部有肿瘤残存者。

软骨肉瘤：对难于手术的部位可行放疗，晚期患者可行姑息放疗。

尤因肉瘤：对放疗、化疗均敏感，治疗应以放疗、化疗为主。

骨巨细胞瘤：以手术为主，Ⅲ期手术＋放疗。

骨淋巴瘤：对放疗敏感，放疗＋化疗。

脊索瘤：以手术为主，常需加用术后放疗。

骨纤维肉瘤：无法手术时可放疗。

脊椎血管瘤：单纯放疗可获较好疗效。

嗜酸性肉芽肿：放疗应用于病变部位不宜手术的患者，骨外病变相对局限的患者，术后复发的患者，多发病灶伴疼痛部位。

（九）皮肤癌

多数皮肤癌对放疗敏感。放疗可以取得较高的治愈率，同时对形象和功能的影响较小。

（十）转移瘤

骨转移瘤：对局部骨转移进行放疗，可以使 80% ～ 90% 患者的疼痛得到较快缓解，可以让局部肿瘤得到不同程度的控制，防止病理性骨折。

脑转移瘤：在病情允许的情况下，均需做全脑的放疗，前后加局部推量治疗。

肝转移、肺转移病灶：三维适形放疗可取得很好疗效，如恶性淋巴瘤、尤因肉瘤等肿瘤的双肺多发转移，可行全肺放疗。

当然，如果患者处于晚期恶病质状态及重要脏器衰竭、严重感染、穿孔等状况时是不适合进行放疗的。还有一些患者的肿瘤对放射线不敏感，或者肿瘤已经有广泛转移，预估放疗后也不能改善症状，不建议进行放疗。

什么是肿瘤治疗的辅助化疗、新辅助化疗及一线方案？

化疗是利用化学药物的细胞毒性作用，杀灭肿瘤细胞，以控制肿瘤。但是化疗药物往往敌我不分，因此化疗药物有着许多的毒副作用。

一、术后辅助化疗

由于肿瘤在被发现时就有可能已经蔓延到血液或者周边，光靠肉眼难以判断，目前也缺乏检测残余肿瘤细胞病灶的手段。因此，术后的辅助治疗是有必要的。在手术切除肿瘤原发灶以后，根据患者疾病的分期，医生会制订不同的治疗方案。术后辅助化疗便是在常规手术后，再辅助一定的化疗药物杀灭这些残余的癌细胞，以达到预防癌症复发和转移的目的。

二、新辅助化疗

新辅助化疗指的是在手术前进行的化疗。某些患者来院时，肿瘤相对较大，无法进行根治性手术，因此通过术前新辅助化疗使病灶缩小，可更好地进行手术。

三、一线方案

肿瘤治疗一线、二线、三线方案通常是指晚期肿瘤患者化疗方案。根据选择和应用顺序，将化疗的过程先后分为一线、二线和三线。一线治疗就是诊断以后的首选治疗，通常有较好的缓解作用。二线治疗是一线治疗后，患者再次出现肿瘤进展后的治疗。三线治疗是二线治疗失败后，再更换其他方案的治疗。由于肿瘤的耐药性，三线可供选择的药物和有效治疗方案通常比较少，疗效一般也较差。

什么是深静脉置管、PICC、输液港？该如何选择？

肿瘤科的患者在进行化疗前往往会被医护人员告知需要放置深静脉置管。

一、什么是深静脉置管？

广义的深静脉置管就是指从体表穿刺至相应的深静脉，并置入导管形成一个静脉通路，使药液直达深静脉。标题中的深静脉指的是其狭义含义，即中心静脉导管。临床上常用的深静脉置管方式主要有中心静脉导管、经外周静脉穿刺的中心静脉导管（PICC）、完全植入式静脉输液港（表3–1）。

表 3–1　三种置管方式的区别

区别	中心静脉导管	经外周静脉穿刺的中心静脉导管	完全植入式静脉输液港
置管方式	深静脉穿刺	周围静脉穿刺	局部麻醉下手术置入

区别	中心静脉导管	经外周静脉穿刺的中心静脉导管	完全植入式静脉输液港
置管路径	一般选择锁骨下静脉、颈内静脉、股静脉进行穿刺，导管顶端留置在上下腔静脉中	一般经外周静脉（如贵要静脉、肘正中静脉、头静脉）穿刺置管，导管顶端留置在上腔静脉	一般经颈内静脉穿刺置管，导管顶端留置在上腔静脉，并将导管另一端的注射座埋置于皮下
保留时间	一般不超过4周	可达1年	可达10年以上
护理频率	1~2次/周	1次/周	1次/月
费用	低	较低	较贵
优势	操作难度相对较小，价格便宜	留置时间相对长些，价格相对便宜，操作及护理相对方便，1年内若无并发症可完成中、长期治疗	可长期留置，长期使用总体费用不增加，整体内置几乎不影响日常生活，护理频率低，感染及漏液风险小
缺点	留置时间短，长时间留置易感染，脱出风险大，导管外漏，对日常生活有影响，出院时需取出，不能带回家	导管外漏影响日常生活，每周护理一次给不是很方便的患者及家属带来负担，护理不当容易发生感染及形成血栓	费用较高，置入和取出操作创伤相对大，都需在手术室完成

以上是三种置管方式的区别，至于采用哪种方式，医护人员会根据患者实际情况协助患者进行选择。

二、为什么化疗前要进行深静脉置管？

肿瘤科的患者大部分都需要中、长期的化疗治疗。化疗药物刺激性大，在杀伤体内的肿瘤细胞时，对人体的正常细胞也有损伤；外周静脉血管壁薄、管腔小、血液流速慢，经外周静脉输入化疗药物容易对血管壁造成刺激，引起输液中的疼痛及静脉炎等反应；化疗药物还可能经浅静脉渗出到周围组织，不仅会引起疼痛，严重的还会引起周围组织坏死等。因深静脉血管壁厚、管腔大、血液流速快，如放置深静脉置管，化疗药物进入后可以迅速随着血液流动稀释，对血管壁的刺激较小，可以尽量避免以上不良反应。此外，深静脉置管还方便肿瘤患者的反复采血、补液及营养支持。

靶向药物可以盲吃吗?

一、什么是靶向治疗?

靶向治疗,顾名思义,是瞄准"靶心"的治疗。"靲心"就是肿瘤细胞,靶向药物就是治疗肿瘤的"子弹"。那么,如何让"子弹"准确地击中"靶心"呢?研究发现,肿瘤细胞与正常细胞之间存在着不同,我们把这些不同的地方叫作肿瘤标志性分子。这

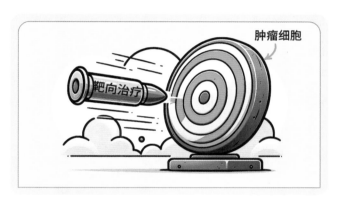

些肿瘤细胞的标志性分子又叫分子靶点。在靶向治疗中,靶向药物通过识别靶点这一"瞄准"过程,"击中""靶心",准确地消灭肿瘤细胞,在提高治疗效果的同时,降低对正常细胞的伤害,减少不良反应,提高患者的生存质量。

二、是否可以盲吃靶向药物?

不建议盲吃靶向药物。服用靶向药物前,应进行对肿瘤组织样本的基因检测。靶点并不是只存在于肿瘤细胞,正常细胞中也会有少量表达。与化学药物及射线相比,靶向药物对正常细胞、组织的伤害较小,但不良反应依然存在。在此基础上,只有找到准确靶点,才能发挥靶向药物最好的治疗效果,尽可能降低对正常细胞的损害。不进行基因检测盲吃靶向药物,不仅会增加经济负担,还有可能导致治疗延误,影响患者生存质量。

三、为什么有人盲吃靶向药物有效?

有些患者在选择靶向治疗时并没有进行基因检测,盲吃靶向药物却能获

得很好的治疗效果；有些患者进行了基因检测，但是没有找到靶点，吃了靶向药物仍然能够起效。这是不是说基因检测没有用呢？当然不是。实际上，盲吃靶向药物有效的案例非常少。而这些盲吃靶向药物成功的患者，就是相当于"赌"赢了，服用的靶向药物恰恰好好是针对这个肿瘤的正确的靶向药物。那么有人会问了：那些做了基因检测没有找到靶点的患者，不是也成功了吗？实际上，这类患者往往不是没有靶点，而是在基因检测中，可能出现了"假阴性"情况，通俗地讲，就是存在靶点但没有被检测出来。所以，这类患者盲吃有效，也是因为服用的靶向药物正好是正确的。

总而言之，盲吃靶向药物是一场"赌博"。因此对于未进行基因检测的患者来说，服用靶向药物之前，完善基因检测是最优选择。

肿瘤免疫治疗使用的神奇药物 PD-1/PD-L1 到底是什么？

我们常听肿瘤大夫提到一种药物——PD-1 和 PD-L1。它到底是什么？严格来讲，PD-1 并不是药物，而是位于免疫细胞表面的一种免疫检查点，其对应药物应该叫 PD-1 抑制剂或 PD-1 单抗，统称为免疫检查点抑制剂，是免疫疗法之一。传言它没有化疗药物那般在体内一通乱杀的狠劲，而是可以调动人体自身的免疫功能消灭癌细胞。究竟为何这么神奇，下面就来揭开它神秘的面纱。

一、什么是免疫检查点？

正常情况下，免疫检查点通过调节自身免疫反应的强度来维持免疫耐受，可以保护正常组织免受伤害。目前用于抗癌的免疫检查点主要有细胞毒性 T 淋巴细胞相关抗原 4（CTLA-4）和 PD-1。T 细胞是免疫系统麾下的头号杀手，可以精准识别并消灭敌人（癌细胞），为了防止它用力过猛，系统在 T 细胞身上安排了几个接线员（免疫检查点），负责在 T 细胞杀红眼时可以及时叫停，以免误伤正常细胞。其中 CTLA-4 主要负责与侦察兵（抗原呈递细胞）接头后，在免疫反应初期阻止 T 细胞过度活化。当已经被激活的 T 细胞出门作战时，正常的细胞表面会伸出一只触手（PD-L1）与 T 细胞表面另一个接线员（PD-1）接头，告诉 T 细胞是"自己人"，以免受到它的攻击。而狡猾的癌细胞恰巧利用了这一机制，在自己表面也装上 PD-L1，从而逃过免疫系统的围捕。

二、免疫检查点抑制剂如何发挥作用

免疫检查点抑制剂是临床应用最广泛的免疫疗法之一。根据以上原理，主要有 CTLA-4、PD-1/PD-L1 两种免疫检查点抑制剂。CTLA-4 抑制剂负责抑制 CTLA-4 来唤醒 T 细胞。然而仅仅使 T 细胞活化还不够，我们知道 PD-L1 和 T 细胞表面的 PD-1 结合时，肿瘤细胞仍然可以伪装成正常细胞逃之夭夭，只有阻断其中任何一头才能帮助 T 细胞顺利杀死癌细胞。PD-1/PD-L1 单抗就是利用这一点，前者砍掉 T 细胞的触手，后者卸下癌细胞的伪装，两者殊途同归，都是为了阻止 PD-1 和 PD-L1 见面，帮助 T 细胞认出癌细胞后将其一举歼灭。因此，这种通过恢复人体自身免疫功能的方法一经发现就取得了不错的临床效果。

三、PD-1/PD-L1 抑制剂的疗效和不良反应

免疫检查点抑制剂最早用于黑色素瘤和非小细胞肺癌，疗效非常显著，使其总生存期提高了数倍之多。如今，市面上可供选择的药物越来越多，实际临床中 CTLA-4 抑制剂的表现不及 PD-1 单抗，因此最常见的免疫药物仍是 PD-1/PD-L1 单抗。最新的中国临床肿瘤学会（CSCO）指南推荐，一共有 11 个免疫检查点抑制剂，可以治疗肺癌、乳腺癌、胃癌、结直肠癌、淋巴瘤等 18 个癌种。指南所推荐的适应证皆有多项临床研究证据支持，结合免疫抑制剂治疗的患者往往比单纯化疗和 / 或靶向治疗的效果更好，这些患者的总生存期更长，肿瘤进展更缓慢，并且治疗相关不良反应的发生率也更低。

免疫检查点抑制剂的不良反应通常是由免疫系统攻击身体正常部位引起，常见的部位有肌肉骨骼神经、胃肠道、皮肤、血液系统等，从而出现关节痛、肌痛、腹泻、恶心、皮疹、瘙痒、贫血等不良反应，有的甚至会攻击重要脏

器而引发严重的不良反应，如肾功能受损及肾衰竭、心肌炎、肝炎、肺炎等，但这种情况较为少见。许多较轻不良反应及其相关症状会随着停药自行减轻或消失，如果遇到严重的不良反应则要第一时间就医。

四、哪些患者会获益？

看到这里你可能会疑惑，免疫检查点抑制剂听上去非常厉害，不良反应发生率又低，为什么医生没有推荐使用呢？实际上不是所有患者使用免疫治疗后都能获益，医生会根据几个指标预测免疫药物的疗效。

PD-L1 表达水平：肿瘤细胞和免疫细胞中的 PD-L1 表达水平是影响药物疗效的因素之一，多数研究结果表明，PD-L1 表达水平越高效果越好。但也有少数研究显示，低水平 PD-L1 表达表现出更好的疗效。因此，PD-L1 表达水平仍存在争议，不能作为抗 PD-1/PD-L1 治疗疗效唯一的预测指标。

微卫星高度不稳定（MSI-H）/错配修复基因缺陷（dMMR）：目前很多研究已经证实，MSI-H/dMMR 患者能够从免疫检查点抑制剂的治疗中获益，晚期结直肠癌、胃癌这些消化道肿瘤多参考这个指标。

肿瘤突变负荷（TMB）：TMB 高的患者，使用 PD-1/PD-L1 抑制剂的效果越好。

除此之外，免疫检查点抑制剂的作用仍然受到许多其他因素的影响，比如肿瘤浸润淋巴细胞密度、驱动基因突变、肠道微生物等。

总的来说，应用免疫检查点抑制剂是有条件的，价格也不便宜，医保报销的适应证范围有限，有的患者使用之后不仅没有获益，还要无端承受不良反应带来的痛苦，因此需要专科大夫综合判断抗癌预后效果来选择合适的免疫药物。近年来越来越多的免疫药物被纳入医保，其价格也逐渐平民化，更多患者可以从免疫治疗中获益，对于没有其他更好的治疗方法而契合免疫治疗条件的患者来说，建议不要轻易放弃这一方法！

"CAR-T 神药"真的是神药吗？

　　曾经网传有一种药"打一针让癌细胞清零"，这条消息甫一出现便引起热议，广大癌症患者群体纷纷打听消息的真实性。那么，这种"神药"真的这么神奇吗？阿基仑赛注射液，也就是引起热议的"神药"，是中国首个获批的嵌合抗原受体 T 细胞（CAR-T）免疫治疗药物，于 2021 年 6 月上市。现在，我们就来科普一下这个新药。

一、CAR-T 疗法是什么？

　　癌症的发生首先是癌细胞的形成。在机体无数次的细胞分裂过程中，个别细胞可能会发生基因突变，有极小的概率突变为癌细胞。那么，是健康人群没有产生过癌细胞吗？不是的，是我们体内的保护伞——免疫系统，早早地侦查到并消灭了癌细胞。其中，T 细胞更是灭杀癌细胞的主力军。但是，若免疫功能衰退，或是无法侦测到癌细胞，或是癌细胞已经大量增殖转移，癌症就开始悄悄进展。

　　CAR-T 疗法是一种治疗肿瘤的新型细胞疗法。通俗易懂地讲，就是科学家们通过基因工程，为 T 细胞战士配备了更优良的武器和更精确的导航系统，并派遣了更多 T 细胞大军，让 T 细胞战士能更好地与癌细胞作战，杀死癌细胞（图 3-1）。

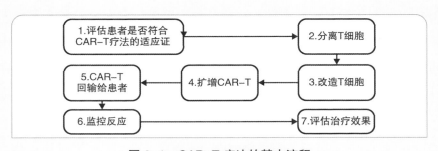

图 3-1　CAR-T 疗法的基本流程

二、CAR-T 疗法的适应证有哪些呢？

CAR-T 疗法目前来说适应证较少，对于我国高发的肿瘤类型，如肺癌、乳腺癌、胃癌等，都还未在临床上成功应用。目前而言，CAR-T 疗法主要被应用于一些血液肿瘤，例如：①复发的急性 B 系淋巴细胞白血病（经过治疗缓解后再次发作），或者难治的急性 B 系淋巴细胞白血病（使用其他抗白血病治疗后病情没有缓解的）；②两种或两种以上方法治疗失败的大 B 细胞非霍奇金淋巴瘤；③ CD19 阳性复发、难治恶性淋巴瘤；④ CD19 治疗失败，CD22 阳性的急性淋巴细胞白血病。

三、关于 CAR-T 疗法药物的价格

目前而言，CAR-T 疗法的价格可以说是相当昂贵的，仅阿基仑赛注射液就达到了一针 120 万的天价。而化疗和靶向治疗的多数药物已进入医保，一线治疗方案也可以考虑用这些药物，许多患者通过常规化疗也可以得到治愈，CAR-T 疗法药物不是必需品。因此，希望广大患者朋友及家属仔细考虑使用 CAR-T 疗法药物给家庭带来的经济负担。

这样的定价，是不是药商刻意抬价呢？事实上并不是的。首先，药物的研发是一个漫长且耗资高的过程；其次，CAR-T 疗法药物具有相当高的个体针对性。CAR-T 疗法全程需要具体的实验室和医生参与，并且有很大的失败概率。种种条件导致最后定价必然不会低廉。

2017 年美国先后批准两款 CAR-T 疗法药物上市，一疗程定价 47.5 万美元与 37.3 万美元，2019 年 2 月将 CAR-T 疗法药物纳入医保；日本是第一个批准 CAR-T 疗法药物的亚洲国家，也将其纳入医保，定价约 3350 万日元。相比较而言，我国对阿基仑赛注射液的定价并不比国外高。2021 年 9 月我国新上市的瑞基奥仑赛注射液与阿基仑赛注射液的定价也相差不多。目前 CAR-T 疗法药物尚未进入我国医保，希望经济情况不足以负担的家庭慎重考虑。

四、CAR-T 疗法药物的疗效如何？

天价"神药"疗效究竟如何呢？这应当是患者朋友们最关心的事情。网

传"打一针让癌细胞清零"当然是一种夸张的说法，但也体现出其对适应证的显著疗效。有专家表示："我们不敢轻易说'癌细胞清零'几个字，我们想表达的是，患者在经过CAR-T疗法之后达到了完全缓解，就是从影像学上看不到病灶了。"阿基仑塞注射液在中国注册研究治疗二线以上的大B细胞淋巴瘤，完全缓解率为33%；瑞基奥仑赛注射液治疗二线以上的弥漫大B细胞淋巴瘤，完全缓解率为52%。值得注意的是，即使达到完全缓解，仍会有复发可能。湖北一组研究观察显示，二线治疗失败的弥漫大B细胞淋巴瘤患者在CAR-T疗法后，有大约一半达到完全缓解后又在1年之内复发。因此，虽然CAR-T疗法药物具有惊人的疗效，但仍不能成为一劳永逸的"神药"，希望患者朋友们不要陷入误区。

CAR-T疗法开展医院：上海交通大学医学院附属瑞金医院、华中科技大学同济医学院附属同济医院、北京协和医院、湖北省肿瘤医院、武汉市第一医院等多家医院。

CAR-T疗法药物不良反应：细胞因子释放综合征（临床表现包括高热、体温降低、恶心乏力、肌肉疼痛、毛细血管渗漏、全身水肿、潮红、低血压、少尿、心动过速、呼吸困难、肝衰竭、肾功能损害等）、神经毒性（临床表现包括头痛、谵妄、失语、反应迟钝等，甚至因脑水肿可引起死亡）和过敏反应。

抗癌"神药"真"包治百癌"吗？

2018年一种抗肿瘤药——拉罗替尼的出现引起了不小的轰动。某些媒体为了流量给这款药贴上了不少标签，如"抗癌神药""治愈率75%""能治17种癌症"……那么这款药真的像媒体所说的那样神奇吗？

一、"神药"究竟是什么？

不少肿瘤患者对拉罗替尼这个药名并不陌生，它是国外一家公司研发的一代 NTRK 抑制剂，也是该种类"神药"中的第一个经过美国食品药品监督管理局批准的。谈及 NTRK 抑制剂，我们不妨先看看这个 NTRK 是什么。

NTRK（neuro trophin receptor kinase）一般译为神经营养因子受体酪氨酸激酶。TPK（tyrosine protein kinase）一般译为原肌球蛋白受体激酶。但实际上 NTRK 是一种基因，TPK 是一种蛋白。在健康组织中，他们在胚胎发育和神经系统正常功能的维持中发挥作用。这两种物质的关系就像是一对小情侣，按照正常情况，他们组建一个新家庭，有着美好的未来。可是，在这个组建过程中，咱们这个男方他爱上了其他的人，女方一气之下离开了。没有了原有的约束，于是男方在周围人和环境管束不了他的情况下，开始胡作非为，最后让自己生病了。NTRK 基因正是这个例子中的男主人公，TRK 就是女主人公。NTRK 基因正是在应和 TRK 结合的过程中，结合了其他基因，然后不受控制，不断地分裂增生、转移扩散、侵入神经，最后 NTRK 基因产生了变异，形成了肿瘤，这也就是所谓的 NTRK 基因融合突变。它的每一种融合突变都会产生一种或多种癌症。

二、NTRK 基因融合突变会导致哪些肿瘤？

目前确认的 NTRK 基因融合突变所致的肿瘤有 25 种，包括分泌性乳腺癌、甲状腺癌、婴儿纤维瘤、黑色素瘤、软组织肉瘤、先天性中胚层肾瘤、结肠癌、阑尾癌、胆管癌、肺癌等。

三、该类抗肿瘤药真的有神效吗？

该药上市时，美国食品药品监督管理局给予了该药"革命性抗癌药"的美誉。显然，不可否认的是该种药的到来对于抗癌界有着一定突破，开启了抗癌中异病同治的新应用。

然而媒体宣传的"能治 17 种癌症""治愈率 75%"这些名头是否属实呢？很可惜，事实并非所愿。

首先，该类药有着明确的适用范围，即应用的癌种大前提是 NTRK 基因融合突变导致癌症。但这种情况总发生率低，在一些最常见肿瘤类型中很少见，在肺癌、结直肠癌、肝癌等大多癌种中报道频率通常低于 5%，在有些癌种中为 1% ~ 2%，甚至在有些癌种中低于 1%，只有在少数罕见肿瘤（唾液腺癌和分泌性乳腺癌等）中的频率高于 80%。复旦大学附属肿瘤医院肿瘤流行病学专家郑莹教授介绍，美国每年 160 万新发肿瘤患者，只有 2000 例携带 *NTRK* 融合基因。据此估算，平均 800 个患者中只有 1 个适合。由此可见，其适用范围并不广。

其次，"治愈率 75%"是真的吗？该药研发公司显示，其实是总体客观缓解率达 75%，其中 22% 达到完全缓解，53% 部分缓解，但是缓解和治愈显然不能画等号。另外，北京大学肿瘤医院专家指出，无论使用多先进的药物，长期使用都有很大可能会出现耐药情况。一旦出现耐药，药物有效率就会下降。

综上所述，显然"神药"没那么神。

最后，不得不提的就是一个比较现实的问题——价格。成人口服胶囊每月 3.28 万美元，儿童患者使用的口服液体制剂每月 1.1 万美元（以成人量计算，折合人民币每年大概需要 100 万元左右）。在没有商业保险或是其没有被纳入医保范围内的情况下，不是每个家庭都承担得了的。

2019 年该类药又新上市了恩曲替尼，使用药费有所降低。此外，除美国获批的和在研的 NTRK 抑制剂外，中国一代、二代 NTRK 抑制剂在研药物也不少，这对于适用该类药的患者无疑是好消息。因此，大家需要科学理性地看待抗肿瘤药，媒体也不应该过度夸大药效。

其他癌种患者也不必悲观，依照现今医学技术的发展速度，相信不久的将来会有更多的抗肿瘤药问世，给医学界带来更多突破，为癌症患者提供更多治疗方案，给患者带来更多治愈可能；医药卫生体制改革的积极推进也会让越来越多的患者负担得起治疗费用。

不断研发的抗肿瘤药物能否最终把肿瘤变成慢性病?

抗肿瘤药物的研发最初集中于化疗药物，但化疗的毒副作用太强，疗效不尽如人意。后来，人们逐渐掌握基因测序技术，不断发现肿瘤细胞上的突变，根据基因突变来精准治疗肿瘤的靶向疗法开始兴起。而随着免疫疗法的兴起，肿瘤治疗再次打开了一扇新的大门。因为免疫疗法不再是作用于肿瘤细胞，而是肿瘤微环境，肿瘤微环境内存在各种各样的免疫细胞，针对不同的免疫细胞，可以设计不同的靶点。不断研发的抗肿瘤药物能否最终把肿瘤变成慢性病?

把肿瘤变成慢性病，意味着通过早期发现、早期治疗和长期管理，使肿瘤成为一种可控制甚至可与人体共存的疾病。这不仅可以提高患者的生存期，还可以提高患者的生活质量。要想促进肿瘤转化为慢性病，需要加强公众对肿瘤预防和早期发现的意识，提高肿瘤治疗的规范化水平，以及加强患者自我管理等方面的工作。

由于肿瘤突变的异质性，患者最终一定会需要多样化的治疗方案。现在我们能够看到，一些肿瘤已经成了"慢性病"，患者可以带病长期生存。血液肿瘤首先进入了"慢性病"时代，因为血液肿瘤的突变更少，相比实体瘤的同质化特性更强，因此相对更容易治疗。因此，在存在大量已知靶点的情况下去做尽可能多的布局，满足临床需求，是非常有必要的。未来，抗肿瘤药物的研发将继续向更加精准、个体化的方向发展。一方面，通过基因组学、蛋白质组学等技术，对肿瘤进行更深入的分子诊断和个体化评估，为制订更加精准的治疗策略提供了依据；另一方面，新药研发将更加注重多靶点联合治疗、免疫治疗等多种方法的应用，以提高治疗效果和减少不良反应。

此外，未来肿瘤治疗将更加注重预防和早期发现。通过公众健康教育、筛查和预防性措施，能提高人们对肿瘤的认知和预防意识，降低肿瘤的发病率和死亡率。同时，新型治疗方法的出现，如基因编辑、干细胞治疗等，也为肿瘤治疗带来了新的希望和挑战。

　　总的来说，不断研发抗肿瘤药物为把肿瘤变成慢性病提供了可能，但仍需要克服许多挑战。未来，随着科技的发展和抗肿瘤药物的不断创新，我们有望看到更加有效的肿瘤治疗方法，使更多的患者能够获得治愈或长期控制，从而把肿瘤变成一种慢性病，为人类健康和福祉做出更大的贡献。

参考文献

[1] 曾伟，张晓丹 . 肿瘤三级预防的研究思路和方法 [J]. 临床医学研究与实践，2016, 1(9): 81.

[2] 黎洁 . 早期癌肿，三级预防是关键 [J]. 健康生活，2020(4): 36-37.

[3] 赵成会 . 三级预防阻击癌症 [J]. 医药与保健，2008(3): 43.

[4] JEMAL A, SIEGEL R, XU J, et al. Cancer statistics, 2010[J]. CA Cancer J Clin, 2010, 60(5): 277-300.

[5] BREUER J A, AHMED K H, AL-KHOUJA F, et al. Interventional oncology: new techniques and new devices[J]. Br J Radiol, 2022, 95(1138): 20211360.

[6] VOGL T J, FARSHID P, NAGUIB N N, et al. Ablation therapy of hepatocellular carcinoma: a comparative study between radiofrequency and microwave ablation[J]. Abdom Imaging, 2015, 40(6): 1829-1837.

[7] 赫捷 . 肿瘤学概论 [M]. 2 版 . 北京：人民卫生出版社，2018.

[8] 郎锦义 . 中国放疗三十年回顾、思考与展望 [J]. 肿瘤预防与治疗，2017, 30(1): 1-4.

[9] 张晓智，杨蕴一，孙宇晨，等 . 精准放疗的现状与进展 [J]. 西安交通大学学报 (医学版), 2020, 41(5): 633-638.

[10] O'GRADY N P, ALEXANDER M, BURNS L A, et al. Guidelines for the prevention of intravascular catheter-related infections[J]. Clin Infect Dis, 2011, 52(9): e162-e193.

[11] CHOPRA V, O'HORO J C, ROGERS M A, et al. The risk of bloodstream infection associated with peripherally inserted central catheters compared with central venous catheters in adults: a systematic review and meta-analysis[J]. Infect Control Hosp Epidemiol, 2013, 34(9): 908-918.

[12] VESCIA S, BAUMGÄRTNER A K, JACOBS V R, et al. Management of venous port systems in oncology: a review of current evidence[J]. Ann Oncol, 2008, 19(1): 9-15.

[13] 中华医学会病理学分会 . 实体肿瘤 PD-L1 免疫组织化学检测专家共识 (2021 版)[J]. 中华病理学杂志，2021, 50(7): 710-718.

[14] 中国临床肿瘤学会指南工作委员会 . 中国临床肿瘤学会 (CSCO) 免疫检查点抑制剂临床应用指南 2022[M]. 北京：人民卫生出版社，2022.

[15] 徐蔚然，梁军 . 免疫检查点抑制剂疗效预测因素分析 [J]. 中华肿瘤防治杂志，2017, 24(13): 945-950.

[16] 刘千勇，GILBERT M J，李怡平 . 嵌合抗原受体 T 细胞产品最新研发进展 [J]. 中国新药杂志，2021, 30(19): 1759-1767.

[17] 张曦，黄瑞昊．嵌合抗原受体 T 细胞治疗血液肿瘤的发展与应用 [J]. 第三军医大学学报，2019, 41(23): 2261-2266.

[18] MAUDE S L, LAETSCH T W, BUECHNER J, et al. Tisagenlecleucel in children and young adults with B-cell lymphoblastic leukemia[J]. N Engl J Med, 2018, 378(5): 439-448.

[19] SCHUSTER S J, SVOBODA J, CHONG E A, et al. Chimeric antigen receptor T cells in refractory B-cell lymphomas[J]. N Engl J Med, 2017, 377(26): 2545-2554.

[20] 齐长松，董坤，袁家佳，等．NTRK 基因融合的检测及 TRK 抑制剂研究进展 [J]. 肿瘤综合治疗电子杂志，2022, 8(2): 113-121.

[21] 吴佳佳．抗癌 "新药" 并非 "神药" [N]. 经济日报，2018-12-05(5).

[22] BEBB D G, BANERJI S, BLAIS N, et al. Canadian consensus for biomarker testing and treatment of TRK fusion cancer in adults[J]. Curr Oncol, 2021, 28(1): 523-548.

[23] 樊平．揭秘热闹背后的潜力重磅药 [N]. 医药经济报，2019-01-21(3).

[24] 李冬梅，陈梅，张文静．神经营养因子受体酪氨酸激酶基因融合在非小细胞肺癌诊疗中的研究进展 [J]. 癌症进展，2021, 19(24): 2485-2488, 2499.

[25] 麦蔚．"广谱抗癌神药"，没那么"神" [J]. 中国家庭医生，2019(1): 2.

[26] 姜战胜，潘战宇，谢广茹．晚期非小细胞肺癌一线靶向治疗的研究进展 [J]. 中国肿瘤临床，2012, 29(19): 4.

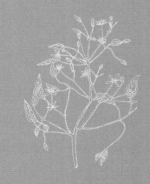

第4章

中医在恶性肿瘤防治中的作用

辨病辨证，态靶结合

随着医学科技不断发展，人们对疾病尤其是肿瘤的认识越来越深入。传统的中医治疗往往是根据肿瘤疾病进行辨病，然后选择相应的治疗方法。然而，随着对免疫系统和肠道菌群的了解不断加深，发现肿瘤治疗仍然需要注重个体化，重视调整人体的免疫微环境和肠道菌群。

一、治疗原则

（一）辨病的概念

辨病是中医诊断的重要环节，通过望、闻、问、切等方法，确定患者的病证和病情。辨病需要全面、细致地观察患者的症状、舌苔、脉象等，从而做出正确的诊断。

（二）辨病辨证的原则

辨病辨证是在辨别疾病的基础上，根据患者的个体差异和病情特点进行辨证，从而选择合适的治疗方法。其总体治疗原则包括以下几点。

个体化治疗：根据每个患者的特点，制订个体化的治疗方案，实现精准治疗。

病在先，证在后：首先确定疾病的类型和性质，然后再根据患者的具体症状和体征进行辨证。

整体观念：将人体视为一个整体，注重调节和平衡，而不是只关注某一特定的症状或器官。

（三）态靶辨证

态靶辨证是全小林院士提出的一种中西结合的新型辨证方式，既要重视疾病发展原因及发展规律，又不能忽略疾病的进一步转变。其内涵有二：一是"分类—分期—分证"的"病证结合"模式；二是"宏观调态与微观打靶相结合"的"态靶结合"模式。

"态"指疾病发展变化的态势,"证候"是基于患者就诊时的表现的总结。由于治疗干预及病情进展等因素的变化,患者的证型往往会受到影响而改变,因此患者整体疾病过程并不能被单一的证候所反映。仝小林院士就此观点提出"态靶辨证"理论,试图通过分析疾病发病过程中的"偏态",把握某一疾病发展的全过程。程海波教授等根据肿瘤发生发展中的邪气层面,将肿瘤归纳出风、寒、湿、痰、热、郁、瘀 7 种基本"实态",以及基于脏腑阴阳气血虚损的"虚态"。

打靶治疗就是在宏观的传统中医辨证论治的基础上,运用微观的现代化药理学研究,使中西医有机地结合,西学中用,衷中参西。微观打靶具体可分为针对病靶、症靶、标靶的治疗。病靶治疗是针对疾病层面的特异性靶向治疗,即病因治疗,如淫羊藿素(阿可拉定)具有抗肝癌的效果,已被 CSCO《原发性肝癌诊疗指南(2022 年版)》选为晚期原发性肝癌的一线治疗药物。症靶治疗是指直接治疗某一临床症状,即对症治疗。标靶治疗即针对某一理化指标的治疗,如黄芪多糖可以提高患者化疗期间的白细胞水平。

"态靶辨治"是中医与西医相结合的一次新的尝试,试图从西医某一具体疾病入手,开创以西医学"疾病"为基础,结合中医"分类—分期—分证"的"病证结合"模式的新方案,以期整体、动态地认识和把握疾病的发生发展过程。治疗上,在把握当下某一"态势"的基础上确立靶方,再根据"病靶""症靶""标靶"选取或调整靶药。

二、免疫微环境的调节

(一)免疫系统的作用

免疫系统是人体抵抗疾病的重要防线,它能够识别外来入侵的病原体,并产生相应的免疫反应。免疫系统出现异常就会导致免疫功能失调或自身免疫疾病的发生。

(二)调节免疫微环境的方法

优化免疫微环境是辨证治疗的重要一环。以下是一些调节免疫微环境的方法。

中药调理：中药具有调节免疫功能的作用，通过选择合适的中药制剂进行治疗，可以增强免疫力或抑制异常的免疫反应。

针灸和推拿调理：针灸和推拿可以刺激特定的穴位和经络，调节免疫系统的功能，促进气血畅通。

营养调理：合理饮食可以提供充足的营养物质，增强人体的免疫力。在日常生活中，应注重均衡饮食，多摄入富含维生素、矿物质等营养物质的食物。

三、肠道菌群的调节

（一）肠道菌群的作用

肠道菌群是人体内正常存在的微生物群落，与人体的健康密切相关。它们参与食物消化、免疫调节，可产生有益物质等，对于维持肠道健康和免疫平衡起着重要作用。

（二）调节肠道菌群的方法

优化肠道菌群也是辨证治疗的重要内容。以下是一些调节肠道菌群的方法。

补充益生菌：益生菌可以增加有益菌的数量，维持肠道菌群的平衡。可以通过摄入含有益生菌的食物，或者口服益生菌制剂来进行补充。

摄入膳食纤维：膳食纤维对于肠道菌群的生长和代谢至关重要。增加膳食纤维的摄入，可以提供营养物质给肠道菌群，促进它们的生长。

避免滥用抗生素：抗生素虽然可以抑制病原微生物的生长，但同时也会破坏肠道菌群的平衡。因此，在使用抗生素时应遵医嘱合理使用。

四、总结

辨病辨证、态靶结合是现代中医辨证治疗的核心理念。在治疗疾病时，不仅要辨别病证，还要根据个体差异和病情特点进行个体化的治疗。优化免疫微环境和肠道菌群是辨证治疗的重要内容，通过调节免疫功能和维持肠道菌群的平衡，可以提高人体的免疫力和整体健康水平。因此，未来的医学发展应更加关注辨证治疗方法，实现更好的个体化、精准化治疗。

浅谈中药与人体免疫之间的关系

老百姓们都知道，想要不生病，就得提高抵抗力，所谓的抵抗力就是现代医学所称的免疫力，也是祖国医学中的"正气"。早在几千年前，《黄帝内经》就提出"正气存内，邪不

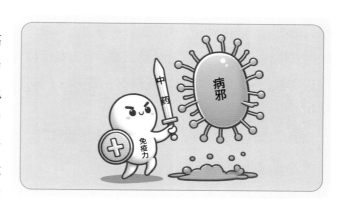

可干"。这句话的意思是人体的正气强大，则可以抵抗外邪，外邪不容易侵犯人体，人就不会生病；反之，免疫力低下，则病邪可乘虚而入，导致人体脏腑功能失调，从而使人得病。

那么，既然免疫力这么重要，我们该如何提高免疫力呢？这里，我们就和大家来聊一聊中药与人体免疫之间的关系。

一、补气药

补气药中排在第 1 位的便是人参，号称"百草之王"，有大补元气、复脉固脱、补脾益肺、生津养血、安神益智的功效，《神农本草经》云："补五脏，安精神，定魂魄，止惊悸，除邪气，明目，开心益智。"现代研究表明，人参含有三萜皂苷、挥发油、氨基酸、微量元素、有机酸、糖类、维生素等成分，有增强免疫力、改善心血管功能、促进食欲、促进造血、降血糖、提高记忆力、延缓衰老、抗骨质疏松、抗肿瘤等作用。

虽然人参有这么多让人心动的作用，但是提醒大家，本品不宜与藜芦、五灵脂同用，不宜与萝卜、茶叶同时服用，正气不虚的实证、热证者忌服。

人参的几个"兄弟"西洋参、党参、太子参也都含有丰富的苷类，它们

能够促进小鼠免疫细胞的增殖从而提高小鼠免疫力，但不同的人参适应证也不同，还是要在医生的指导下使用！

那么，排在第2位的便是黄芪了，黄芪除了有补气的功效，更重要的是提升体内的阳气，善治"胸中之大陷"，且还有固表止汗、利水消肿、托疮生肌的功效。现代研究表明黄芪含有苷类、多糖、黄酮、氨基酸、胡萝卜素、碱类、叶酸、亚油酸及多种微量元素，有提高抵抗力、促进胃肠运动、利尿、促进造血、延缓衰老、抗肝肾损伤、降三高（高血脂、高血压、高血糖）等作用。

但是药就有三分毒，黄芪虽好，也不能过服，推荐一次煎服 9 ~ 30 g。

二、清热解毒药

大家会发现，在抗肿瘤的中药中会有很多清热解毒的药物，那么这些清热解毒的药物能否提高机体的免疫呢？答案是可以的。研究发现，一些清热解毒药物如白花蛇舌草、龙葵、肿节风、蒲公英、苦参等能提高免疫功能，发挥抗肿瘤作用。

其中，白花蛇舌草功善清热解毒，又能消散痈肿，凡热毒所致之证皆可应用。现代研究发现白花蛇舌草含齐墩果酸、熊果酸等有机酸，还含有苷类、蒽醌类、白花蛇舌草素等，能增强白细胞的吞噬能力，从而提高机体免疫力。另外，白花蛇舌草尚有镇痛、镇静、催眠、保肝、利胆等作用。

三、利水消肿药

临床上常用的利水消肿药有茯苓、薏苡仁、猪苓等，现代研究发现，这些药物均有抗肿瘤、调节免疫的作用。接下来为大家重点介绍猪苓与薏苡仁这两味药材。

猪苓中含有许多生物活性成分，如多糖、蛋白质、萜类、蒽醌类、氨基酸等，这些成分具有增强免疫、利尿、抗肿瘤、抗炎、抗氧化、保护肝、保护肾、抑菌、抗突变、抗辐射、促进头发生长等作用。其中多糖作为其主要有效成分，对机体的免疫调节有着功不可没的作用。中药多糖类成分主要作用于免疫器官，激活相关的免疫细胞，促进相关免疫因子、补体分子、抗体的分泌。

同样，薏苡仁也含有丰富的薏苡仁多糖，大量研究表明它能够调节由癌症引起的免疫系统疾病，并且可以修复癌症治疗过程引起的免疫功能缺陷等疾病。当然，薏苡仁中不仅仅只含有多糖这一种成分，薏苡仁酯、薏苡仁油也发挥着抗肿瘤的功效，大家熟知的康莱特注射液的主要成分就是薏苡仁油。至于其他功效，《本草纲目》云："薏苡仁，阳明药也，能健脾益胃。虚则补其母，故肺痿、肺痈用之。筋骨之病，以治阳明为本，故拘挛筋急、风痹者用之。土能胜水除湿，故泄痢、水肿用之。"

总之，含有多糖类的中草药如黄芪、灵芝、猪苓、补骨脂、山茱萸等，含有苷类的中草药如三七、人参、柴胡、大豆、白芍等，含有黄酮类的中草药如淫羊藿、山楂等确有提高机体免疫的作用，但也不能大量服用，还是需要在专业医生的指导下服用！

常见中医外治法在肿瘤并发症中的应用

医学发展至今天，单纯利用中医来治疗肿瘤已并非首选，合理的手术、放化疗、靶向免疫等相结合的综合治疗给肿瘤患者带来了全新的选择，但是中医治疗依然可以在肿瘤治疗中起到减毒增效、全身调理及治疗肿瘤并发症的作用。

那么关于中医的治疗手段大家又能想到哪些呢？想必大部分的人第一个想到的就是中药汤剂。虽然内服中药汤剂在当今的中医疗法中仍是主流，但中药的剂型却不仅仅只有汤剂一种，丸、散、膏、丹各不相同。其中不乏有许多用于中医外治的手段。

部分患者可能难以接受中药的药味或者因疾病影响不能服药，此时，中医外治法便显现出了它的相对优势。

一、以经络穴位功效为指导的中医外治法

经络穴位是中医理论中的一大特色，不同穴位有不同功效，可对患者进行辨证选穴治疗。基于穴位为主的外治法，包括针刺法、刺络放血法、艾灸法等。

针刺治疗通过刺激穴位，激发经气，调节机体功能，既可以起到补益的效果，又能起到祛邪的作用，对于许多病种

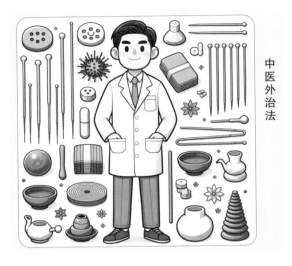

中医外治法

有着特殊的治疗优势。对于肿瘤科患者来说，其对化疗引起的周围神经病变、骨髓抑制、腹泻、便秘、呕吐、呃逆、失眠等都有一定的效果。例如，针刺双侧足三里和内关，可以降低化疗患者胃肠不良反应的复发率；针刺八邪、曲池、外关、合谷等可治疗周围神经病变引起的上肢感觉异常；针刺八风、足三里、三阴交、解溪等可治疗周围神经病变引起的下肢感觉异常。

刺络放血法是另一种简便有效的中医外治法。"刺络者，刺小络之血脉也"，"菀陈则除之，出恶血也"。相对针刺治疗而言，刺络放血偏于泻，更适合于热病、瘀血的患者。黄金昶教授认为血小板低下属于阴虚血热，肝俞、脾俞刺血拔罐可以升血小板；化疗相关的周围神经病变属于寒凝血瘀，十宣、气端放血可以活血通络，改善麻木。乳腺癌患侧上肢淋巴水肿，往往是因气虚血瘀水停，循经结节处刺血拔罐可缓解患者的上肢肿胀。

艾灸通过对患者局部的温热刺激，起到温经通络、补虚散寒、预防保健的作用。相对针刺治疗而言，艾灸更偏向于补法，更适合于虚证、寒证，如化疗引起的腹泻等。黄金昶教授认为白细胞不足是卫阳偏虚，基于《黄帝内经》"卫出下焦"的理论，可采取足三里、气海、关元等穴位艾灸以培补脾肾，对于Ⅰ～Ⅱ度白细胞减少症患者的有效率甚至高达100%。当然，对于平稳期

肿瘤患者，足三里、三阴交、涌泉、关元、气海等穴位的灸法也具有预防保健的作用，可以提高机体的免疫力。

二、将药物直接作用于皮肤、黏膜的中医外治法

除了内服外，中药煎汤外洗、熏洗、灌肠，或制成膏剂、酊剂涂抹患处等，都可将中药直接作用于患处，使药物直达病所，包括浸洗法、贴敷法、熏洗法、灌肠法、沐浴法、箍围法、涂擦法等。

此类治疗方案均以药物本身的功效作用来治疗患处，如将凉血解毒类膏药涂擦到化疗药物输液处，可预防化学性静脉炎的发生；温经通络类药物浸泡手足，可以改善化疗相关的周围神经病变；活血化瘀、理气止痛类中药膏剂、贴剂有助于缓解患者的癌痛；养阴清热、解毒生肌类中药含漱，对放射性口腔炎具有一定疗效。

三、将药物作用于人体穴位的中医外治法

穴位贴敷法和穴位注射法既利用了药物本身具有的功效主治，又采用了穴位本身的作用机制，对患者起到了多方位的联合作用，如甲氧氯普胺注射液、黄芪注射液注射足三里改善化疗所致的胃肠道反应；神阙、内关、足三里的穴位贴敷可以有效改善患者的恶心呕吐。

中医外治法的治疗手段和治疗疾病类型虽然有限，但对于那些不能服药的患者有着一定的治疗优势，因此中医外治法往往聚焦于有胃肠道反应和现代医学疗效不显的患者。如果饱受此类问题困扰，何不求助中医外治法？

参考文献

[1] 程海波，王俊壹，李柳，等.恶性肿瘤态靶辨治体系的初步构建[J].中医杂志，2023, 64(13): 1317-1321.

[2] 仝小林.态靶医学——中医未来发展之路[J].中国中西医结合杂志，2021, 41(1): 16-18.

[3] KAU A L, AHERN P P, GRIFFIN N W, et al. Human nutrition, the gut microbiome and the immune system[J]. Nature, 2011, 474(7351): 327-336.

[4] MARCHESI J R, RAVEL J. The vocabulary of microbiome research: a proposal[J]. Microbiome, 2015, 3(1): 31.

[5] ROY S, TRINCHIERI G, FERNANDEZ-RUIZ M. Integrated next-generation sequencing informs cutaneous innate lymphoid cell biology[J]. J Invest Dermatol, 2018, 138(4): 715-718.

[6] 方静.辨证论治与免疫微环境优化病理性孕鹅卵巢综合征研究[J].临床中医杂志，2019, 11(8): 157-160.

[7] 王韫哲，吕邵娃.中药有效成分提高免疫力研究进展[J].科学时代，2015(3): 24.

[8] 杨菊，范治国.中药对机体免疫功能的调节作用[J].中国药业，2021, 30(22): 125-127.

[9] 芮冉，焦佩娟，张朝玉，等.提高机体抗肿瘤免疫中药的现代研究[J].吉林中医药，2018, 38(3): 325-327, 338.

[10] 黄青，李丽媛，刘晴晴，等.灵芝多糖和猪苓多糖及其复方的免疫调节作用研究进展[J].食品科学，2020, 41(17): 8.

[11] 刘帆，侯林，张晓平，等.薏苡仁多糖抗肿瘤作用及免疫作用研究进展[J].辽宁中医药大学学报，2019, 21(3): 4.

[12] 龙俊燚，王照钦，施征，等.针灸治疗肿瘤化疗不良反应的研究进展[J].世界中医药，2022, 17(10): 1470-1474, 1480.

[13] 程协枝.针刺足三里、内关防治胃肠肿瘤化疗致胃肠道反应[J].实用中西医结合临床，2016, 16(11): 38-39, 63.

[14] 徐林，姜欣，万宇翔，等.黄金昶教授中医外治法治疗化疗后骨髓抑制的临床经验[J].中国临床医生杂志，2019, 47(11): 1372-1374.

[15] 张巧丽，姜欣，徐林，等.黄金昶治疗化疗药物所致外周神经毒性临床经验[J].辽宁中医杂志，2020, 47(10): 40-41.

[16] 田叶红，赵建新，邱晓伟，等.黄金昶治疗乳腺癌及其并发症的经验[J].中华中医药杂志，2020, 35(8): 3985-3987.

[17] 王卉.穴位艾灸治疗化疗引起的白细胞减少症的临床观察[D].北京：北京中

医药大学 , 2011.

[18]　任静 , 王淑美 . 穴位注射在肿瘤辅助治疗中的作用 [J]. 中医肿瘤学杂志 , 2019,
1(2): 49-53.

[19]　李敏 , 张园园 , 邹健如 , 等 . 降逆止呕方穴位贴敷对胃肠肿瘤化疗相关性恶心
呕吐的影响 [J]. 中国中西医结合消化杂志 , 2022, 30(11): 785-788,793.

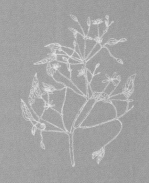

第5章

肿瘤治疗常见不良反应的
中医应对方案

肿瘤患者警惕腹泻

肿瘤患者常出现的腹泻症状，主要和不良饮食习惯、基础疾病、抗肿瘤治疗不良反应、肿瘤原发病灶或转移病灶等因素相关，轻则影响患者的生活质量、治疗计划的顺利实施和治疗效果，重则可能导致脱水、电解质紊乱、休克等危及生命的严重后果。所以腹泻的预防、原因排查，以及就诊时机的合理选择等，对患者均至关重要。

一、肿瘤患者为什么会腹泻？

（一）季节因素

《黄帝内经》时期已有"春伤于风，夏生飧泄""春伤于风，邪气留连，乃为洞泄"的记录，表明了气候环境对于人体的影响。春季环境多风，人体如果被风邪所伤，邪气留恋，潜伏在人体，暗耗人体精血正气。到了夏天人体阳气浮越于体表，脾胃阳气更虚，此时肠胃对于外界的刺激更为敏感，稍有不慎，脾胃运化功能和大肠的传导功能就容易被损伤，最终导致腹泻。

夏季天气炎热，雨水较多，为肠道致病菌的生长繁殖提供了适宜的自然条件。夏季出汗多饮水多，大量饮水稀释了胃液，也降低了胃液灭杀随食物进入胃中致病菌的作用，间接为致病菌的侵入创造了条件。夏季有多种瓜果、凉拌荤素菜或冰镇饮品，肿瘤患者因为疾病的侵蚀，本身消化道吸收功能就受到损害，如果在夏季贪食寒凉食物，易引发腹泻；而这些食品的制作过程若稍有不慎，极易造成食物污染，导致人们食用后感染机会增多。

从中医的角度来说，夏天人体阳气浮越于体表，此时内脏阳气偏虚，若多食冷饮，或腹部感受凉风，则可能会影响脾胃运化功能，容易导致腹泻。

（二）疾病因素

肿瘤本身因素：神经内分泌肿瘤、类癌综合征等可促进多肽和 5- 羟色胺的释放，直接引发腹泻，如出现肠腔梗阻、贫血、恶病质、水电解质紊乱，也会影响消化吸收功能，出现腹泻。

抗肿瘤治疗相关性因素：化疗、放疗、靶向治疗、免疫治疗相关毒性等因素，均有可能引起肿瘤患者发生腹泻。例如，肠切除导致水重吸收减少，放疗可导致肠腔萎缩，物质通过增快，重吸收减弱，进而引起腹泻。化疗中如甲氨蝶呤、多柔比星、拓扑替康等药物都能引起腹泻，尤以 5- 氟尿嘧啶和伊立替康显著。

手术因素：如胃肠肿瘤手术常因切除部分肠段或大部分肠段，使肠道功能改变，肠黏膜损害，肠黏膜吸收面积减少，从而引发腹泻。

抗菌药物使用因素：肿瘤患者由于疾病本身及放化疗引起的骨髓抑制易发生感染，因此临床上常需要应用抗菌药物，但抗菌药物过度使用会导致肠道菌群失调、致病微生物增殖，从而引起腹泻。

肠道感染因素：肿瘤患者免疫功能低下、营养不良，侵袭性操作等均影响肠道正常菌群等而并发肠道感染。

胃肠动力药使用因素：肿瘤患者因胃肠自主神经功能紊乱，应用胃肠动力药，如莫沙比利、多潘立酮等，可引起腹泻。

肿瘤作为一种"毒邪"，可以暗耗人体精血，倘若累及脾胃的运化功能，以及大肠的传导功能，则可发生泄泻。《黄帝内经》云："邪之所凑，其气必虚。"正虚之人容易感受外邪，而肿瘤患者免疫功能大多较常人偏弱，容易招致外邪，或伏留在体内的邪气较常人更容易发作，或外邪引动内邪，终致脾胃运化功能和大肠传导功能损伤。

二、发生腹泻怎么办？

肿瘤患者的腹泻可以迅速导致脱水、电解质紊乱、休克等危及生命的后果，患者朋友不能掉以轻心，住院期间应及时报告主管医生或护士，居家期间应及时就医并告知病史。按照美国国家癌症研究所常见不良事件评价标准 5.0 版，腹泻可分为 5 级（表 5-1）。

表 5-1　腹泻严重程度分级

分级	腹泻表现
1 级	每日大便增加次数＜4 次
2 级	每日大便增加 4 ～ 6 次
3 级	每日大便增加次数＞7 次，大便失禁，影响个人正常生活
4 级	脱水，危及生命，需要迅速给予干预和治疗
5 级	出现严重脱水，生命体征不稳，不及时抢救会导致死亡

（一）腹泻应对措施

2 级以下腹泻，以调节饮食和观察为主，日饮 8 ～ 10 杯水，少量多餐进食易消化食物，如鸡蛋羹、汤、粥、面等，多补充益生菌。益生菌制剂，像双歧杆菌、乳酸杆菌等一些有益于肠道正常菌群生态平衡的活菌制剂，可以调节肠道的微生态环境，从而控制腹泻。

注意对腹部的保暖，避免腹部按摩、压迫等机械性刺激，以减少肠蠕动。

当出现不成形大便时给予蒙脱石散剂、洛哌丁胺，同时对症治疗，口服补液盐预防和纠正脱水、补充电解质，口服维生素。

若腹泻严重，或伴呕吐、消化道出血、少尿、无尿甚至休克，应禁食，立即静脉滴注大量液体维持水和电解质平衡，并静脉滴注多种维生素；有低钾血症时还须补钾。

重症患者可考虑短期应用糖皮质激素，以减轻中毒症状。

若确诊为免疫治疗相关腹泻，请及时联系主治医生。免疫治疗相关腹泻除需停用免疫抑制剂外，还需在积极补液、纠正水电解质失衡的基础上，根据腹泻的严重程度和持续时间选择治疗方案，请遵医嘱，不可自行停药或服用止泻药。

中医理论认为，肿瘤根治术、化疗或放疗等治疗后，元气损伤，脾胃虚弱，不能受纳水谷和运化精微，水谷停滞，滞浊不分，混杂而下，遂生腹泻；或生湿化热，下迫大肠，致大肠传导功能失常。具体需要中医辨证论治。

常用的中药方剂有清利湿热的葛根芩连汤，健脾祛湿的参苓白术散，升阳益气的补中益气汤，疏肝健脾的痛泻要方，温肾暖脾的四神丸，行气调血的当归芍药散，辛开苦降的半夏泻心汤，散寒温中的附子理中汤，涩肠止泻的赤石脂禹余粮汤，等等。

三阴交、足三里、关元、阴陵泉、天枢等穴位也可治疗不同证型的腹泻。对于慢性的虚寒性的腹泻，有时可应用艾灸。

（二）如何预防腹泻

◆注意手卫生，勤洗手。

◆注意饮用水卫生。煮沸饮用水可杀灭致病微生物。

◆尽量减少生冷食品如冰水、冰西瓜、冰镇饮料等的摄入，减少对胃肠过度的刺激。

◆注意休息，注意腹部保暖，避免腹部受凉、劳累，预防感冒和中暑，平衡膳食，合理营养，提高机体免疫力。

◆平时可适当吃一些山药、薏苡仁粥等健脾祛湿。

化疗后手足麻木怎么办？

手脚麻木是化疗后常见的不良反应，往往会影响到患者的生活质量，甚至限制化疗药物的继续使用。由于化疗药物在体内的蓄积会引起周围神经损伤，故而将此病称为化疗相关周围神经病变。除了表现为手足麻木的感觉异常之外，化疗相关周围神经病变还可以影响到患者的精细活动及其他运动功能。

那么，居家期间应该如何缓解化疗所致手脚麻木呢？

注意保暖：由于古代并无化疗药物，因此，现代医家往往基于"血痹"病来治疗此类手足麻木。《金匮要略》中记录了血痹的两种治疗方案——针引阳气、黄芪桂枝五物汤，故而温阳通阳，注意保暖是治疗此病的一大重点。

而且，黄金昶教授认为奥沙利铂、紫杉醇、长春瑞滨等是寒性药物，而铂类、紫杉醇类、长春碱类均是引起化疗相关周围神经病变的常见化疗药物，故而在化疗期间保持手足部位的温度、减少对寒冷物体的触碰对于防治手足麻木是有必要的。

中药治疗：黄芪桂枝五物汤加减的各类中药方剂已在临床实践中显示出一定的疗效，但是大多数温阳通阳、活血通络的中药往往味道欠佳，部分患者可能难以接受。天麻是一味名贵的中药材，对神经系统具有一定的保护作用，可以在炖汤时适量放入一些天麻，如天麻炖乌鸡、天麻鱼头汤、天麻鸽子汤、天麻鸡蛋羹、天麻瘦肉汤等，好喝又有治疗功效。

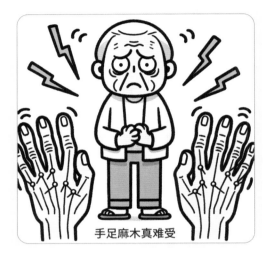

手足麻木真难受

经络穴位治疗：张仲景提示我们可以通过针引阳气的方法来治疗血痹。对于化疗相关周围神经病变，也可以通过针刺相应穴位的方法来缓解症状。患者在家中可以使用艾灸的方式来缓解手足麻木，手麻可以艾灸劳宫、阳溪等，脚麻可以艾灸解溪、涌泉等。十宣、气端的放血也是一种有效的治疗手段。对于有一定医学基础者，可以在将一次性采血针严格消毒后，尝试对十宣、气端点刺放血，并挤出暗红色血 2 ～ 3 滴，之后用棉签按压止血。

手足麻木是化疗过程中常见的不良反应，以奥沙利铂为主化疗的患者更要提前预防，注意手足部位的保暖，避免接触冷水和金属物体。相信通过积极的自我关爱和来自医生的专业指导，患者可以更好地应对化疗后的各种挑战，继续朝着健康的未来迈进。

对付癌痛自有招

　　癌痛是肿瘤患者常见症状之一，在病程的各个阶段都有可能出现，可能是肿瘤侵犯神经所致，也可能是抗肿瘤治疗引起的，还可能是肿瘤合并症或并发症所导致的。因为疼痛，患者可能会出现食欲下降、恶心、呕吐、失眠、焦虑等症状，生活质量大打折扣。不管在患者还是医生眼里，癌痛就是个"恶魔"，让患者"痛不欲生"，让医生"焦头烂额"。

　　那么如何对付癌痛这个"恶魔"呢？临床上有介入治疗、放疗、心理干预等治疗手段，而药物治疗是目前最主要的手段。根据世界卫生组织提出的癌痛三阶梯原则，缓解癌痛应个体化使用镇痛药物，从非阿片类用起，逐渐升级，长期按时口服。服用阿片类药物难免会出现便秘、恶心、嗜睡等副作用，以及药物使用的成瘾性

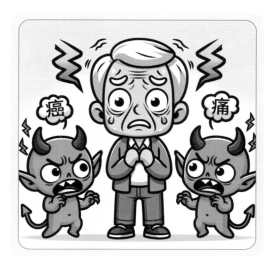

和耐药性，这会成为患者新的负担，在一定程度上影响患者的生活质量。

　　既然如此，我们还有什么别的好办法来对付癌痛吗？答案是肯定的，那就是中医药。中医具有"简、便、廉、验"的特点，在治疗癌痛方面颇有成效，方式也灵活多变，总体分为内治法和外治法两大类。

　　中医内治法：各医家根据对癌痛病因病机的不同认识，辨证论治，汤药以扶正固本、行气活血、温阳散寒、清热解毒、化痰行瘀为主，常用的中药有川乌、马钱子、延胡索、姜黄等。研究表明，内服中药不仅能有效缓解疼痛，许多中药还可以起到抑制肿瘤的作用，与其他抗肿瘤药合用常起到减毒增效

的作用。这里需要注意的是，部分中药是有毒的，一定要在专科医生的推荐下使用！

中医外治法： 将外用药物施于体表皮肤或从体外进行治疗，常用的外治疗法有膏药外敷、穴位贴敷、针灸、耳穴疗法等，可操作性强，治疗癌痛作用迅速，也不易发生耐药性，因此患者的依从性更好。

《理瀹骈文》曰："膏药能治病，无殊汤药，用之得法，其响立应。"膏药外敷是将药物制成膏剂直接敷于肌表特定部位，具有调气血、消肿痛的作用。蟾蜍镇痛膏、乌香止痛膏、消痞镇痛膏等都是经过研究证实能够有效改善癌性疼痛的膏剂，现已被广泛应用于癌痛患者的治疗中。

针灸是通过针刺或艾灸来刺激穴位或特定部位，疏通经络，促进气血运行，从而达到止痛效果。仅是针具就有多种形式，如腕踝针、火针、浮针等，应根据患者不同情况选择合适的针具。临床取穴多为阿是穴或循经取穴，如胃癌患者胃脘痛可选胃俞、足三里、中脘等穴；肝癌疼痛选取阿是穴、章门、丘墟等穴。此外，针灸还能调整患者的免疫功能，起着一定程度上的治疗癌症的作用。

耳穴疗法通过对耳部穴位按压刺激，调整脏腑气血功能来防治疾病。对于癌痛患者，取神门、交感、皮质下等耳穴，用王不留行、莱菔子等丸状物贴压并加以按摩，能有效缓解疼痛。

经过上述介绍，大家是不是对癌痛没那么恐惧了？一旦它出现，及时告知医生，不隐瞒自己的真实感受，相信医学的力量，医生自有"百般武器"来对付它！

肿瘤患者，夏季警惕光敏反应

大家都有这样的体会吧，在太阳底下晒久了，皮肤就会泛红、瘙痒、灼痛，严重的甚至会出现脱皮、水疱等过敏反应。尤其是正在接受抗肿瘤药物治疗的患者们，在户外活动后皮肤的症状更加明显，这其实就是光敏反应。

一、什么是光敏反应？

首先，让我们来认识一下光敏反应。

光敏反应，是指光敏剂造成的光化学反应。医学上通常指药物引起的光敏反应，即用药后接触紫外线照射而引起的不良反应。临床上常按发生机制的不同将光敏反应分为两类：光毒反应和光变态反应（表 5-2）。

表 5-2　光毒反应和光变态反应的区别

区别	光毒反应	光变态反应
发病率	很高	很低
所需药物剂量	大	小
首次接触能否发生	可能	不能
反应发生的时间	用药后几小时内	一般有 2 天左右的潜伏期
反应发生的部位	暴露于光照部位	不限于受光照的部位
临床表现	过度晒伤样反应	湿疹样表现
有无免疫介导	无	有
能否发展为持久性反应	不能	能

二、有哪些药物会引起光敏反应？

挪威的一份研究报告指出，在 799 份皮肤疾病研究报告中，有 64 例（8%）发生了光敏反应。可引起光敏反应的药物主要有喹诺酮类、磺胺类、四环素类、磺酰脲类、利尿药、吩噻嗪类、非甾体抗炎药和局部用药。胺碘酮、喹诺酮和四环素类药物容易发生光毒反应，而噻嗪类、苯佐卡因等常会造成光变态反应。值得注意的是，部分抗肿瘤药及中药也会在一定程度上引起光敏反应。

抗肿瘤药物中，黑色素瘤的治疗药物索拉非尼，有报道称 93% 的患者在使用后有皮肤不良反应发生，以红斑疹最为常见；其类似物威罗菲尼的光敏反应发生率为 52%，皮肤在紫外线照射 10 分钟后，通常会产生灼热感；伊马替尼主要会引起皮肤灼伤，有时候也会产生色素沉着。临床发现氟他胺治疗的光敏反应有皮炎、狼疮、光变态反应、白癜风等。长春新碱可引起光敏性水疱，甲氨蝶呤则主要引起荨麻疹，表柔比星则会引起光敏性疱疹。

关于中药引起光敏反应的报道还不多，临床上发现的药物有补骨脂、竹黄、沙参、独活、白芷、连翘、仙鹤草、前胡、防风、荆芥等，曾有个别病例报道过雷公藤多苷也可能导致皮肤过敏。

三、如何防治光敏反应？

最直接的方法当然就是避免紫外线的直接照射。对于确实需要服用易引起光敏反应药物的患者，如正在服用抗肿瘤药物的患者们，外出时应使用遮阳伞和防晒霜。尤其是在炎炎夏日，太阳伞、遮阳帽、防晒衣等都应成为大家出门必备的物品，暴露在外的皮肤也要涂好防晒霜，必要时也可以用上墨镜和带有防晒值的润唇膏。对于防晒方式的选择推荐顺序是物理防晒＞物理防晒霜、化学防晒霜。除此之外，如果是一天服用一次的药，只要不是必须要早上服用，可以选择在晚上服用，以尽可能减少光敏反应。

如果还是不可避免地发生了光敏反应，应立即到医院的皮肤科就诊，及时找出是什么药物引起的光敏反应并停药，绝对不可以自己在网上查阅后就乱用药，以免耽误病情及后续的治疗。

同时，在发生光敏反应时暂停光敏性食物的摄入，可以使皮肤症状不再进一步加重。叶绿素高的蔬菜都属于光敏性食物，如莴苣、茴香、苋菜、荠菜、芹菜、萝卜叶、菠菜、香菜；水果以蔷薇科的居多，如杧果、菠萝、草莓、猕猴桃、无花果、柑橘、柠檬等；海鲜的话，包括螺类、虾类、蟹类、蚌类等，尤其是泥螺，会引起泥螺日光性皮炎。

中医在关于光敏反应方面有自己的手段。

目前，中医外治的临床治疗方法日益完善，在光敏性皮肤病的治疗中具有直达病所、作用迅速、安全性高及副作用小等特点。中医外治剂型众多，在光敏性皮肤病的临床治疗中起到了不可忽视的作用。临床选用的外用中药大多是清热解毒类的，如马齿苋、苦参、白鲜皮、蒲公英、金银花等。对于以红斑、丘疹、水疱为主的急性阶段，多使用洗剂和粉剂；如果出现大量渗出和明显红肿，则应该使用冷湿敷；以鳞屑和结痂为主的亚急性阶段，使用油调剂效果更佳；而对于浸润肥厚的慢性阶段者，则可以选用软膏。非药物疗法（如针灸、拔罐、耳穴按压等）可贯彻病情始终。

最后友情提醒：正在用药的肿瘤患者一定要做好防晒，有任何不适，都要及时去医院就诊。

癌因性疲乏：不要被疲乏掌控生活

什么是癌因性疲乏？许多癌症患者在接受治疗后尽管原发症状得到控制，可每每想要充满朝气地开始面对生活时却总被疲乏之感困扰，会经常觉得特别累，身上没力气，不想动，而

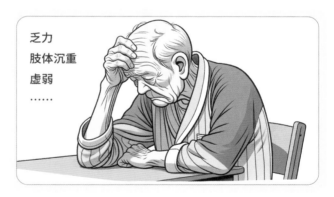

乏力
肢体沉重
虚弱
……

且无论怎么休息都不能缓解。其实，这种症状很常见，叫作癌症相关性疲乏，简称癌因性疲乏。尽管它证明不了肿瘤复发，但确实影响生活质量。患者需要了解它，认识它，努力克服它，提高自己的生活质量，不被疲乏掌控自己的生活。

一、为什么癌症患者容易疲乏？

抗肿瘤药和抗癌治疗： 化疗药物、小分子靶向药物、生物免疫治疗药物及免疫药物的不良反应。

认识上的不足： 很多人认为癌症患者应该多休息，导致癌症患者活动量很少，体能下降，所以很容易觉得疲劳。而这种疲劳感让患者更加不愿意活动，从而造成恶性循环。

营养不良： 癌症是一种消耗性很大的疾病，会大量消耗患者体内的营养物质。患者在接受放化疗等治疗的过程中，食欲很差，导致营养摄入不够。据统计，40% ~ 80% 的肿瘤患者存在营养不良。营养不良也会导致患者出现严重的疲劳。

贫血： 贫血也是导致患者出现疲劳的常见原因。很多癌症会出现出血症状，而一些治疗，比如化疗，也会引起贫血，所以贫血是癌症患者常见的并发症。贫血程度越大，患者的疲劳感就越严重。

疼痛： 疼痛也能引起疲劳。疼痛在癌症患者中发生率很高，超过 50% 的患者有不同程度的疼痛。

不良情绪： 癌症患者常出现的一些不良情绪，比如焦虑、抑郁，或者失眠，也会导致疲劳或者加重疲劳。

二、如何解决癌因性疲乏？

如上所述，大部分患者认为疲劳就该多休息，可是癌因性疲乏休息后也无法缓解。休息过量还会导致体能下降，形成恶性循环。适当的体能锻炼可打破这个恶性循环，增强患者战胜病魔的信心，尤其是患者的心态会得到及时调整，提高抗癌积极性。这种积极面对治疗的心理，能够使机体的神经内分泌系统趋于协调，同时能提高睡眠质量、增强免疫力，间接提高患者抗病的心理承受能力。此外，运动可提高免疫力，抑制和杀灭癌细胞。得到及时诊治且康复的癌症患者，大都是喜欢运动的患者。运动干预能够有效降低癌症发病率，改善患者的身体功能，提高患者的生活品质，在癌症康复过程中起到明显效果。不过我们还是要根据自己的身体情况量力选择合适的运动锻炼方法。除了大家常了解的西医营养支持、药物干预等治疗方法，中医药方面还有更多行之有效的方法，不仅实施起来简单，疗效也非同一般。

（一）中药

对于癌因性疲乏现代医学多对症支持治疗，中医方面多认为癌因性疲乏属中医"虚劳病"；疲乏者，脏腑失养故也。人体气血阴阳的改变是发病的关键。其中因虚致病者，多为太阴脾虚，同时，"有胃气则生，无胃气则死"，肿瘤患者的治疗在任何阶段都应注重顾护脾胃，对于从脾胃治癌因性疲乏，有许多的经典方剂。

补中益气汤：由黄芪、白术、陈皮、柴胡、升麻、人参、当归、甘草组成，可补中益气，升阳举陷。国内专家通过研究发现，补中益气汤对癌因性疲乏可能有一定的疗效，能够减轻疲乏程度，提高生活质量，改善脾虚证候，而且十分安全，对疲乏程度、生活质量、卡诺夫斯凯计分（KPS）功能状态、气虚证症状，以及体质分型均有明显改善。

归脾汤：出自《严氏济生方》，由黄芪、龙眼肉、茯神、远志、白术、人参、酸枣仁、木香、当归、甘草组成，有益气补血、健脾养心的功效，心脾同治，气血并补。归脾汤不仅可以改善乏力，而且可改善食欲、精神和睡眠症状，适用于在肺癌初始化后出现或加重的癌因性疲乏的治疗。

（二）八段锦

八段锦作为一种简便易学、安全有效的中医健身功法，动作精炼，运动量适度，可以起到柔筋健骨、养气壮力、行气活血、调理脏腑的效果，又不会使患者过于疲劳。无锡市中医医院肿瘤科通过临床随机对照研究发现，八段锦能有效缓解胃肠道恶性肿瘤术后康复期患者的焦虑、抑郁情绪，减轻癌因性疲乏程度，提升生活质量，可以作为胃肠癌术后康复运动方式的新选择，也可以作为受到癌因性疲乏困扰患者的练习。该研究成果也发表在了国内顶级中医期刊《中医杂志》上。

（三）艾灸

癌症患者体内因为肿瘤、化疗等邪毒内侵，出现代谢紊乱，脏腑功能失调，形成一系列虚弱症状。虚劳应注重先天本源的肾脏及后天气血生化本源的脾胃，而中医灸疗能够补益中气，适于治疗疲劳症状的患者，兼备行气活血、调畅经络等功效。有学者通过荟萃分析发现，灸法缓解疲乏程度比常规护理、对症支持等治疗有明显优势，灸法可以有效缓解癌因性疲乏患者的疲乏状况；另外，在生活质量方面，能提高患者的生活质量和体力状况；免疫指标方面，灸法可提升 CD3+、CD4+、NK 细胞的计数。总体研究表明，灸法在缓解疲乏、改善生活质量水平及免疫功能方面具有优势。

（四）穴位贴敷

中药穴位贴敷为中医外治法，花费少，效果好，穴位贴敷作用于人体穴位，可促进血液循环、调和气血、通畅经脉，起到改善胃肠道、促进机体功能恢复的作用，临床操作简便，可通过生物波效应和经络穴位效应发挥治疗作用，从而激发机体细胞活性，有效改善人体微循环，提高组织供氧，改善新陈代谢，增强免疫力，改善患者日常生活能力，提高生活质量，是为改善癌因性疲乏症状的理想中医特色技术。

（五）中药足浴

中药足浴也是众多外治法中的一种，在中医文化中源远流长，源于我国远古时代，是人们在长期的社会实践中的知识积累和经验总结。用怀牛膝、桂枝、独活、老鹳草、鸡血藤、艾叶、蔻仁、赤芍、吴茱萸、红花等中药足浴，通过腧穴与皮肤对药物进行双重吸收，使药物经由患者的皮肤进入其体内，同时通过热力作用扩张其足部的血管，加速其血液的循环，改善药物的透皮效果，有利于充分地发挥药效，缓解肠道肿瘤患者的疲乏症状。

（六）情绪疗法

癌症患者往往会由于巨大的心理压力而产生焦虑、抑郁等负性情绪，而消极的心理状态会加重机体负担，使病情恶化，加重本就疲乏的身体；同时，病情的恶性发展反之会影响患者的心理健康。二者相互作用，相互影响，不利于预后恢复，因此，予以有效的心理干预显得至关重要。积极情绪能够对抗消极情绪，消极情绪缓解的同时，患者能够对癌症具有更加清晰、理性的认知，更加自信地面对疾病，其行为亦受到影响，依从性提高，从而减轻患者癌因性疲乏程度。缓解情绪的具体方法比如每晚听一段舒缓的音乐、有意识地深呼吸等。古籍记载，北宋文学家欧阳修患忧郁症，求医无效，后经过弹琴使自己心情得到纾解，并逐渐恢复了健康。

　　癌因性疲乏属于疑难杂症，除了通过适宜的锻炼方法缓解疲乏外，中医学所孕育的巨大宝库中，有多种治疗手段可灵活应对癌因性疲乏！

参考文献

[1] 张小芹.肿瘤相关性腹泻的病因构成分析及护理对策 [J].护理实践与研究，2011, 8(9): 71-72.

[2] 陈玉超，刘沈林.肿瘤相关性腹泻的中医药治疗 [C]// 江苏省中医院. 2010 年江苏省抗癌协会第二届传统医学专业委员会学术研讨会资料汇编.南京：江苏省中医院，2010: 11.

[3] 黄金昶，李颖辉，张代钊.把化疗及靶向药物寒热燥湿分类将有助于提高肿瘤的治疗效果 [C].中华中医药学会肿瘤分会.中华中医药学会 2010 年全国中医肿瘤学术年会论文集.北京：中日友好医院，2009.

[4] 蒋晨宇，杨玉雪，金春晖.奥沙利铂所致周围神经病变的中西医研究进展 [J].现代中西医结合杂志，2023, 32(5): 718-724, 730.

[5] 马建福，王豆，李涛，等.天麻及其有效成分对神经系统疾病的药理作用研究进展 [J].中华中医药学刊，2023, 41(1): 127-132.

[6] 沈波，杨扬，申文，等.江苏省成人癌症疼痛诊疗规范 (2020 年版)[J].中国医学前沿杂志，2020, 12(6): 28-47.

[7] 耿碧竹，吴昊，李志成，等.中医治疗癌性疼痛的研究进展 [J].现代中西医结合杂志，2021, 30(12): 1356-1360.

[8] 吴施国，赵芮，赵金龙，等.癌症疼痛的中医外治法研究概况 [J].现代中医药，2020, 40(1): 113-116.

[9] 梁秀芬，董桂娜.喹诺酮类药物的光敏反应及预防 [J].青岛医药卫生，2008(3): 200.

[10] 黄佳，杨莉，赵志刚，等.药源性光敏反应的致敏药物及防治 [J].药品评价，2014, 11(2): 17-21, 48.

[11] 王广进，张福仁.药物诱发的光敏反应 [J].中国中西医结合皮肤性病学杂志，2009, 8(2): 131-133.

[12] 陈鑫伟，赵志刚.服用这些药物，请注意防晒 [J].大众健康，2020(7): 62-63.

[13] 王晓华.吃完这些食物出门，小心晒伤 [J].祝您健康，2019(8): 20.

[14] 谢博多，张利泰，王泽林，等.中药外治疗法研究近况 [J].中华中医药学刊，2015, 33(1): 54-56.

[15] 王紫轩，李冠汝，孙丽蕴.中医外治法在光敏性皮肤病中的应用及机制概述 [J].中国医药导报，2020, 17(32): 29-32.

[16] 杨丽惠，王曼，周天，等.基于"大病宜灸"理论探讨灸法治疗癌因性疲乏 [J].中医杂志，2019, 60(14): 1194-1197.

[17] 陈启贤.补中益气汤对改善癌因性疲乏状况的队列研究 [D].广州：广州中医

药大学, 2017.

[18] 张燕军, 魏晓辉, 刘爱琴, 等. 归脾汤加味治疗肺癌初始化疗后癌因性疲乏的临床效果 [J]. 临床医学研究与实践, 2020, 5(35): 149-151.

[19] 许陶, 陈乐, 金春晖, 等. 八段锦对 42 例胃肠道恶性肿瘤术后康复期患者癌因性疲乏及生活质量的影响 [J]. 中医杂志, 2020, 61(10): 881-885.

[20] 余婷, 刘杰, 杨兵, 等. 灸法治疗癌因性疲乏临床疗效的荟萃分析 [J]. 世界科学技术: 中医药现代化, 2020, 22(12): 10.

[21] 张元, 夏中元, 苏娃婷, 等. 癌症爆发性疼痛管理新进展 [J]. 癌症进展, 2016, 14(2): 121-125.

[22] 郑香琴, 王苗, 袁亚芬, 等. 中药穴位贴敷治疗癌因性疲乏临床研究 [J]. 新中医, 2020, 52(13): 113-118.

[23] 王凌侠, 崔晓静, 许颢馨. 对胃肠道肿瘤化疗患者进行中药足浴护理减轻癌因性疲乏方面的效果研究 [J]. 当代医药论丛, 2019, 17(17): 265-266.

[24] 车瑾, 徐洋, 曹蔚, 等. 鞘内注射阿片类药物联合自拟中药穴位贴敷对中重度癌性疼痛、睡眠和生活质量的影响 [J]. 现代中西医结合杂志, 2018, 27(18): 1949-1953.

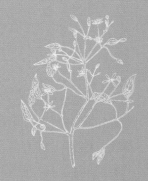

第6章

肿瘤与四季养生

春季养生，重在养肝

春季是我们的肝脏所主，春季养生，重在养肝。值得注意的是，中医的肝脏与解剖的肝脏并不完全相同，中医的肝，最主要的功能是疏泄，表现在全身的情绪、消化、生殖等方面。

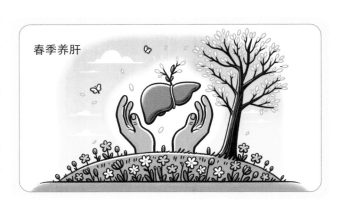

春季养肝

一方面，肝气喜条达，主升主动，易逆易怒，我们要顺应肝性，多多疏利气机，调节情绪，防止气机的郁滞；另一方面，肝为刚脏，肝虽用阳，其体为阴，主藏血，喜柔润，除了要保持肝气的条达、通畅，还要考虑肝阴与肝血的充沛有无。那么，如何利用春季来养护肝脏呢？

一、日常运动——春季养生，宜动

春季五行属木，肝属木，木曰曲直，正应春天万物复苏，草木生长，阳气升发。对人体而言，春季应该开始活动起来，促进阳气的生发和舒展，不然就会气机郁滞，导致所谓的春乏春困。对肿瘤患者来说，有一种累叫癌因性疲乏，即使再怎么休息也难以缓解，但适当的体能锻炼（如散步、八段锦等）可以降低疲乏的程度。何不让我们追寻春天的脚步，携两三好友共同踏青、运动起来呢？

二、穿衣方面——春季养生，勿冻

春天除了让我们的阳气活动起来，还要利用"春捂"保护住我们萌动的阳气。由于早春的温差比较大，还会出现倒春寒的降温现象，老祖宗教导我们要慢慢减去多余的衣物，以防感冒。对于肿瘤患者来说，更应该遵从老祖宗的智慧，谨防突如其来的感冒，使得本就虚弱的身体雪上加霜。

三、生活方式——晚睡早起，怡情养性

《黄帝内经》曰："春三月，此谓发陈，天地俱生，万物以荣，夜卧早起，广步于庭，被发缓形，以使志生。生而勿杀，予而勿夺，赏而勿罚，此春气之应，养生之道也。逆之则伤肝，夏为寒变，奉长者少。"春季这3个月，我们应该顺应自然，晚睡（相对古人而言）早起，适量运动，保持积极良好的情绪，控制消极的行为，来养护我们的肝脏。我们知道肝和情绪最为相关，保持良好的情绪更有利于养护肝脏。对肿瘤患者来说，春天更适合做一些积极向上的行为来怡情养性，有利于产生良好的情绪，以防疾病的进展。

四、饮食方面——适辛、省酸、增甘

辛味助阳：我们常说"酸入肝"，也常常利用醋炒药材来增加某些中药对肝脏的疗效，如醋柴胡、醋香附等。那么是不是春天应该多喝点醋，或者吃酸的东西来补补肝？其实不然，虽然酸入肝，但是肝以肝气舒畅为和为补，如《黄帝内经》所说："肝欲散，急食辛以散之，用辛补之，酸泻之。"因此，对于那些因为阳气不畅导致春乏春困之人，春季应该适量吃一些辛香发散的食物，如韭菜、香菜、花椒、生姜等，有助于阳气的生发和气机的通畅。

值得注意的是，并不是所有的辛辣食物都有发散的功效，也不是所有的酸味食物都有收涩的功效，而是辛辣或酸味的食物或药物往往具有发散或收涩的功效，于是中医把具有发散功效的中药或食物赋予"辛"味，收涩功效的赋予"酸"味，其他的味道也都是如此。

少佐酸苦：中医最讲究辨证论治，春天除了容易春乏春困，还有些人在春天容易烦躁生气。中医讲肝主情志，一旦肝气郁结，气机不畅，甚则郁而化火，就会莫名出现一些情绪上的问题。这种肝火较旺的人就适合在疏理肝气的情况下，稍稍佐以酸苦滋味以降敛肝火。

甘味明目：《黄帝内经》说"肝气通于目""肝受血而能视"，若肝阴、肝血不足，眼睛可能就会面临两目干涩、夜盲、视物模糊等风险，此时保温

杯里杞菊（味甘，且入肝经的枸杞和菊花）就是天生的一对了！

甘温温养： 那些在春天利用了"春捂"保护住萌动的阳气却仍然觉得很冷的人，又该怎么办呢？其实，中医讲血液也有温煦的作用，人体的阳气同样也依赖于血液的充沛。中医说肝藏血，若血虚日久又感寒邪而致血虚寒凝，寒凝肝脉，最终亦会生病。那么对于这类人，大枣、枸杞、羊肉都是较为适合的，医圣张仲景则为我们创立了当归生姜羊肉汤这一美味的食补佳肴。

春季养肝，虽因人而异，酸、苦、甘、辛各有其用，但对肿瘤患者来说，适辛、少酸、多甘可以帮助人体更好地呵护肝脏。

夏季养生，多吃酸苦

夏天是阳光灿烂、热带水果丰富多样的季节，人们纷纷出门享受户外时光。然而，在享受美好的同时，我们也应该关注自己的身体健康。为了保持健康，我们需要深入了解肿瘤与

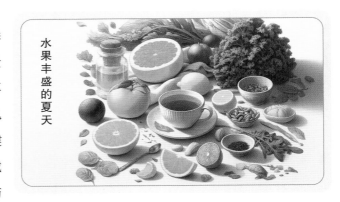

水果丰盛的夏天

四季养生的关系，并探索如何在夏天中过得更加健康。

一、夏季养生与肿瘤

夏季是阳气最旺盛的季节，也是水果和蔬菜丰富的季节。然而，为了预防肿瘤的发生，我们需要控制甜味水果的摄入；合理安排户外活动时间，避免在酷热的中午时段进行长时间的高强度户外活动；考虑到高温烹饪会产生有害物质，容易引发胃肠道肿瘤，因此需要控制烧烤和油炸食物的摄入。

二、酸苦养生的好处

（一）酸性食物的益处

酸性食物如柠檬、酸奶、醋等，具有以下益处。

帮助消化吸收：适量的酸味食物可以促进胃液分泌，有助于消化和吸收。

改善口味：酸味食物可以调节口腔内环境，增加食欲。

保护细胞：一些酸性食物富含抗氧化物质，可以帮助减少自由基对细胞的损害。

（二）苦味食物的益处

苦味食物如苦瓜、苦丁茶等，具有以下益处。

改善消化功能：苦味食物可以促进胃液和胆汁分泌，帮助消化脂肪和蛋白质。

降低血糖和胆固醇：苦味食物可以降低血糖和胆固醇水平，对预防肿瘤发展有一定作用。

提高免疫力：苦味食物中含有多种营养素和植物化学物质，可以提高免疫力，抑制肿瘤细胞的生长。

三、夏天的养生建议

（一）饮食建议

增加酸味食物的摄入：适量食用柠檬、葡萄柚、醋等酸味食物，可以调配成爽口的饮品或凉拌沙拉。

少食糖分过多的食物：过度摄入糖分容易导致肥胖和血糖升高，增加肿瘤发生的风险。

适量食用苦味食物：尝试添加苦瓜、黄连等苦味食物，可以通过炒制或蒸煮减轻苦味。

（二）生活建议

保持适度户外活动：早晨和晚上是较为凉爽的时段，适合进行户外运动。

避免暴晒：出门前记得涂抹防晒霜，戴上遮阳帽和太阳镜，以避免高温暴晒。

定期体检： 夏季是癌症高发季节，定期体检能够及早发现肿瘤或病变。

四、总结

酸苦的口味在我们的生活中并非难以接受。事实上，它们不仅可以满足我们的味蕾，还有助于肿瘤的预防和身体的健康。在欢度夏天的同时，多吃酸苦食物，保持健康，养护身体。

秋季养生，润肺防燥

一、我言秋日胜春朝

不知道大家看到"秋季"这两个字的时候会联想到什么样的场景呢？是肃杀、凄凉，枯藤老树昏鸦？又或者是硕果累累、火红的枫叶、金色的胡杨？

想必乐观的朋友想到的必然是一片美好的场景——丰收的季节；如果联想到的是荒凉的秋色，多半内心深处会隐藏着一份孤独、悲观和落寞。好的情绪能给我们带来精气神，而悲观的心情却只能徒耗正气。

中医认为，各种情绪对人体有着不同的作用。其中，"悲则气消""悲伤肺"，悲伤的情绪会暗自消耗正气，损害肺脏。最经典的例子就像曹雪芹笔下的林黛玉，她多愁善感，终日

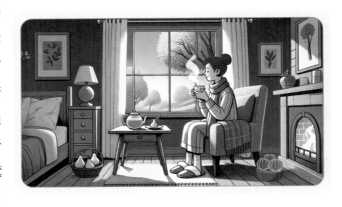

悲忧，最后因肺结核而香消玉殒。飞速发展的现今社会，抑郁症的发生率在不断攀升，长期悲伤抑郁的心情，不仅会增加患癌的风险，对于肿瘤患者来

说更是肿瘤死亡率增加的一个独立的危险因素。我们要有"自古逢秋悲寂寥，我言秋日胜春朝"的乐观与豁达，以及势与疾病抗争到底的毅力与勇气！每天郁郁寡欢，认为只要得了癌症就是不治之症，只会让身体的正气慢慢消耗殆尽。但是只要积极面对、积极治疗，就能更好地控制疾病，增加生活质量，这样就有更多生的希望。

二、秋燥伤肺宜润养

肺主秋，尤其是到了秋天，悲伤的情绪更加容易损伤肺脏，这说的是秋天伤肺的内因。另一方面，秋天是燥淫的主令时，即燥类邪气容易侵犯人体，产生肺燥的病机。这便是秋天伤肺的外因。

肺主皮毛，开窍于鼻，秋燥伤肺导致人体津液相对不足，除了口干鼻燥、干咳少痰，皮肤、嘴唇等部位也有可能受到影响。中医认为，辛甘化阳，酸甘化阴，甘温助阳，甘寒养阴。因此，为了预防秋燥，我们在饮食上，应该适当食用一些酸甘且偏凉润的食物，如百合、银耳、梨、枇杷、莲雾、甘蔗、荸荠、藕、乌梅等，还要少吃一些像葱、姜、蒜、辣椒等辛辣之品。

俗话说药补不如食补，药食同源的那些食物往往更受人青睐。清朝名医叶天士善用新鲜的中药汁液治疗那些轻浅的病证，尤其善用水果汁液来辅助治病，如《温热论》"若斑出热不解者，胃津亡也，主以甘寒，重则如玉女煎，轻则如梨皮、蔗浆之类"，以及《临证指南医案》"理肺养胃，进以甘寒。（肺胃阴虚）甜杏仁、玉竹、花粉、枇杷叶、川贝、甜水梨汁""临服入青甘蔗浆一杯"等。其实，不仅水果能够治疗一些轻浅的疾病，一些糖果也能对秋燥有所疗效。

秋梨膏、梨膏糖作为一种秋季润肺的著名传统药膳，想必大家都听说过，甚至还吃过这样一份"零食"。相传，梨膏糖是由唐代著名的宰相魏征为母亲治病时在机缘巧合下所创，当时老夫人嫌中药太苦，适逢又想吃梨但牙口不行，魏征便想到把中药汤剂和梨汁加糖一块儿煮。谁知魏征睡过头了，竟将汤水熬干、凝固，成了膏糖，老夫人也就这么吃了。就这样老夫人的病慢慢好了，梨膏糖也因此流传于世。

对于肿瘤患者，尤其是接受过放疗的患者，更需要在秋季适当吃一些凉润的食物。因为从中医的角度来说，放疗耗伤人体阴液。患者可以通过提前食用一些凉润的食物，以防秋燥侵犯人体而进一步加重病情。

冬季养生，可食膏方

一、冬季养生宜静

中医养生常说一句话，春生，夏长，秋收，冬藏。这个指的是人体阳气会像自然界那样，春季万物萌动之时阳气开始生发；夏天阳气达到最旺盛的阶段；秋天又秉承肃杀之性阳气内敛；冬季阳气开始潜藏于内，部分自然界的动物甚至开始冬眠。根据这个天人相应的原则，人类在冬季也应该尽量勿使阳气外泄。

可是，相信不少朋友还听说过一句话——冬至一阳升，指的是北半球从冬至开始，白天的时间从最短慢慢变长，人体阳气也开始从潜藏于内慢慢升发，这似乎和前面说的有所矛盾，刚才还说冬天阳气潜藏于内，怎么冬至开始阳气又升发了？阳气升发不是春天才开始的吗？其实不然，虽然冬至过后阳气开始升发，但是整个冬季人体整体阳气仍然处于一个潜藏体内的阶段，到了来年春天，三阳开泰，阴气退散，阴阳基本平衡。但是如果人体虚弱，或有病邪存在，就无法达到这个平衡所在。

二、如何抓住冬令季节来养生？

中医界流传一句话——冬不藏精，春必病温，其实冬天不单是阳气潜藏于内，人体的精气、元气都是靠肾的封藏功能潜藏于内，如果肾气亏虚，没有很好地潜藏住精气，来年春天就容易感受发热这种温病。那么我们如何才能做好冬令的养生呢？

服药方面：冬令是肾所主，此时补肾填精的药物更适合被人体吸收；另外，肾气充足之后，可以更好地抵御冬季的寒冷。因此，冬令更适合吃一些补品，尤其是在辨证的基础上开立膏方。

生活起居：《黄帝内经》提及"冬三月，此谓闭藏。水冰地坼，无扰乎阳，早卧晚起，必待日光……此冬气之应，养藏之道也"。冬季这 3 个月，我们应该顺应自然，早睡晚起，切勿熬夜，以防暗耗人体精气。《黄帝内经》还告诉我们"春夏养阳，秋冬养阴"，适逢秋冬之际天干物燥，冬季除了顺应自然，保护阳气防止耗散过度，还需要适当补养阴液，以防阴气亏虚，阳不入阴。

日常运动：冬季人体阳气应以潜藏为主，不是说不要锻炼，而是不应做过分激烈的运动，因此冬季更适合做太极拳、八段锦、瑜伽这种轻缓的运动，以皮肤似有汗出为宜。如果我们冬季长期待在家里不动，人体内藏的阳气就容易郁积在内，郁而化热。这些长期不运动的人，就应该在冬天多吃点萝卜，行气消积。所谓"冬吃萝卜夏吃姜"，就是这个道理。

三、冬令进补，肿瘤患者可食膏方

对于肿瘤患者来说，由于肿瘤本身的消耗或手术及放化疗的损伤，患者大多处于正气虚损的状态，此时正需进补。如果此时正值冬令季节，那么滋补类的膏方最为适宜。

膏方是在一般的中药基础上，加入血肉有情的胶类及其余滋补药，以及糖类、辅料熬制而成的一种稠状物或是冻状物。虽然总体是以滋补为主，医生仍然可以根据患者实际病情，或

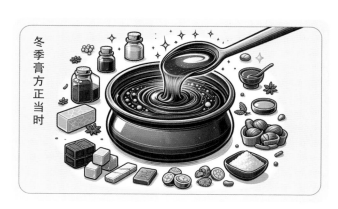

冬季膏方正当时

加以清热解毒，或加以散结化瘀。膏方一人一方，私人定制，口感较佳，补中寓调，滋补亏耗的人体正气，相较口感欠佳的中药汤剂，更容易被人们所接受。糖尿病患者也是可以服用膏方的，因为收膏的时候可以用一些糖的替代品，如木糖醇、甜菊糖等。

虽然膏方收益良多，但是仍然有一部分肿瘤患者不适合吃膏方。

◆脾胃虚弱的人不适宜吃，过多的滋腻药物容易碍脾，脾气不运，会引起恶心呕吐、腹胀腹泻等不良反应，尤其是正在化疗，并且出现呕吐症状的患者。因此，建议平素脾胃虚弱的人可以提前数周找医生开立"开路方"，一方面，可以用一些芳香醒脾的药物调理脾胃；另一方面，也可以用一些补益药投石问路，看看是否会虚不受补。

◆如果口服膏方期间患有感冒、腹泻等急性症状，应该暂停服药，恢复后继续服用。

◆在放化疗或者靶向免疫治疗期间，以及处于肿瘤晚期的患者，如果病情还没稳定下来，病情往往会迅速改变，这个时候不太适合开立膏方。

参考文献

[1]　许陶 , 陈乐 , 金春晖 , 等 . 八段锦对 42 例胃肠道恶性肿瘤术后康复期患者癌因
　　　性疲乏及生活质量的影响 [J]. 中医杂志 , 2020, 61(10): 881-885.

[2]　刘舒畅 . 肺癌放疗前后证素变化的临床研究 [D]. 成都 : 成都中医药大学 , 2020.

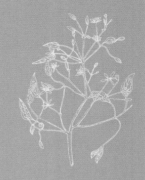

第7章

肿瘤与日常饮食

预防肿瘤，从"吃"上下功夫

现代医学发现，不良饮食习惯，如绿色蔬菜或高蛋白食物摄取不足，不规律的饮食，经常食用高温油炸类、烧烤类、腊熏类、腌制类等食物，是造成癌症的重要原因。中医认为"药补不如食补"，因此，"吃"什么、怎么"吃"，从"吃"上下功夫，对于预防肿瘤是有积极作用的。

一、全面摄入营养素

首先，预防肿瘤，要做到全面均衡饮食，什么才是全面均衡饮食？"全面"意味着身体所需的各种营养素，都要吃到；"均衡"则表示种类要均衡，数量要均衡，比例要均衡，不能挑食也不能因为哪个有营养就只吃那一种食物，我们人体所需的营养并不是依靠一种食物或一类食物就完全足够的。癌症学会主管预防和早期检测事务的副总裁劳拉·马卡罗夫说："没有一种食物或一组食物足以大幅降低患癌风险。现有和正在发展的科学证据显示不应集中补充某种营养元素，而应采取更全面的饮食模式。"越来越多的证据显示，健康饮食结构关联患癌风险下降，特别是肠癌和乳腺癌。

那么人体所需的营养素有哪些呢？这其中包括碳水化合物、蛋白质、脂肪、维生素、矿物质、水，现在就根据我们所需的这些营养素，为大家推荐一些"出圈"的营养食物。

（一）蛋白质

蛋白质是组成人体一切细胞、组织的重要成分，机体所有重要的组成部分都需要有蛋白质的参与，富含蛋白质的食物包括：

牲畜的奶：如牛奶、羊奶、马奶等。由于常有乳糖不耐受的人群，一喝牛奶就拉肚子，这种情况，推荐购买无乳糖配方奶或鲜牛奶、豆乳、酸奶等。

畜禽肉：如牛肉、羊肉、猪肉、鸡肉、鸭肉、鹅肉、鹌鹑肉等。有人因为牛肉、羊肉、鸡肉是发物，不敢吃，但现在并没有准确的依据说明"发物"对人体的影响，由于忌惮"发物"导致蛋白质摄入不足对人体的损害确是显而易见的。

蛋类：如鸡蛋、鸭蛋、鹌鹑蛋等。

大豆类：包括黄豆、大青豆和黑豆等，而这其中以黄豆的营养价值最高，黄豆制品如腐竹、豆干，都可以加入家庭食谱中。

（二）维生素

瓜果蔬菜中富含丰富维生素 C、维生素 B_2、胡萝卜素、纤维素、半纤维素、木质素，能够促进身体正常的生化代谢，提高机体的免疫力。

蔬菜推荐：①西兰花，营养成分不仅含量高，而且十分全面，主要包括蛋白质、碳水化合物、脂肪、矿物质、维生素 C 和胡萝卜素等。此外，西兰花中矿物质成分比其他蔬菜更全面，钙、磷、铁、钾、锌、锰等含量都很丰富，比同属于十字花科的白花菜高出很多。②菠菜，富含 β- 胡萝卜素、叶酸、矿物质（钙、铁、钾、硒等）、辅酶 Q10、纤维素和多种维生素，有"营养模范生"之称。③辣椒，尤其是甜椒，是蔬菜中维生素 C 含量最高的蔬菜，在炒菜时，可以用甜椒搭配，色香味俱全且补充了丰富的维生素 C。

水果推荐：①鲜枣，富含维生素 C 较高，且物美价廉，是我们通过日常水果补充维生素 C 很好的选择。②猕猴桃，除含有丰富的维生素 C、维生素 A、维生素 E 及钾、镁、纤维素之外，还含有其他水果比较少见的营养成分——叶酸、胡萝卜素、钙、黄体素、氨基酸、天然肌醇。猕猴桃的营养价值远超其他水果，它的钙含量是葡萄柚的 2.6 倍、苹果的 17 倍、香蕉的 4 倍，维生素 C 的含量是柳橙的 2 倍。不同种类蔬菜和水果中维生素 C 的含量见表 7-1。

表 7-1　不同种类蔬菜和水果中维生素 C 含量（mg/kg）

种类	品种	维生素C 含量	品种	维生素C 含量	品种	维生素C 含量
蔬菜	甜椒	8460	野苋菜	1500	鱼腥草	700
	辣椒（红）	1600	西兰花	1100	野葱	600

续表

种类	品种	维生素C含量	品种	维生素C含量	品种	维生素C含量
蔬菜	青椒	720	甘蓝	760	马铃薯	300
	番茄	300	豌豆尖	700	毛豆	300
	苦瓜	600	菠菜	650	豆角	400
	白萝卜	800	花菜	500	蒜	600
	芦笋	500	白菜	500	葱	250
	黄瓜	90	油麦菜	200	韭菜	200
水果	茨梨	26 000	鲜枣	3800	葡萄柚	400
	奇异果	4200	樱桃番茄	300	柠檬	450
	草莓	800	荔枝	450	金桔	400
	柑橘	400	桂圆	450	菠萝	200
	橙子	500	木瓜	450	枇杷	100
	杧果	250	桃	60	香蕉	40
	苹果	30	梨	40	葡萄	50

（三）脂肪

脂肪又分为不饱和脂肪、饱和脂肪和反式脂肪。

不饱和脂肪存在于多数植物油和鱼类中，比如菜油、橄榄油、鱼油等，大部分对血液中胆固醇水平没有影响。饱和脂肪的代表则是猪油之类，一般推荐大家使用不饱和脂肪而非饱和脂肪。

二、均衡饮食

前面我们讲到了全面摄入所需的营养素，那我们该如何做到均衡饮食呢？

一般来说，推荐大家每天至少吃 15 种不同的食物，每周至少吃 25 种不同的食物，做菜时用的葱、姜、蒜也算作其中。如何均衡呢？中国营养学会推荐了膳食宝塔和膳食餐盘，大家可以从中了解到一餐均衡的饮食包括哪些食物（图 7-1、图 7-2）。

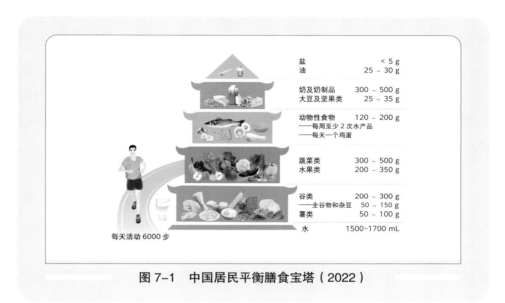

图 7-1　中国居民平衡膳食宝塔（2022）

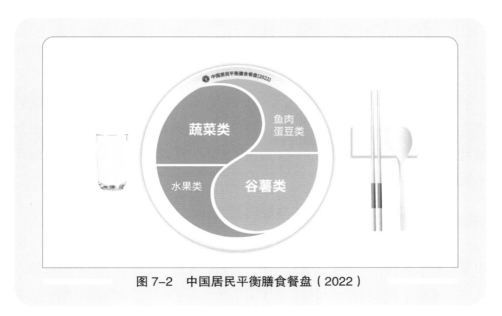

图 7-2　中国居民平衡膳食餐盘（2022）

膳食宝塔中，食物按照分类楼层由低到高，越往上推荐的摄入量越少，不同食物我们可以按照这样的比例进行搭配。

◆谷薯类是每日膳食的基础，我们可以通过谷物、杂豆类、薯类等主食来获取每日所需的碳水化合物。

◆瓜果蔬菜在膳食餐盘中占比也很大，指南推荐每日摄入不少于300 g蔬菜，以新鲜深色叶菜为主，比如菠菜、青菜、生菜、苋菜等蔬菜中富含多种微量营养素和膳食纤维，对人体健康起着重要作用。同时每天摄入 200 ~ 350 g的新鲜水果，要注意的是果汁不能代替鲜果。

◆肉、奶、蛋、水产及豆类等则位于膳食宝塔的第二、第三层，这些食物可以提供许多优质蛋白，在一般人群膳食餐盘中，大概占1/4便足够，但对于肿瘤患者，则需要适当地增加蛋白质摄入的量，以维持更好的身体功能。当然，蛋白质类食物价格普遍较高，我们可以将几种廉价的食物混合在一起，提高蛋白质在身体里的利用率。例如，单纯食用玉米、小麦、黄豆都不能达到推荐摄入量，但若把这三种食物按比例混合食用，则蛋白质的利用率可大大升高。

◆位于膳食宝塔顶端的是油、盐，少油少盐的饮食已经成为健康饮食方式社会共识。

◆推荐大家每天喝 1500 ~ 1700 mL 的水，以及每天一瓶奶。推荐少量、多次、足量饮水，豪饮只会加重身体的负担，并不能使饮入的水分得到充分的利用。对于乳糖不耐受人群，如前面提到的，可以选用无乳糖配方奶或鲜牛奶、豆乳、酸奶等。

三、为了预防肿瘤，我们最好不要吃什么？

腌制的食物、熏制的食品：这类腌制品在制作过程中会导致蔬菜里的维生素 C 被大量破坏，甚至几乎全部消失；而且腌制菜中还有大量致癌物质，比如亚硝酸盐和硝酸盐；另外，由于卫生操作并不规范，在腌制过程中，食品特别容易被细菌或者是病毒污染，食用这样的产品，会对身体造成较大的影响。

含糖食物：过多摄入糖、饮食质量不佳、肥胖与慢性疾病风险有关，吃糖过多会导致蛀牙，加速皮肤老化，增加糖尿病、痛风、心脏病、肾结石甚至多种癌症的风险。世界卫生组织建议，成人每天摄入添加糖不要超过 50 g。减糖妙招：少喝或不喝含糖饮料，尤其是可乐等碳酸类饮料；各种小甜点不仅热量高，含糖量也不低，应少吃。

四、关于饮食，有哪些错误的观点？

喝果汁比直接吃水果好。很多人认为，将水果打成果汁，可以得到更好的吸收。其实，在将水果榨成汁的过程中，水果中的维生素 C 和维生素 E 失去了细胞的保护而暴露在氧气中，瞬间被氧化。也就是说，还没等到被喝，就已经损失了一大半了。水果中的膳食纤维更是消失殆尽。而且，果汁中糖分更高，还会增加糖尿病的风险！

粗粮适合所有人。粗粮由于加工过程简单，保存了许多细粮中没有的营养成分，在一定程度上可以控制血糖，改善心血管功能，但所有人都适合吃吗？并不是这样的，粗粮消化及吸收的速度较精加工的食物慢一些，容易加重胃肠道的负担，粗粮吃太多会影响消化，过多的纤维可导致肠道阻塞。因此，消化功能不好，刚做完胃肠手术的人并不适合吃粗粮。

总之，预防肿瘤，要做到全面均衡、健康饮食，不是说哪种食物抗癌就多吃，由此导致饮食的偏颇不利于营养素的均衡吸收，也无法起到预防肿瘤的作用。

话说补品

自古以来，我们中国人就爱追求养生，补品确实也能给我们带来许许多多的作用。如今的"90 后"也已经加入了"保温杯中泡枸杞"的队伍。泡枸杞只是最基础配置，在更多人的概念里，能称为"滋补佳品"的，还得是海参、花胶、燕窝之流。古往今来，这些"奢华"食材都被冠以高档、营养等标签，昔日达官显贵独享之物，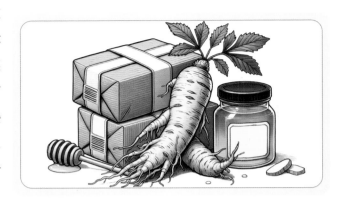如今也飞入寻常百姓家。有人说它们毫无用处只是智商税，也有人说它们流行百年必有独特之处，下面咱们就来分析一下。

一、补品确实具备一定营养，但不必神化

例如，海参、鲍鱼、燕窝之品，相对其他食材，确有更高的营养价值。就以海参为例，不仅富含优质蛋白，游离氨基酸的含量也比较高，比起牛羊肉等高蛋白食物，更易消化吸收。但如今食物种类丰富，生活水平提高，一般不需要通过补品来补充营养。

又如，被誉为"贵妇级"美容圣品的燕窝，的确含有少量的胶原蛋白，经过消化，会以游离氨基酸的形式被身体吸收，但接下来就是哪里需要哪里搬了，并不一定会再形成胶原蛋白，恰巧沉积在皮肤之下的概率更是相当渺茫。至于那些所谓的亲身体验有效的说法，只能说是见仁见智，多半是心理暗示效应罢了。

而肿瘤作为一种消耗性的疾病，补充适量的营养品为机体供能是有益的。

二、补品有针对人群

古人有云"虚不受补"，意思是说人体过分虚弱，导致营养过高的食物或药物无法被人体吸收，甚至引发不良反应。所以并非大补之品就一定对人体有益，平淡无奇的小米粥亦能养胃，廉价的萝卜亦是冬日的"补品"；而过分温补的鹿茸、冬虫夏草亦能上火，过分滋腻的熟地、黄精同样能引起食欲减退、腹泻等。

对于萝卜是冬日的"补品"，有人或许会感到不解，萝卜是一个行气化痰的药物，而且一般不建议和人参同时使用，怎么还能叫作补品？其实，这种手段在中医里叫作以泻为补。举个例子，如果有一个人是痰湿体质，仍然经常服用富含营养物质的补品，很有可能会进一步加重病情。

所以，需要针对患者的身体情况来补充补品。中医一般将人体中的精微物质分为气、血、精、津液等，根据患者的症状，医生可以得出相应的诊断，给出补品使用建议，不同人群适合的补品使用不同，适合自己的才是最好的。

三、补品可提高免疫力

补品可以提高免疫力，以减少疾病的发生。而疾病的发生一般和感受外邪相关。一般来说，气虚者易感风邪，阴血不足者易感燥热之邪，阳虚者易感寒湿之邪，等等。故针对人们不同体质，可以通过补益气血、滋阴补阳等方法来进行调理，以达到提高免疫力的效果。临床常用的提高免疫力的中医方剂有玉屏风颗粒、贞芪扶正颗粒、薯蓣丸、归脾丸、补中益气丸、六味地黄丸、金匮肾气丸等，它们分别针对不同人群。提高免疫力的中药非常多，具体的使用一定要在医生的指导下进行。

四、补品可纠正人体偏性

我们都知道一个人最佳的状态是阴平阳秘，如若阴阳失衡，则生百病。补品通过自身偏性，帮助人体恢复阴阳平衡的状态。补品虽然可以纠正人体偏性，但如前文所述，更需要根据人群的体质服用。对于健康人，没事就使用偏性较强的补品，如用花胶熬汤、党参煮鸡，当心补出营养过剩。

最后，建议不盲目服用任何补品，且贵的也不一定适合自己，需要在医生的指导下服用。

面对市面上的补品，我们究竟该如何选择？

肿瘤是当今社会中一个严重的健康问题，许多人希望通过调整饮食来预防或辅助治疗肿瘤。然而，在市面上，我们常常会遇到各种各样的补品，如人参、西洋参、灵芝孢子粉、铁皮枫斗、阿胶、燕窝、蜂王浆等，它们被广告宣传为有益于肿瘤患者的健康。那么，我们应该如何选择适合自己的补品呢？本文将介绍这些常见的补品，并提供一些科学的建议。

（一）人参

适宜人群：人参可以被广泛应用于多种人群，包括一般人群和肿瘤患者。人参被认为具有提高免疫力、增强体力、改善精神状态的功效。对于肿瘤患者来说，人参可以帮助缓解疲劳、提高食欲，并具有一定的抗肿瘤作用。

禁忌人群：人参性温热，不宜用于体内阴虚火旺、气滞者，诸如腹胀、两颧潮红、手足心发热、口舌生疮等症状明显的人群。另外，个别人群如高血压、心脏病患者，中药过敏者等需要遵医嘱，慎用。

（二）西洋参

适宜人群：西洋参也被广泛应用于一般人群和肿瘤患者。西洋参具有调节免疫功能、提高抗氧化能力的作用，适合体内气阴两虚者，诸如乏力、口干舌燥、舌红苔少的人群，对于肿瘤患者来说，西洋参还可以增加机体抵抗力，并减轻治疗不良反应。

禁忌人群：西洋参性偏寒，不适合畏寒、肢冷、腹泻、胃有寒湿、脾阳虚弱、舌苔腻浊等阳虚体质者。另外，个别人群如高血压、心脏病患者，中药过敏者等，需要咨询医生后再决定使用与否。

（三）灵芝孢子粉

适宜人群：灵芝孢子粉是指灵芝孢子的粉末，常被认为具有抗肿瘤、提高免疫力、调节血糖、改善睡眠等功效。对于肿瘤患者来说，灵芝孢子粉可以作为辅助治疗的选择，但应在医生的指导下使用。

禁忌人群：灵芝孢子粉一般是适宜多数人群使用的，但对于孕妇、哺乳期妇女、免疫功能亢进者或接受免疫抑制治疗者等特殊人群，需要在医生指导下使用。

（四）铁皮枫斗

适宜人群：铁皮枫斗是一种中草药，常被用于调节体内气血不足、贫血等问题。对于肿瘤患者而言，铁皮枫斗可以帮助补充营养，改善贫血情况。

禁忌人群：对于具有湿热内蕴、脾胃虚弱、消化不良等问题的人群，铁皮枫斗可能会加重症状。同时，个别人群如消化不良、过敏者等，需要咨询医生后再决定使用与否。

（五）阿胶

适宜人群：阿胶是一种古老的中药补品，被广泛应用于一般人群和肿瘤患者。阿胶具有滋阴补血、润燥止咳的功效。对于肿瘤患者来说，阿胶可于养血滋阴，改善体质。

禁忌人群：由于阿胶性质温和，一般适合多数人群。但对于个别人群，如体内湿热明显或有消化不良症状的人群，需要在医生指导下使用。

（六）燕窝

适宜人群：燕窝被认为是一种高级滋补品，具有补养气血、滋阴润肺等作用。在肿瘤患者中，燕窝可以作为辅助营养品使用，有助于调节体质。

禁忌人群：燕窝一般适宜多数人群，但对于过敏体质或存在湿热内蕴的人群，需要在医生指导下使用。

（七）蜂王浆

适宜人群：蜂王浆富含蛋白质、维生素、矿物质等营养成分，被广泛应用于一般人群和肿瘤患者。蜂王浆具有抗疲劳、增强免疫力、增加食欲等功效。

禁忌人群：蜂王浆一般适合多数人群，但对于哮喘病患者、严重花粉过敏或蜂蜜过敏的人群，需要慎用或避免使用。另外，由于其含有类雌激素样物质，雌激素、孕激素受体阳性的乳腺癌、子宫内膜癌患者不宜使用。

在面对市面上的各种补品时，我们应该保持理性和科学的态度。虽然人参、西洋参、灵芝孢子粉、铁皮枫斗、阿胶、燕窝和蜂王浆等被广告宣传为具有一定的抗肿瘤作用，但目前的科学证据还不足以支持其可广泛应用于肿瘤预防或治疗。因此，在选择和使用这些补品时，我们应该谨慎，并咨询专业医生的意见。此外，我们应该保持健康的饮食习惯，均衡摄入各类食物，多食用新鲜蔬菜水果，适量摄入优质蛋白，远离高脂肪、高糖和高盐的食物，同时保持适量的运动和良好的生活习惯，这对于预防肿瘤和维持健康起着重要的作用。

蛋白粉——肿瘤患者选择有讲究

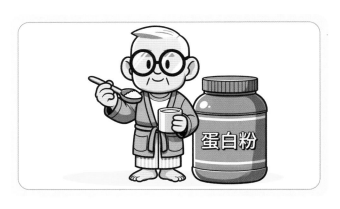

近年来，拥有高浓度蛋白质的蛋白粉越来越受到人们的追捧，这是因为蛋白质是人体必需的七大营养素之一，是人体重要的组成物质，维持着机体各项生理活动，有增强抵抗力等功能，其重要性不言而喻。不少人通过服用蛋白粉来补充蛋白质，那么肿瘤患者就有疑问了：自己可不可以喝点蛋白粉来补补呢？

一、肿瘤患者可以吃蛋白粉吗？

首先我们要知道，虽然不同人群对蛋白质的需求不同，但实际上大部分人每日通过正常饮食就可以摄入足够的蛋白质。肿瘤是消耗性疾病，肿瘤患者消耗的蛋白质也就更多。大家可以简单理解为肿瘤的存在就像家里多了一个人，也就是多了一张吃饭的嘴，有些还是"大胃王"，这就导致家里的饭不够满足所有人。同时放化疗等抗肿瘤治疗所带来的食欲缺乏、恶心、呕吐等不良反应，对本就蛋白质摄入不足的患者来说更是雪上加霜。肿瘤患者为满足机体的需求，每天补充蛋白质的量为 1.2 ～ 1.5 g/kg。然而由于上述种种原因，这很难做到。如果不能及时补充蛋白质，肌肉作为体内蛋白质储存最主要的场所，就会被分解来为机体供能，若肌肉被大量分解势必会损害生理功能。除此之外，缺乏蛋白质还会导致肿瘤患者免疫功能下降、营养不良及各种并发症的出现，从而对治疗的耐受度也会下降，这对病情无疑是"雪上加霜"。这时候如果患者不能通过饮食获得足够的蛋白质，那么就可以适当补充蛋白粉来满足机体的需求，当然这要在临床医生或营养师的指导下进行，我们要做到不仅补得够，还要补得对！

二、蛋白粉怎么选？

现在市面上蛋白粉种类繁多，肿瘤患者应该怎么选择呢？这要根据自身情况来定，常见的蛋白粉主要分为两大类，一类是动物性蛋白粉，另一类是植物性蛋白粉。

动物性蛋白粉中常见的是乳清蛋白粉。乳清蛋白提取自牛奶，富含人体必需氨基酸，其氨基酸构成比例接近人体，生物利用率更高，且乳清蛋白含有多种生物活性物质，这对人体很是有益。一些研究还表明，乳清蛋白不仅能够为患者提供营养支持，还能够抑制肿瘤细胞的生长增殖。对于乳糖不耐受的患者来说，几乎不含有乳糖和脂肪的分离乳清蛋白粉更好；而对乳清蛋白过敏的人群则可以选择水解乳清蛋白粉，它是通过将蛋白质分解成很小的蛋白质片段来加快吸收，从而不易引起过敏。

植物性蛋白粉中常见的是大豆蛋白粉，主要提取自大豆，比起乳清蛋白它富含不饱和脂肪酸，具有降低胆固醇的作用，可以预防心血管疾病，也有研究表明其对肾脏有益。值得注意的是，大豆蛋白粉中甲硫氨酸、色氨酸含量较低，需要摄入谷物来互补成生物价值更高的优质蛋白，否则其中的部分氨基酸不能被人体充分利用。

三、服用蛋白粉需要注意什么？

要强调的是，有肝肾疾病的患者和痛风患者要慎用蛋白粉，以免增加肝肾负担从而加重病情。而肝硬化、肝性脑病、肾功能不全、胃功能衰竭、急性胰腺炎和高位肠瘘的患者是禁止食用蛋白粉的，因为蛋白粉对病情来说有百害而无一利。在服用蛋白粉时还需要注意不能空腹食用，空腹食用蛋白粉会被分解成糖类，这就达不到补充蛋白质的作用了；并且也不能和酸性食物或饮料一起吃，那样蛋白粉会形成凝块，影响吸收；同时冲调蛋白粉一般以40℃以下的温度比较合适，以免水温过高导致蛋白质变性。

由上看来，蛋白粉对肿瘤患者有较好的补益作用，但对于本身可正常进食，进食量正常且胃肠功能不错的患者来说，仍然是建议通过均衡饮食来获得所需营养，像鱼、瘦红肉、鸡蛋等就是不错的选择。总的来说，蛋白粉的选择因人而异，有这方面需求的患者可以咨询专业人士。

什么是发物？肿瘤患者需要避免吃发物吗？

有人说鱼、虾是发物，吃了皮肤病容易复发、反复；有人说羊肉、狗肉是发物，吃了容易上火；还有人说葱、姜、蒜、酒是发物，吃了不利于伤口恢复。

其实，所谓的"发物"指食物内有异体蛋白，某些特定人群吃了相关食物以后，可能会出现皮肤疾病、哮喘的发作。

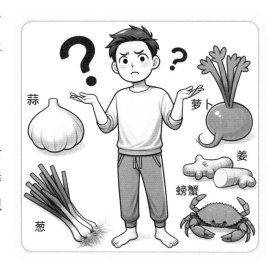

但是对于肿瘤患者，并没有证据表明吃了这些所谓的"发物"会导致肿瘤的发生或复发。而且肿瘤患者大部分体质是虚弱的，大部分肿瘤都是消耗性的疾病，需要高蛋白饮食来补足营养。如果盲目减少鸡肉等荤菜的摄入，可能导致营养不均衡，反而不利于肿瘤疾病的恢复。

肿瘤患者需要忌口吗？

一、肿瘤患者可以吃葱吗？

葱在我国南方地区是常用的调味品，在北方部分地区甚至可以说是日常食用的蔬菜，之所以会产生"能不能吃"这样的问题，也是由于其"刺激性"食物属性违背了"清淡饮食"的原则，加之癌症患者对自己的健康状况比较紧张，想要排除一切不利于疾病恢复的因素。其实癌症患者本就会因心理、治疗等因素食欲降低、食物摄入不足，不应过分强调忌口，所谓"清淡饮食"也只是指不要过嗜辛辣刺激，用适当的佐味提升食欲并无大碍。

（一）葱的功效

葱的近根部鳞茎是一种常用的中药"葱白"，其味辛，性温，归肺、胃经，具有发汗解表、通达阳气的功效。主要用于外感风寒所致感冒，以及阴寒内盛、格阳于外的病证。外敷可治疗疮痈疔毒。

现代研究表明，葱所含有的挥发油、大蒜素、氨基酸、果胶等，具有抗癌、抗基因突变、抗菌、抗氧化、保护心血管、促进血液循环、抗肿瘤、抗亚硝酸盐等药理药效作用。葱内所含的胡萝卜素、维生素 B 及人体必需的矿物质（铁、钙、磷、镁、硒等）可以均衡人体营养成分，提升机体抵抗力。

（二）癌症患者吃葱的好处

一项全球合作的胃癌流行病学调查研究项目针对葱类蔬菜摄入量与胃癌风险之间的相关性进行研究并得出了结论：随着葱类蔬菜摄入量的增加，胃癌风险降低，二者呈负相关；亚洲地区摄入葱类蔬菜降低胃癌风险效果更明显。研究结果表明，吃葱可以降低患癌风险，那么已经患病的癌症患者可以吃葱吗？当然可以！另有研究发现，葱内的大蒜素可抑制癌细胞的生长。研究者在体外培养的海拉细胞株中加入大葱液，发现海拉细胞株出现变形、破损及死亡。大葱粗提物对体外培养的人胃癌细胞具有抑制其生长增殖、诱导其分化和促进其凋亡的作用。另外，葱的抗菌、抗亚硝酸盐、保护血管活性作用及其富含的维生素、矿物质等对癌症患者的身体均有一定的保护作用。所以即使已经患癌，适量食用葱也是有一定好处的。

（三）癌症患者吃葱的注意事项

葱味辛，性温，以下患者不宜吃葱。

体热者： 葱性温热，不适合体内热重者，如患有肺热咳嗽、胃热呕吐、痔疮出血、疮疡肿痛溃烂等热性疾病就不要吃葱了，以防热上加热，加重病情。

体虚多汗者： 葱能够解表发汗，所以不适合表虚者食用。表虚最大的特点就是汗多。比如有些人并不热，也没干什么活，也没吃什么辛辣的东西，但汗就自己往外冒；还有些人早上睡觉醒来，发现床单都湿了，这种自汗、盗汗的现象往往都是表虚、阴虚的表现，这些人本来就易出汗，体内阳气被汗带走，使体温下降而发冷，如果再吃能打开毛孔发汗的葱，易加重病情。

胃肠溃疡者： 虽然葱能够提升食欲，促进消化，但是多食、生食也有一定的刺激性，所以患有胃肠道疾病特别是溃疡病的人不宜多食。胃肠肿瘤术后恢复期也是同样的道理。

同样需要注意的是，不能依赖大量吃葱来防癌治癌。

二、肿瘤患者可以吃姜吗？

很多人患病后除了关心治疗问题外，还会关心得了癌症需不需要特殊的饮食？有没有忌口？往往医生会告知避免吃辛辣刺激的食物。部分癌症患者会认为只能吃的清淡，不能吃辛辣刺激的，以防止癌症恶化扩散，所以像生姜类辛辣发散的食物往往就不受人们的青睐，实际上这些观点都是没有科学依据的。总体来说，癌症患者保持健康均衡的饮食最重要，而具体的饮食结构要按照癌症的种类、治疗方式等来做相应的调整。

（一）生姜的功效

生姜首载于《伤寒杂病论》，是一种常见日常调味品及中药，应用历史悠久，性味辛、微温，归于肺、脾、胃经，具有发汗解表、温中止呕、温肺止咳的功效。在临床上，生姜主要用于风寒表证；也可以用于各种呕吐病证，尤其适于胃寒呕吐病证；此外，还可以用于肺寒咳嗽、痰多等病证。

近年来国内外学者开展了多项对生姜的深入研究，发现生姜具有止呕、抗炎镇痛、杀菌、抗氧化、抗癌、降血脂、降血糖等药理活性。目前对生姜的研究多聚焦在抗癌方面，因其成分多且复杂，能对癌症起到多靶点、多通路的治疗作用。

（二）癌症患者吃姜的好处

生姜有"呕家圣药"之称，能温中止呕、促进消化、增强食欲，有利于脾胃养护。对于癌症患者来说，由于体质虚弱，加上放化疗的不良反应，大多脾胃功能不好，会有恶心呕吐、食欲不佳症状，因此可以适量食用生姜，止呕、提升食欲、促进消化。

现代药理学研究发现，生姜具有抗癌作用，其抗癌的主要有效物质存在于姜辣素中，主要代表就是 6- 姜酚。研究表明，6- 姜酚可以对多种癌细胞产生细胞毒性并具有抗增殖、抗肿瘤、抗侵袭作用。研究人员开发了以 6- 姜酚为主要原料的纳米制剂用于癌症治疗。另有研究发现，生姜中的另一种成分姜酮能通过降低细胞周期蛋白 D1 的表达及诱导有丝分裂抑制肿瘤进展。多项研究表明，生姜可通过不同的通路对各种癌症发挥治疗作用，抑制癌症的进展和恶化，缓解由癌症带来的恶心呕吐、食欲缺乏等症状，提高癌症患者的生存质量。食用适量生姜对癌症的治疗也有一定的益处。

（三）癌症患者吃姜的注意事项

生姜性味辛、微温，以下患者不宜吃姜。

阴虚内热者：阴虚内热是以体内阴液亏少、易生内热为主要特征的体质状态。其典型表现就是易上火，即身体缺少津液，不能濡润周身，以致眼鼻口干、皮肤干燥粗糙、头发干枯等。因为阴液亏损，不能制阳，所以会表现出性情急躁、心烦易怒、情绪易波动等热象；阴精不足还容易出现失眠多梦、头晕眼花、腰膝酸软、夜间盗汗、手足心发热、耳鸣等症状。阴虚的人吃生姜会加重阴虚的症状。

患有热性病症的人： 比如肝炎患者肝火旺盛，不宜食用生姜，否则就是"雪上加霜"。其他诸如有咳痰较黄（肺热肺燥引起）、便秘（肠热引起）、口臭（胃热引起）等症状的人，都不适宜食用或过量食用生姜，否则会加重症状。

要明确的是，不能通过吃某种食物达到治疗癌症的目的。生姜虽有一定的抗癌止呕作用，但不能替代药品治疗，不可大量服用。

三、肿瘤患者可以吃萝卜吗？

俗话说"冬吃萝卜夏吃姜"，在寒冷的冬春交季，白萝卜无疑成了人们钟爱的食物之一，自古也有"冬天的白萝卜似人参"的说法。但"吃中药不能吃萝卜"也是老百姓们挂在嘴边的一句话，很多患者在拿到处方时，都会问一句"我吃中药的时候能吃萝卜吗？会不会破坏药性？"大部分癌症患者往往会服用中药调理身体，那么在服用中药期间到底能不能食用萝卜呢？其实这个"破坏药性"的"药"指的是人参。人参补气而萝卜消气，两者同食会消解人参的补益功效。但人参所补的是人体中的元气，元气在中医学范畴中指人体最重要最根本的气，是人体生命活动的原动力；萝卜消气，所指之气为胃肠蠕动减慢致消化不良所产生的胀气，此气非彼气。

（一）萝卜的功效

萝卜性味凉、甘、辛，归脾、胃、肺、大肠经。《本草纲目》中说萝卜能"大下气、消谷和中、去邪热气"，有消食化气、行气消积、行气化痰、消痰止咳、解渴利尿、清热生津、凉血止血的功效。

从营养学的角度看来，萝卜中含有一定量的维生素、微量元素、蛋白质、脂肪和碳水化合物、膳食纤维等。这些元素都有什么好处？

维生素 A 和维生素 C：可以帮助促进身体的新陈代谢。

丰富的膳食纤维：可以促进肠胃的蠕动，消除便秘。

消食：其中所富含的酶能帮助消化，因此能起很好的消除积食的作用，还能分解致癌的亚硝酸胺，具有防癌作用。

吞噬癌细胞：白萝卜含有木质素，能提高巨噬细胞的活力，吞噬癌细胞。

（二）癌症患者吃萝卜的好处

癌症患者因治疗及药物影响大多食欲不佳，消化功能减退，萝卜中富含的芥子油和膳食纤维可以帮助促进消化，提升食欲，加快胃肠蠕动。食欲不佳、消化不良或者有便秘问题的患者可以适当吃点萝卜来改善症状。为减少刺激，煮熟为佳。萝卜可以行气化痰、消痰止咳，主治痰热咳嗽、咽喉不利，部分肺癌患者有咳嗽痰多、色黄、质黏的情况，也可以适量食用帮助止咳化痰。白萝卜含丰富的维生素 C 和微量元素锌，有助于提升机体的免疫功能，帮助抵抗疾病的入侵，癌症患者适量吃一些白萝卜能够预防感冒等疾病，尤其是在换季的时候。萝卜含有的木质素能提高巨噬细胞的活力，辅助抗癌。

（三）癌症患者吃萝卜的注意事项

脾胃虚弱者少吃萝卜。萝卜具有行气消积的作用，对于胃纳不佳、大便溏泄的脾胃虚弱患者来说，如果没有积滞的话，最好不要经常吃白萝卜。气行太过则有耗气的可能，会加重脾胃虚弱的情况。

寒喘患者少吃萝卜。萝卜性偏凉，咳嗽痰多、痰白、质稀或如泡沫的寒喘患者不适合吃。此类患者一般病程较长，久病气血亏虚、脾肾阳虚，因此也不适合食用萝卜祛痰。如果是急性发作期，表现为痰多、色黄、质黏，可适量食用萝卜来辅助治疗。

坊间口口相传的"萝卜解药性，吃中药的时候不要吃萝卜"，这其实是理解偏差。十八反、十九畏中没有提及萝卜有何配伍禁忌，因此不存在萝卜解其他中药药性一说。现代药理学研究表明，生萝卜会影响人参抗疲劳、耐缺氧的作用，萝卜蒸熟后，对人参抗疲劳、耐缺氧的作用没有影响。所以要想将萝卜和人参之类的补益药同食，煮熟即可。

四、肿瘤患者可以吃蒜吗？

大蒜因其辛辣刺激的口感及特殊的"臭味"被列为"重口味"食材的代表之一。大蒜是一种喜欢吃的人做菜时总爱加点，甚至直接佐餐生吃，不喜欢的人则避之不及的食材。癌症患者对此类"重口味"食物自然是心存顾虑的，身边的亲友也会告知不要吃"发物"，会加重病情之类的。其实大蒜不仅是一种调味品，也是一种非常有药用价值的保健食物。

（一）大蒜的功效

大蒜的效用，《新修本草》记载："主霍乱，腹中不安，消谷，理胃温中，除邪痹毒气。"《本草纲目》亦说大蒜"通五脏，达诸窍，去寒湿，辟邪恶，消痈肿"，还可"止霍乱，除邪祟，解瘟疫，去蛊毒、恶疮、蛇虫、溪毒"。

现代医学研究表明，大蒜及其制品具有抑菌抗病毒的作用，主要是蒜中所含蒜氨酸和蒜酶进入胃后可生成大蒜素，具有较强的杀菌能力，还能够阻断亚硝胺的化学合成，抑制癌细胞生长，杀伤癌细胞；大蒜富含硒，能加速体内过氧化物的分解，减少癌细胞所需的氧气供给，从而抑制癌细胞生长分化；大蒜还有降血脂、降低血液黏稠度、抗血小板聚集的作用，因而可改善心脑血管动脉硬化，促进血液循环，降低心脑血管意外发生概率；另外，大蒜还可以增强免疫功能、促进食欲、减轻射线危害、降低血压。

（二）癌症患者吃大蒜的好处

北京大学肿瘤医院的研究团队曾经在《英国医学杂志》（*BMJ*）上发表过一篇相关论文。该研究结果证实，在接受根除幽门螺杆菌、维生素补充剂和大蒜补充剂这三种干预方法作用下，大蒜补充剂没有明显改变胃癌发病率，但三种方式都显著降低了胃癌死亡率，且分别降低了38%、52%和34%，说明补充大蒜有一定抗癌作用。

近期，另一项研究分析数据显示，摄入大蒜的胃癌患者死亡风险比未摄入大蒜的对照组患者降低了46%；且大量食用大蒜补充剂也可降低胃癌死亡风险。

除以上研究外，还有多个研究表明，大蒜活性成分能通过不同作用机制抑制消化系统肿瘤的产生和生长。

（三）癌症患者吃蒜的注意事项

◆由于生蒜性热，属温燥之品，热燥能够伤阴动血，因此阴血亏虚的人群（表现为头晕目眩、肢体麻木、心悸失眠、体形消瘦等）不太适合吃生蒜，多吃可能会加重病情。

◆大蒜虽然可以杀菌消炎，但其辛辣成分也会刺激胃肠道，所以消化道术后恢复期、胃炎和年老体弱者最好少吃生蒜。如果腹泻的时候吃大蒜，可能会加重对胃肠黏膜的刺激，使肠道内液体增多，从而加重腹泻症状。

总的来说，仅靠吃单一食物对疾病的疗效是非常有限的，健康人群也没有必要为了追求大蒜的保健功能而过多摄入大蒜，不爱吃蒜的人也不必因其预防保健功效勉强进食。

五、肿瘤患者可以吃螃蟹吗？

菊黄蟹肥，秋季是吃螃蟹的好季节，民谚有云："一盘蟹，顶桌菜。"螃蟹不仅味道鲜美，而且营养丰富，是一种高蛋白的食品。而螃蟹的种类很多，主要有海水产与淡水产两种。我们经常食用的蟹，海水产的有梭子蟹、青蟹等；淡水产的种类较多，有江蟹、河蟹、湖蟹等。营养学方面，螃蟹营养丰富，每 100 g 蟹肉中含蛋白质 14 g、脂肪 2.6 g、碳水化合物 2.7 g、钙 141 mg、磷 191 mg、铁 0.8 mg，还含有维生素 A、维生素 B_1、维生素 B_2、烟酸、胡萝卜素、胆固醇、10 多种游离氨基酸、甲壳素等，是营养价值较高的高蛋白、低脂肪食物，对于手术后、患有慢性消耗性疾病等需要补充营养的人是大有益处的。

但同时，螃蟹最肥美的蟹黄蟹膏中胆固醇含量比较高，每 100 g 蟹黄中含 446 mg 胆固醇，同时患有冠心病、高血压、动脉硬化、高血脂的肿瘤患者应少吃或不吃，否则会加重病情。而且蟹黄蟹膏中有螃蟹的性腺，含有一定量性激素，少量食用影响不大，但大量摄入也可能对肿瘤人群不利。

中医认为，螃蟹性寒，味咸，具有清热散结、补骨添髓、通脉滋阴、补肝肾、生精髓、壮筋骨等作用，对瘀血、黄疸、腰腿酸痛和风湿性关节炎有一定疗效，还适宜跌打损伤、筋断骨碎、瘀血肿痛等。

一般认为，肿瘤患者宜多吃新鲜蔬菜、水果、粗粮、杂粮，摄入适量的蛋白质，宜低脂肪、低盐。饮食宜多样化，切忌偏食，尽量少食辛辣、煎炒、油腻、荤腥之品，忌食焦化、霉变、腌熏食物，保持适宜的、相对稳定的体重。

但食物的性质有寒热温凉不同，肿瘤患者体质有偏寒偏热之异，气血阴阳虚损也有偏颇的差别，所以饮食调理既有原则性，又有灵活性。饮食要因人而异，不能千篇一律，应辨体质进食。

现代中医将人体体质分为平和质、气虚质、阳虚质、阴虚质、痰湿质、湿热质、血瘀质、气郁质、特禀质九种类型。而肿瘤患者放化疗后，大多属于气血阴阳偏虚的体质，比如阴虚质的人，形体偏瘦，手脚心发热，皮肤干燥，口唇红，易上火，尿黄，大便偏干，舌体偏瘦偏红，舌有裂纹。此种体质的患者可以食用一些性平甘寒的食物，那么是可以适量吃一些螃蟹的。而阳虚质的人面色偏白，怕寒怕冷，容易感冒，大便不成形，舌质比较淡，舌苔白。这种体质的患者适宜温补，适合食用一些性平甘温的食物，而螃蟹这种性寒凉的食物显然是不太合适的。

那么如何正确吃螃蟹呢？我们在吃螃蟹的时候需要注意以下几点。

生蟹不要吃。螃蟹的体表、鳃及胃肠道中布满了各类细菌和寄生虫等，吃螃蟹时一定要蒸熟或煮透，一般水开后要再加热 15 分钟才能起到杀菌作用。有些人喜好食用生蟹、醉蟹，觉得那样味道更鲜美，但螃蟹体内附着的各种病毒、细菌和寄生虫也会趁机进入人体内，可能会引发腹泻、腹痛和呕吐等症状。醉蟹虽然浸了黄酒、白酒，但螃蟹本身还是生的，酒类是无法彻底杀菌消毒的。

死蟹不宜吃。螃蟹死后，其体内的细菌会迅速繁殖并扩散到蟹肉中，使食用者出现呕吐、腹痛、腹泻症状。新鲜活蟹的外壳呈青黑色，具有光泽，脐部饱满，腹部白洁；而垂死的螃蟹外壳呈黄色，蟹脚较软，翻正困难。

不宜食用存放过久的熟蟹。 存放的熟螃蟹很容易被细菌感染，要现蒸现吃，尽量避免存放，若吃不完，剩下的一定要保存在干净、阴凉通风的地方，吃时必须回锅再煮熟蒸透。

食用正确的部位。 不是螃蟹的每个部位都能吃，吃蟹的时候要做到四清除：①蟹胃，就是蟹盖里三角形的骨质小包；②蟹心，蟹身中间呈六角形的片状物；③蟹肠，即由蟹胃通到蟹脐的一条黑线；④蟹鳃，即长在蟹腹部如眉毛状的两排软绵绵的东西。这四样东西都含有较多的毒素和病菌，万一蒸煮时祛除不彻底，可能会引起健康问题。

适量食用。 按中国营养学会"中国居民平衡膳食宝塔"中的推荐，水产品的适宜摄入数量是一次 40 ~ 75 g（可食部分），相当于带壳的螃蟹 100 ~ 188 g，且每周最好不超过 3 次。188 g 的带壳螃蟹大概相当于一个四两重的大号螃蟹。对于肿瘤患者来说，则应该在此基础上适量减少，以免引起腹痛、腹泻。

还有一部分患者认为螃蟹是发物，食用螃蟹会引起肿瘤的转移和复发。而实际上，肿瘤的发生发展是多种基因结构和表达的改变，而不是因为吃了所谓的发物。所谓发物，通常是指富于营养或有刺激性特别容易诱发某些疾病或加重已发疾病的食物，在服用一些如虾蟹等异体蛋白丰富的食品后出现过敏反应。比如一些有皮肤病、哮喘病等免疫功能亢进疾病的人群或者过敏体质者，食用鱼、蟹等食物后，容易出现病情的复发和加重，那么是不太适合食用螃蟹的。

而肿瘤患者食用螃蟹会导致肿瘤复发，目前科学的研究还没有证实这种说法。总的来说，肿瘤患者营养要均衡，不能偏颇，也不能因对某些食品忌口而丧失品尝人间美味的权利！

肿瘤患者日常饮食中最容易犯的错误

世界卫生组织国际癌症研究机构全球肿瘤数据显示，全球肿瘤的发病率与死亡率呈逐年上升趋势，2020 年报道全球新发肿瘤病例 1929 万例，其中中国就有 457 万例，占全球的 23.7%。

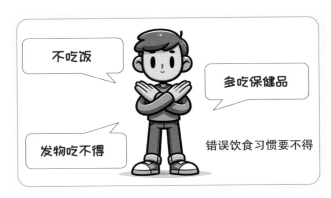

肿瘤已经成为我国常见的疾病，威胁着全民健康。代谢重塑是肿瘤的一个关键特征，根据患者个体的代谢特异性制定个体化的饮食方案，对肿瘤的预防、肿瘤患者的治疗和预防进展有着重要的意义。但目前各医疗机构对肿瘤患者的饮食指导效果良莠不齐，加上患者传统观念和定向思维的影响，肿瘤患者的饮食习惯错误"五花八门"，甚至"广为流传"。

一、"只要不吃饭，就能饿死肿瘤细胞"

这样的想法过于极端，不合理的断食不但对肿瘤患者预后没有好处，甚至会导致机体的营养不良，降低免疫力。但也不全无道理，世界卫生组织国际癌症研究机构工作组的研究表明超重或肥胖与至少 13 种癌症的风险增加有关，包括子宫内膜癌、食管癌、肾癌、胰腺癌、肝细胞癌、贲门癌、脑膜瘤、多发性骨髓瘤、结直肠癌、绝经后乳腺癌、卵巢癌、胆囊癌、甲状腺癌，部分肿瘤患者可以通过科学的间歇性断食以达到减重目的，从而降低肿瘤进展风险，促进健康。这里的间歇性断食又称轻断食，是通过断食与自由摄食交替进行一段时间来达到预防和治疗某些疾病的饮食疗法，可根据需求在专科医生评估指导下个性化定制饮食方案。

二、"要多吃保健品"

保健品，即保健食品，根据《保健（功能）食品通用标准》（GB 16740—1997）定义，保健（功能）食品是食品的一个种类，具有一般食品的共性，能调节人体功能，适于特定人群食用，但不以治疗疾病为目的，该标准同时也明确了保健食品生产的一些基本原则和技术要求。

2018 年 12 月 20 日，国家市场监督管理总局发布《市场监管总局关于进一步加强保健食品生产经营企业电话营销行为管理的公告》，明确规定保健食品企业不得宣传保健食品具有疾病预防或治疗功能；2022 年 1 月 13 日，拟取消与现有保健功能定位不符的促进泌乳、改善生长发育、改善皮肤油分 3 项保健功能和原卫生部已不再受理审批的抑制肿瘤、辅助抑制肿瘤、抗突变、延缓衰老 4 项保健功能。

保健食品生产销售行业的各种乱象对于肿瘤患者无疑是雪上加霜，盲目依赖抗癌食品和保健品是不科学的，如因疾病导致各类营养元素的缺乏，确有需要食用一些保健食品，那也应当在咨询过专科医生或者营养师后，有选择性地购买正规渠道、符合国际标准的营养补充剂，并在服用期间严格评估身体健康状况。

三、"鱼、虾、鸡肉是发物，吃不得"

"发物"的定义其实比较模糊，泛指一些辛辣燥热刺激、肥甘厚味及海产生物等食物，中医中发物则主要指一些容易动风化火、生痰的食物，诸如狗肉、羊肉、蚕蛹、蟹、螺、辣椒、酒等。肿瘤患者之所以谈"发"色变，主要还是"民间科学"影响的根深蒂固，其实鱼、虾、鸡肉这一类的食物都是很好的优质蛋白来源，是组织细胞修复、对抗肿瘤细胞破坏的重要能量来源，肿瘤患者尤其是刚接受手术的肿瘤患者只有补充充足的营养，才能有体力接受进一步治疗，改善生活质量。美国癌症协会建议，癌症患者治疗期间，进食总热量要比原来增加 20%。

四、建议

《黄帝内经》曰:"正气存内,邪不可干。"肿瘤患者应当注意标本同治,《神农本草经》中记有"药食同源"理论,说明食物有可充饥和作药用之不同作用,并根据其毒害之性分为食物、药物和毒物。肿瘤的发病和进展均与饮食有关,饮食不当会致病、致肿瘤,但若饮食得宜也能治病、治肿瘤。在中医理论指导下运用饮食疗法辅助治疗恶性肿瘤,尤其消化道肿瘤,能有良好获益。中医食疗文化源远流长,将辨证论治与辨证施膳相结合,注重整体性和系统性,通过调整改善患者的不良饮食结构及习惯,改变肿瘤细胞生长的内外环境,修复脏腑组织功能,促进气血津液化生,改善消瘦、贫血、乏力等放化疗不良反应和恶病质症状,达到扶正固本的目的,是肿瘤全程管理和药物治疗中不可或缺的重要补充部分,已成为中医防治肿瘤的突出特色。

◆多吃新鲜水果、蔬菜。新鲜水果、蔬菜中的主要植物化学物质可抑制肺癌细胞增殖、转移,还可改善放化疗效果。

◆营养均衡,以高蛋白、高热量为主。有研究发现,体重下降的肿瘤患者校正体力活动、年龄、人体成分及体重丢失后,仍有约50%的患者其代谢是升高的,还有研究发现47%的新确诊肿瘤患者其代谢升高。故足量的能量和蛋白摄入是有必要的,当然也应当破除"营养在汤里"的错误认识,汤里溶解的是盐、糖及引起痛风的嘌呤,蛋白质含量仅为肉的1/15,脂肪含量也比较高,营养价值并不高。

◆少食烟熏、腌制、油炸食品,规律饮食。一项研究表明,胃肠道肿瘤的发生与饮食规律性、饮食结构、吸烟、饮酒、运动密切相关,且饮食不规律、吸烟、不经常食用新鲜瓜果蔬菜、不运动可能在胃肠道肿瘤的发展过程中起着至关重要的作用。所以调整饮食结构和习惯对于促进肿瘤患者的健康很有必要。

咖啡、牛奶、酸奶、茶这些饮品该如何选择？

恶性肿瘤从发现、诊断、治疗到随访，时间跨度长，患者需要频繁到医院复诊，评估后调整治疗方案，是需要全程追踪管理的一类疾病，我国将恶性肿瘤纳入了慢性管理，政策上的支持和不断优化也大大延长了肿瘤患者的生存期。当然，肿瘤的全程管理不仅仅局限于专业治疗上，还有生活方面的指导，改善生活质

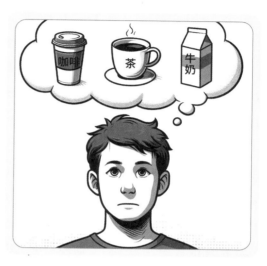

量对肿瘤患者尤其晚期及终末期肿瘤患者显得尤为重要。临床上，肿瘤患者问得最多的是什么能吃，什么不能吃，饮食上要注意点什么。接下来我们就来聊聊饮品的选择。

一、咖啡

咖啡是茜草科多年生植物咖啡树的果仁，经过烘焙磨粉冲调后作饮品用，是世界三大饮料之一。咖啡中化学成分众多，主要是生物碱类、黄酮类、酚酸类、萜类，我们常听说的咖啡因就是生物碱类中咖啡碱的代表物质，也是苦味的主要来源。咖啡有一定的药用价值，如保护神经、预防 2 型糖尿病、抗癌、抗炎、抗氧化、保肝、保护心血管、抗菌、保护骨骼及降血脂等。咖啡豆中的咖啡豆醇已被证明有明显的癌症预防作用。李迎君等做的一项咖啡摄入与东亚人群恶性肿瘤死亡风险关联的 Meta 分析发现，东亚人群摄入咖啡可降低恶性肿瘤死亡风险，这种保护作用对东亚女性更加明显。无论是肿瘤患者还是健康人群，都可以适当饮用咖啡，但咖啡因增强了多巴胺的释放和

传递，容易引起心悸、失眠等症状，应因人而异，控制饮用量并注意避免睡前饮用。

二、牛奶和酸奶

这里讲的主要是灭菌生牛乳及发酵乳制品，其他类型乳制品因食品添加剂和制作工艺的不同，其营养成分各不相同且较为复杂，不做讨论。中医认为，牛奶性平，味甘，入心、肺经，功能补虚损，益肺胃，生津润肠，适于病后虚弱者。《千金要方》记载："大病后不足，万病虚劳，黄牛乳一升，以水四升，煎取一升，如人饥，稍稍饮之，不得过多。"现代对牛奶营养成分的测定也能证明，其富含乳糖、脂肪、蛋白质、维生素和矿物质等营养物质，是优质的营养补充剂。酸奶的种类比较多，功能性酸奶因具备更高的营养价值备受人们的青睐，目前国内外的功能性酸奶主要有乳杆菌发酵乳、果肉型发酵乳和营养强化型酸奶，根据制备原料优化和不同的添加成分，具有一定的保健作用，如解酒、通便、抗氧化、改善睡眠等。肿瘤患者可根据自身营养补充需求情况适当饮用，部分消化道肿瘤术后患者，如食管癌、胃癌患者等，因消化道重建，结构及功能发生变化，流质饮食可能引起反流症状，或部分有乳糖不耐受可出现腹泻的人群，抑或是有乳制品过敏情况的人群，应斟酌个人体质谨慎选择。

三、茶

茶文化是中国传统文化的一部分，饮茶的历史可追溯至唐朝，而在中国的文化发展史上，往往把一切与农业、植物相关的事物起源最终都归结于神农氏，陆羽《茶经》有"茶之为饮，发乎神农氏"。《神农本草经》记载有"神农尝百草，日遇七十二毒，得茶而解之"，并阐述茶的作用为"主五脏邪气，厌谷，胃痹。久服，安心益气，聪察少卧，轻身耐老"。陈宗懋在《中国茶经》中将茶分为绿茶、红茶、乌龙茶、白茶、黄茶、黑茶，现代对茶营养成分的分析发现，茶叶中含有茶多酚、咖啡因、茶氨酸、茶多糖、茶色素等多种成分，茶多酚又包含黄烷醇（主要是儿茶素）、花色素、黄酮及黄酮醇、酚酸及缩酚酸等，具有抑制肿瘤发生和进展、保护心脑血管、预防衰老、降脂减肥、提高免疫力等诸多保健功效。茶氨酸是茶叶的特殊次生代谢产物，是茶叶中特有的且含量最高的非蛋白质游离氨基酸，国内外多项研究表明其具有诱导肿瘤细胞凋亡、抑制肿瘤细胞侵袭和转移、调节肿瘤免疫、增强抗肿瘤药活性等作用。茶黄素是一种含多个酚羟基的苯并草酚酮类化合物，具有广谱的药理活性，可控制和调节诱发肿瘤的酶或相关因子表达，或是促进肿瘤细胞凋亡、抑制肿瘤细胞增殖及转移，在肿瘤预防和治疗中的研究价值较高，是一种非常有前途的成分。中医"药食同源"理论也推荐各类人群适当饮用茶，但因茶叶中含有鞣酸、咖啡因及一些易致敏成分，要根据自身体质情况多元化选择。喝茶伴随的茶文化熏陶对于肿瘤患者的心理康复也有一定的益处。

综上所述，对于肿瘤患者而言，咖啡、牛奶、酸奶、茶这些饮品均有一定的营养价值，但在饮品的选择上还需根据个人体质、病情和饮食习惯来选择。同时，饮用量上也应控制在适量范围，否则可能引发不良反应或者对治疗产生干扰。因此，建议肿瘤患者在选择饮品时咨询参考专科医生或专业人士的意见。

什么食物含有雌激素？

激素，俗称"荷尔蒙"，是人的内分泌器官或组织分泌的产生特殊效应的一类物质。激素是维持身体代谢与功能的必要物质，以化学性质论，分为酚类衍生物、多肽或蛋白质、类固醇化合物。雌激素就是一类类固醇化合物激素，它不仅可以促进和维持女性生殖器官和第二性征，并且对内分泌系统、心血管系统、代谢系统、骨骼生长和成熟、皮肤等均有明显的影响。

我们平时吃的很多食物中都含有雌激素，包括植物雌激素和动物雌激素。植物雌激素主要有以下几类：一是异黄酮类，如染料木黄酮、黄豆苷元、大豆苷等，在豆科植物中含量较高，如黄豆、黑豆，大豆中异黄酮的含量为0.1%～0.5%；二是木酚素类，如开环异落叶松树脂酚、罗汉松脂素，在油籽、谷物、蔬菜、茶叶等食物中含量较高，在亚麻籽中的含量可达 370 mg/100 g；三是香豆素类，主要是香豆雌酚、4-甲氧基香豆雌酚等，在各类发芽阶段的食物中含量较高，像黄豆芽、绿豆芽、苜蓿等；还有一些其他成分，如我们经常听到的白藜芦醇，是一类非黄酮类多酚有机化合物，主要存在于葡萄属、蓼属、花生属、藜芦属植物中，如葡萄、花生等常见的食物，还存在于一些常用的药用植物中，如虎杖、决明、桑树等。

除了植物雌激素，还有动物雌激素，天然动物雌激素主要包括雌酮、雌二醇、雌三醇和雌四醇。含有此类雌激素的食（药）物主要有雪蛤、蜂王浆、鹿茸、鱼胶等，中医上讲此类食（药）物多为"血肉有情之品"，能用来填补人的精、气、神，达到调整阴阳、补益气血、调节冲任的目的，古人称此治法为"以脏补脏""以髓补髓"。雪蛤即"东北林蛙"，是一种珍贵的蛙种，在我国主要生活在东北一带。雪蛤雌蛙输卵管的干制品就是我们熟知的雪蛤油，即东北林蛙油，含一定量的雌二醇，是名贵的药材补品，具有滋补益精、养阴润肺、补脑益智等功效。蜂王浆也叫蜂黄、蜂黄液，和普通蜂蜜不同，它是蜜蜂巢中培育幼虫的青年工蜂咽头腺的分泌物。还有一些常见的补品像鹿茸、鱼胶等也都含有一定量的动物雌激素。

我们可以看到很多受大众追捧的食物和补品中都含有雌激素，但雌激素是一把"双刃剑"，它能延长女性的青春期，也能导致乳腺导管上皮细胞增生，甚至诱发癌变，另外体内雌激素水平较高也是子宫内膜癌发生发展的高危因素。有研究表明，雌激素可促进乳腺癌细胞增殖和侵袭，其在乳腺癌的发生发展过程中具有重要的作用。肿瘤患者尤其是患有乳腺癌、卵巢癌和子宫内膜癌的患者，在食物的选择上要少吃上述各类含雌激素的食物。如果确有补充雌激素的需要，首先应选择相关的雌激素类药品，并结合相关指标，在专科医生指导下适当补充含雌激素的食物。另外，尤其要注意雌激素含量不明确的保健品的应用。

专家教你吃出免疫力

我们都知道，免疫力好的人发生疾病的可能性较小，这就是为什么在同样的环境下，人们感染发病和预后康复的进程都不尽相同的原因。对于肿瘤患者来说，尤其如此，狡猾的癌细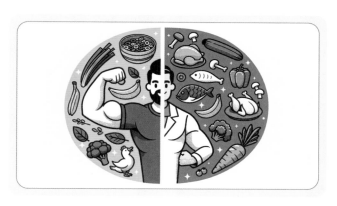胞不仅可以蒙蔽免疫细胞而不被清除，而且在攻打它的过程中还会元气大伤，手术后营养跟不上导致体质虚弱，放化疗后的骨髓抑制反应使得免疫细胞减少，种种原因让肿瘤患者免疫力降低，使感染的风险变得更大。研究显示，我国有大约20%的癌症患者死于各类感染，筑起一道坚实的免疫城墙对肿瘤患者康复显得尤为重要。良好的身体素质不仅能帮助术后康复，对抗放化疗带来的不良反应，降低感染风险，而且也可以有效地防止肿瘤转移、复发，改善生活质量。

合理膳食、均衡营养是维持机体免疫功能的关键！那么日常生活中我们该如何通过饮食来提高机体免疫力呢？

一、蛋白质

蛋白质是为人体免疫大军提供补给的重要原料，巨噬细胞、淋巴细胞、抗体、补体等免疫主力军都是由蛋白质构成，蛋白质摄入不足，免疫细胞生产大队原材料缺乏，机体免疫力自然而然会降低，容易发生感染。

而优质蛋白的氨基酸种类和比值与人体蛋白质更相似，更容易被人体消化吸收。《中国肿瘤患者营养膳食白皮书（2020—2021）》建议肿瘤患者每天摄入蛋白质应占总热能的15% ~ 20%，即75 ~ 100 g，其中包括动物蛋白和豆类蛋白在内的优质蛋白，占比达到40%以上为好。

推荐：蛋、奶、水产品（鱼虾）、禽类（鸡鸭）、豆制品等。

优质蛋白以鸡蛋为榜首，推荐在鱼、虾、鸡、鸭肉等白肉之间轮换选择，猪、牛、羊肉等瘦红肉虽然蛋白含量丰富，但同时脂肪含量也不少，而且在烹饪过程中易产生致癌物，可增加癌症发生的风险。大豆是植物中蛋白唯一可与优质动物蛋白比肩的食物，不仅含有丰富的优质蛋白，而且饱和脂肪酸含量较低，还能降低乳腺癌的发生风险，对降血脂、保护心脑血管也有好处，并且豆制品的烹调方式丰富，口味多样，不失为肿瘤患者补充蛋白质的重要来源。

二、不饱和脂肪酸

不饱和脂肪酸是免疫细胞细胞膜的重要组成部分，也是人体不可或缺的重要营养素之一，研究表明不饱和脂肪酸具有抗炎、抗感染等作用。肠道微生物产生的短链脂肪酸可以调节肠道菌群，维持肠道生态平衡，从而增强免疫力。

推荐：植物油、鱼类、禽类。

烹调时少用猪油、黄油、棕榈油等含饱和脂肪酸的动植物油，多用花生油、豆油、橄榄油、芝麻油等含不饱和脂肪酸丰富的植物油，鱼、鸡、鸭肉相比牛、羊肉的脂肪含量更低，且含有较多的不饱和脂肪酸。正如前面提到的，白肉同时又富含优质蛋白，可以说是低脂高蛋白种子选手级别的食材了。

三、维生素

维生素A、维生素C、维生素D、维生素E及B族维生素与免疫功能密切相关，比如我们熟知的抗氧化明星维生素C可以促进抗体产生，提高免疫细胞消灭细菌、病毒的能力。维生素家族参与免疫反应的各个阶段，被许多研究证明具有预防癌症发生的作用。任何一种维生素都不可缺少。

推荐：新鲜的蔬菜、水果。

蔬菜、水果富含各类维生素和矿物质，多吃蔬菜有助于预防胃癌、食管癌、结肠癌的发生，降低肺癌、乳腺癌的发病风险。日常生活中注意多种蔬菜、水果同时补充，尤其是深色蔬菜，以占总量的 1/2 为好，以保证摄入足量的维生素。

四、益生菌

补充双歧杆菌、乳酸杆菌等有益菌，可以促进肠道有益菌的生长和繁殖，改善肠道微生态，提高免疫力。研究表明，益生菌可以改善免疫力，促进胃癌患者术后修复。

推荐：酸奶。

酸奶可增加肠道有益菌群的数量，维持体内菌落平衡，构建一个健康的胃肠道微生态环境，同时还含有优质蛋白和丰富的钙、脂肪，有助于清除幽门螺杆菌，降低胃癌的发病风险。

五、其他

薯类：红薯、山药、芋头等薯类含有丰富的矿物质、膳食纤维、黏液蛋白和多糖；紫薯颜色特殊，富含铁、硒和花青素等矿物质和生物活性物质，具有提高免疫力、预防肿瘤的作用。

菌菇：诸如香菇、金针菇、杏鲍菇等菌类也是提高免疫力的好帮手，它们含有多种氨基酸和对人身体有益的矿物质及维生素等，可增强机体免疫功能，提高免疫细胞的杀伤能力。

茶：茶叶中含有丰富的茶多酚、茶氨酸、茶色素、茶多糖等，具有较强的抗微生物活性，是提高免疫力健康饮品的不二之选。

推荐了这么多，不难看出，能提高免疫力的食物并不是什么山珍海味，而是我们生活中最常见易得的食材，只要我们每天均衡饮食，保证食物种类齐全，吃够增强免疫力日常所需的营养素其实并不困难。

在这还要提醒大家饮食适度，过犹不及。前面提到的能提供优质蛋白的鸡蛋，大量摄入也有可能增加卵巢癌的发病风险；维生素 E 补充剂可能增加男性前列腺癌的发病风险，所以非必要不需要通过吃保健品来补充营养素，通过食物获得营养适量适度，有效安全。另外，任何食材都是新鲜为好，减少佐味调料，减少加工步骤，这样才能保证食材本身的营养价值得到最大利用，不然每一道工序无非就是在无形中增加油、盐、糖的摄入量，破坏营养成分，有害而无益。

喝酒脸红的人更容易得肝癌吗？

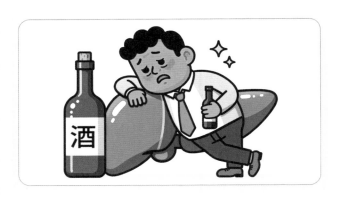

"人生得意须尽欢，莫使金樽空对月"，"明月几时有，把酒问青天"。中国制酒历史源远流长，五千年中华文明也不乏酒和酒文化的发展。现代社会中，酒也成了宴请宾客、社会交际中重要的"角色"，酒逢知己千杯少，有的人喝酒脸红，有的人一杯就倒，喝酒伤肝的道理深入人心，那么喝酒脸红的人更容易得肝癌吗？回答这个问题前，我们先来了解一下什么样的人会喝酒脸红，又为什么会喝酒脸红。

酒的主要成分是酒精，也就是乙醇，我们喝下去的酒主要经由胃、小肠上部吸收入血，血液中的乙醇 90% ~ 98% 在肝脏中代谢，另外 2% ~ 10% 则是通过尿液（肾）、汗液（皮肤）和呼气（肺）排出体外。经肝脏代谢的乙醇主要依靠乙醇脱氢酶和乙醛脱氢酶分解代谢，乙醇在乙醇脱氢酶的作用下氧化为乙醛，又在乙醛脱氢酶的作用下氧化为乙酸，乙酸进一步分解成二氧化碳和水。存在于肝细胞线粒体中的这两种酶活性越高，就越能及时地将体内的乙醇分解代谢，不容易醉酒，可以说乙醇脱氢酶和乙醛脱氢酶的活性决定着一个人的酒量。而喝酒脸红的人主要就是因为其酶活性较弱，中间产物乙醛不能被快速氧化为乙酸，乙醛在血管内堆积造成毛细血管扩张，故呈现局部红润甚至全身通红。

多项研究表明，乙醛具有肝毒性，或可诱发肝癌发生，世界卫生组织国际癌症研究机构已经将乙醛列为人类的 1 类致癌物。乙醛还易引起头痛、心悸、呕吐、宿醉，并提高心血管疾病和失智症发生风险。另外，过量饮酒可能导致肝损伤，诱发酒精性肝病，而肝炎—肝硬化—肝癌是肝病发生的三部曲，肝硬化又是肝癌发展的重要环节，80% 以上的肝癌是由肝硬化或晚期肝纤维化发展形成的。长期大量饮酒还会破坏肠道黏膜屏障，导致细菌、细菌组分及细菌内毒素过量转位到肝脏，引起肝脏炎症与纤维化。因此，喝酒伤肝，喝酒脸红的人，因其无法及时清除乙醇代谢中间产物乙醛，会比喝酒不脸红人患癌风险更高，而且酒精作用下食管癌、口腔癌、心脏病、心血管病等疾病的发生风险都会更高。所以，喝酒相关的健康问题需引起大家的重视，适量饮酒，护佑健康。

得肿瘤的都是瘦子吗？

这种观念是错误的。患癌人群消瘦主要取决于肿瘤的一些获得性特征，如无限复制、侵袭转移、能量代谢异常等，而细胞的能量主要来源于葡萄糖，肿瘤细胞的出现霸占了机体所摄取

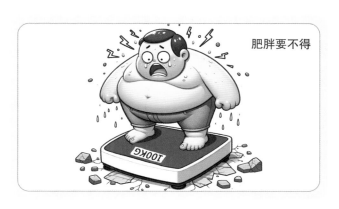

肥胖要不得

的营养物质，能量平衡遭到破坏，所以通常肿瘤患者都有一定程度的体重减

轻，而且肿瘤治疗过程中的手术创伤、化疗药物对消化道的不良反应等，也在一定程度上加重了机体的消瘦情况。这造成了大众对肿瘤防治的错误理解，甚至有人认为营养过剩和"微胖"可以抵御肿瘤的发生。事实上，肥胖和癌症的发病有着更为密切的关联。

世界卫生组织数据统计，全球有 30% 的癌症发病与不良的饮食和生活方式有关，其中肥胖是导致癌症的重要诱因之一。肥胖会增加多种癌症的发生率，包括食管癌、胃癌、结直肠癌、乳腺癌、卵巢癌等。

一、肥胖增加肿瘤发生率的机制

肥胖和肿瘤的发生发展关系密切，但机制复杂，目前的研究主要有以下几个方面。

特异细胞因子的释放。脂肪组织会特异性地表达促纤维化因子和促炎因子，如内啡肽、白细胞介素 -6、白细胞介素 -8、肿瘤坏死因子 -α，这些细胞因子能直接参与肿瘤的生长和转移。

激素水平的变化。研究表明，肥胖是绝经后妇女发生乳腺癌的独立危险因素。绝经后妇女的雌激素合成主要发生在脂肪组织中，通过芳香化酶将雄激素转化为雌激素，使得血清雌激素水平升高，促进了激素依赖性乳腺癌的发生和发展。另外，脂肪细胞还会影响机体睾酮、胰岛素样生长因子 -1 的水平，而这些激素与癌症的发生密切相关。

炎症反应。肥胖会导致身体处于慢性低炎症状态，而炎症反应与癌症的发生也紧密相关。炎症反应能够激活多种癌前病变的生长和发展，并且还能够抑制正常细胞的死亡，使得细胞增殖不受限制。

肠道菌群紊乱。研究表明，肠道菌群参与多种恶性肿瘤的发生发展，而肥胖造成的肠道菌群失调、肠道微生物组成改变、炎性细胞因子水平升高及 Wnt 信号通路激活，促进了肿瘤的发生。

二、肥胖人群降低患癌风险的有效措施

肥胖与癌症关系密切，合理的生活方式和饮食习惯显得尤为重要，以下

预防措施能有效降低患癌风险。

保持适当的体重。肥胖与多种癌症风险增加紧密相关，控制体重是预防癌症的首要方式之一，减重代谢手术是一部分肥胖患者的新选择。

均衡的营养摄入。控制或减少红肉等高脂肪、高能量食品的摄入，并搭配膳食纤维。适量饮食，以低脂、复合碳水化合物为主，尽量避免摄入工业加工食品、含糖饮料等。

有效的运动锻炼。每周至少进行 150 分钟的中等强度有氧运动训练，如远足、慢跑、游泳、快步走等。运动可以促进身体代谢，有益于降低患癌风险，维持健康。

不吸烟，少饮酒。

靶向治疗中，这些东西吃不得！

近年来，靶向治疗已成为癌症治疗的重要手段之一，它凭借肿瘤细胞针对性强、不良反应程度低的优势，使很多常见恶性肿瘤的治疗效果显著提高，大大延长了患者的生存期，提升了患者的生活质量。但其实靶向药的使用是有很多讲究的，不经意间吃的一些食物或者药物，都会大大降低靶向药的疗效，甚至会让人处于危险之中。

下面给大家介绍一下那些影响靶向药疗效的食物和药物，避免在使用靶向药治疗癌症的过程中踩雷，更好地发挥靶向药的作用。

一、食物或药物为何能影响靶向药疗效？

我们体内有一类叫作细胞色素 P450（CYP450）的酶，临床上约 90% 的药物都是通过这类酶来代谢的，如果食物或药物中的某些成分影响了这些酶，就会导致药物代谢加快，药物作用减弱或缩短，或者抑制药物代谢，增加药物作用及毒性。

临床上，很多抗肿瘤药，包括阿来替尼、克唑替尼、安罗替尼、吉非替尼、奥希替尼、仑伐替尼、阿昔替尼、色瑞替尼、奥拉帕尼、拉帕替尼等靶向药，以及多西他赛、培美曲塞、紫杉醇等化疗药都会受到这一机制的影响。

二、服用靶向药期间，这些食物不能吃！

现在我们来了解一下哪些食物会影响靶向药的代谢。

会增加靶向药物不良反应的食物，如葡萄柚、大豆、含黄酮类化合物的果蔬、辣椒、大蒜等食物，会降低靶向药物的代谢率，导致血药浓度升高，增加患者口腔溃疡、甲亢、腹泻、呕吐等不良反应的发生率，甚至诱发药物中毒。以葡萄柚为例，研究表明，230 mL 的葡萄柚汁可以抑制肝脏中 CYP3A4 酶 24 ~ 72 小时。因此，在服用靶向药物期间，要避免食用上述食物。

会降低靶向药疗效的食物，像巧克力、咖啡、茶叶、碳烤食物、蜂蜜及酒等都属于这类食物，它们会加快药物的代谢，导致靶向药物药效降低。这里提到茶叶也会降低靶向药的疗效，不少肿瘤患者会询问日常能否饮茶，建议在接受靶向药治疗中的患者尽量不要饮茶，以免降低靶向治疗的疗效。

三、服用靶向药期间，这些药物要慎用！

靶向治疗期间，一些药物主要通过以下两种方式影响靶向药的疗效。

抑制：一些药物会导致靶向药在身体的代谢减慢，治疗效果不会增强，但不良反应会明显加重。所以，要尽量避免这类药物与靶向药的联用。

加速代谢：这类药物能够使靶向药代谢速度过快，药物在体内停留的时间过短、浓度过低，靶向药还没来得及对肿瘤产生抗癌作用，就被代谢掉了，治疗效果大打折扣。

因此，在服用靶向药期间，也要尽量避免和这类药物联用，如果必须要使用，应间隔足够的时间或者调整靶向药的剂量，具体的调整方法应听从医生的建议。

四、靶向治疗中，这些中药要慎用

除前面这些西药外，像人参、土茯苓、丹参、附子、五味子等中药或者中成药也对 CYP3A4 酶有抑制或者加速代谢的作用，也会影响靶向药的疗效。

人参：人们常以人参作为强身健体的保健药物服用，其实，人参也会上调 CYP450 的表达，会加速某些靶向药物的代谢，降低其功效，所以靶向治疗中可以停用或慎用人参等。

丹参：具有活血祛瘀，通经止痛，清心除烦，凉血消痈之功效。其体外抗肿瘤活性明显，可通过抑制细胞增殖、促进细胞凋亡、诱导细胞分化等机制发挥抗肿瘤作用。但有研究发现，丹参中的二氢丹参酮是对 CYP2C19 抑制作用最强的中药成分，这一成分会影响靶向药物的作用，因此接受靶向治疗的患者要谨慎使用丹参。

五味子：具有敛肺止咳、滋补涩精、止泻止汗的作用，是常用的中药，但有研究表明五味子中一些成分会使药物浓度明显下降，经 CYP3A4 酶代谢的靶向药要谨慎使用五味子，注意由中药引起的药物相互作用。

冬凌草：有研究发现，冬凌草中的冬凌草甲素对主要的 CYP450 酶具有明显的诱导作用，提示了冬凌草甲素具有引起潜在药物 – 药物相互作用的风险。

总之，希望各位患者在靶向治疗中，多多注意饮食与用药，可以参考以上内容选择靶向治疗中需要尽量避免的食物或药物，但并非所有接受靶向治疗的患者看到这些食物、药物就避之不及，而是要有选择、有计划地合理应用。

参考文献

[1] 新版防癌指南发布 [J]. 中国肿瘤临床与康复，2020, 27(10): 1244.

[2] 童兰艳，余文琴，朱玲玲，等. 蔬菜和水果中维生素 C 含量测定及其稳定性 [J]. 食品工业，2020, 41(5): 87-88.

[3] 中国营养学会. 中国居民膳食指南 (2022)[M]. 北京：人民卫生出版社，2022.

[4] 张卫. 世界卫生组织公布最新糖摄入指南：建议限制游离糖的摄入 [J]. 中国食品，2015(8): 139.

[5] 王林，丛明华，崔久嵬，等. 肿瘤营养治疗的基本原则 [J]. 肿瘤代谢与营养电子杂志，2022, 9(6): 727-734.

[6] 池桂良，申雪然. 乳清蛋白的营养作用及其在乳制品中的应用 [J]. 中国科技纵横，2015(22): 255-256.

[7] 董能慧. 蛋白粉的营养价值到底怎样 ?[J]. 心血管病防治知识 (科普版)，2018(7): 62-63.

[8] 韩婷，蔡东联. 乳清蛋白的营养特点和作用 [J]. 肠外与肠内营养，2005, 12(4): 243-246.

[9] 刘志胜，李里特，辰巳英三. 大豆蛋白营养品质和生理功能研究进展 [J]. 大豆科学，2000, 19(3): 263-268.

[10] 王艳萍，李双喜. 大豆蛋白营养功效研究进展 [C]//2007 中国国际饮料科技报告会论文汇编. 2007: 187-192.

[11] 石安. 吃蛋白粉误区多 [J]. 江苏卫生保健：今日保健，2016(2): 37.

[12] 李增宁，陈伟，齐玉梅，等. 恶性肿瘤患者膳食营养处方专家共识 [J]. 肿瘤代谢与营养电子杂志，2017, 4(4): 397-408.

[13] 田晓庆，于法常，王瑞，等. 大葱现代药理药效研究 [J]. 中国果菜，2016, 36(10): 29-33.

[14] 王欢欢，孔巧丽，郭琴，等. 生姜的古代文献沿革分析及现代药理研究进展 [J]. 中药新药与临床药理，2021, 32(10): 1582-1590.

[15] 谭玉梅，江洪波，高梦祥，等. 生姜现代药理学特性研究进展 [J]. 食品安全质量检测学报，2022, 13(15): 4908-4916.

[16] 李光全，陶敏，王丹，等. 萝卜的药用价值及其药理争议浅析 [J]. 中国民间疗法，2019, 27(18): 103-105.

[17] 人参和萝卜能一起吃吗 [J]. 农村新技术，2017(10): 61.

[18] 潘胜利，程丹华，杨瑞萍，等. 生萝卜对人参药理作用影响的研究 [J]. 中药材，2000, 23(6): 336-339.

[19] 李锡香. 论药食同源之大蒜 [J]. 中国蔬菜，2020(4): 6-12.

[20] 马丽娜，李峰杰，陈坚，等．大蒜主要活性成分及药理作用研究进展 [J]. 中国药理学通报，2014, 30(6): 760-763.

[21] 王春霞．螃蟹的营养与食疗 [J]. 现代农村科技，2009(16). 34-35.

[22] 吕璐．舌尖上的中国水产——螃蟹 [J]. 中国水产，2015(11): 98-100.

[23] 苏雪丽．癌症病人的自我饮食调养 [J]. 养生保健指南，2016(40): 17.

[24] 赫捷．肿瘤学概论 [M]. 2 版．北京：人民卫生出版社，2018.

[25] PASCALE R M, CALVISI D F, SIMILE M M, et al. The warburg effect 97 years after its discovery[J]. Cancers (Basel), 2020, 12: 2819.

[26] MARTINEZ-REYES I, CHANDEL N S. Cancer metabolism: looking forward[J]. Nat Rev Cancer, 2021, 21: 669-680.

[27] QIAN L, ZHANG F, YIN M, et al. Cancer metabolism and dietary interventions[J]. Cancer Biol Med, 2021, 19(2): 163-174.

[28] LAUBY-SECRETAN B, SCOCCIANTI C, LOOMIS D, et al. Body fatness and cancer-viewpoint of the IARC Working Group[J]. N Engl J Med, 2016, 375: 794–798.

[29] HATORI M, VOLLMERS C, ZARRINPAR A, et al. Time-restricted feeding without reducing caloric intake prevents metabolic diseases in mice fed a high-fat diet[J]. Cell Metab, 2012, 15(6): 848-860.

[30] 卫沛楠，李平，陈银苗，等．间歇性断食的健康促进作用研究进展 [J]. 中国初级卫生保健，2021, 35(11): 84-86.

[31] 国家标准化管理委员会．保健 (功能) 食品通用标准：GB 16740—1997[S]. 北京：中国标准出版社，1997.

[32] 孟刚．拟取消抑制肿瘤等 7 项保健食品功能 [N]. 中国消费者报，2022-01-19(3).

[33] 蔡鹄．中医谈肿瘤病人饮食 [J]. 健康博览，2019(6): 42.

[34] 杨柱，陈学习．肿瘤的中医食疗理论浅析 [J]. 辽宁中医杂志，2002(5): 263-264.

[35] 陈娇娇，周浩，顾伟．中医食疗在肿瘤康复治疗中的作用、地位和存在的问题 [J]. 中医药导报，2015, 21(4): 38-41.

[36] 郭甜甜，刘聪敏，高肇好，等．蔬菜水果中植物化学物质防治肺癌作用及机制研究现状 [J]. 中国肺癌杂志，2017, 20(12): 841-846.

[37] BOSAEUS I, DANERYD P, SVANBERG E, et al. Dietary intake and resting energy expenditure in relation to weight loss in unselected cancer patients[J]. Int J Cancer, 2001, 93(3): 380-383.

[38] CAO D X, WU G H, ZHANG B, et al. Resting energy expenditure and body

composition in patients with newly detected cancer[J]. Clin Nutr, 2010, 29(1): 72-77.

[39] 鞠莹, 沈赵英, 翟春梅. 饮食和生活方式与胃肠肿瘤发生、发展的关系研究 [J]. 肿瘤代谢与营养电子杂志, 2021, 8(3): 290-294.

[40] 张枙偡, 吴国泰, 王晓禹, 等. 咖啡豆化学成分发现及药用价值研究现状 [J]. 中国野生植物资源, 2022, 41(5): 57-66.

[41] CHOI D W, LIM M S, LEE J W, et al. The cytotoxicity of kahweol in HT-29 human colorectal cancer cells is mediated by apoptosis and suppression of heat shock protein 70 expression[J]. Biomol Ther (Seoul), 2015, 23(2): 128-133.

[42] 李迎君, 朱家豪, 范佳耀, 等. 咖啡摄入与东亚人群恶性肿瘤死亡风险关联的 Meta 分析 [J]. 预防医学, 2019, 31(6): 549-552, 557.

[43] PETZER J P, PETZER A. Caffeine as a lead compound for the design of therapeutic agents for the treatment of Parkinson's disease[J]. Curr Med Chem, 2015, 22(8): 975-988.

[44] 张养东, 刘月娟, 王宗伟, 等. 牛奶: 人类最接近完美的食物 [J]. 中国乳业, 2017, 186(6): 18-20.

[45] 郑民, 杜晶晶, 陆毅, 等. 功能性酸奶的应用研究进展 [J]. 现代食品, 2022, 28(13): 48-50.

[46] 王双萍, 周合江. 功能型酸奶的研究进展 [J]. 中国乳业, 2023(3): 85-91.

[47] 许丽遐. 茶与健康养生的关系探析 [J]. 石家庄职业技术学院学报, 2022, 34(3): 41-44.

[48] 李超玲, 雷明盛. 茶氨酸防治肿瘤研究进展 [J]. 临床合理用药杂志, 2021, 14(13): 179-181.

[49] 陈晓晶, 朱晋纬, 张晨, 等. 茶黄素抗肿瘤作用研究进展 [J]. 食品工业科技, 2022, 43(12): 398-406.

[50] CAIAZZA F, RYAN E J, DOHERTY G, et al. Estrogen receptors and their implications in colorectal carcinogenesis [J]. Front Oncol, 2015(5): 19-28.

[51] LEONE S, BUSONERO C, ACCONCIA F. A high throughput method to study the physiology of E2: ERα signaling in breast cancer cells[J]. J Cell Physiol, 2017, 37(9): 1125-1327.

[52] 刘秀英, 胡怡秀, 胡余明, 等. 蛋白质粉增强免疫力实验研究 [J]. 中国热带医学, 2009, 9(2): 249-250.

[53] 林日添, 吴维, 刘占举. 短链脂肪酸对肠黏膜稳态免疫调节作用的研究进展 [J]. 免疫学杂志, 2017, 33(10): 900-904.

[54] 刘世祥 . 益生菌联合人参皂苷 Rg3 对胃癌术后患者免疫力及术后恢复的影响研究 [J]. 贵州医药，2019, 43(4): 573-574.

[55] 辛鹏 , 李昌昆 , 范莉莉 , 等 . 膳食营养与机体免疫力 [J]. 职业与健康，2021, 37(13): 1846-1851.

[56] ZAKHARI S, LI T K. Determinants of alcohol use and abuse: Impact of quantity and frequency patterns on liver disease[J]. Hepatology, 2007, 46(6): 2032-2039.

[57] LIEBER C S. Role of oxidative stress and antioxidant therapy in alcoholic and nonalcoholic liver diseases[J]. Adv Pharmacol, 1997, 38: 601-628.

[58] BRUIX J, SHERMAN M, LLOVET J M, et al. Clinical management of hepatocellular carcinoma.Conclusions of the Barcelona-2000 EASL conference. European Association for the Study of the Liver[J]. J Hepatol, 2001, 35(3): 421-430.

[59] FATTOVICH G, STROFFOLINI T, ZAGNI I, et al. Hepatocellular carcinoma in cirrhosis: incidence and risk factors[J]. Gastroenterology, 2004, 127(5 Suppl 1): S35-S50.

[60] AVILA M A, DUFOUR J F, GERBES A L, et al. Recent advances in alcohol-related liver disease (ALD): summary of a Gut round table meeting[J]. Gut, 2020, 69(4): 764-780.

[61] HANAHAN D, WEINBERG R A. Hallmarks of cancer: the next generation[J]. Cell, 2011, 144(5): 646-674.

[62] DENG T, LYON C J, BERGIN S, et al. Obesity,inflammation,and cancer[J]. Annu Rev Pathol, 2016, 11: 421-449.

[63] IYENGAR N M, HUDIS C A, DANNENBERG A J. Obesity and cancer: local and systemic mechanisms[J]. Annu Rev Med, 2015, 66: 297-309.

[64] LIU Y, JIANG X. Research progress on the relationship between sex hormone binding globulin and insulin resistance related diseases[J]. Shandong Medical Journal, 2016, 56(46): 105-107.

[65] 谢玉培 , 勒孚银 , 谭布珍 . 肠道菌群与子宫内膜癌关系研究进展 [J]. 中国免疫学杂志，2020, 36(22): 2815-2816.

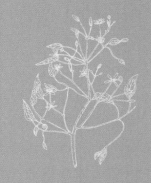

第8章

肿瘤与日常生活

真假辐射

我们日常生活中总能听说手机辐射致癌、基站辐射致癌、微波炉致癌之类的说法，现代科技的产物被一个个地贴上了辐射危险的标签。辐射能够诱导基因突变，进而诱导肿瘤细胞的形成。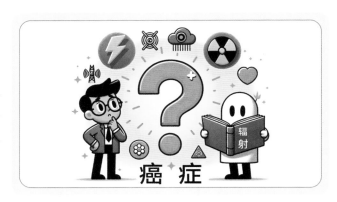那么，得了肿瘤就是因为手机玩多了，微波炉用多了吗？

说到底，其实是我们对辐射的定义还不清楚。辐射是能量通过波或者粒子在空间传播的一种形式。根据能量的高低及电离物质的能力，辐射被分为电离辐射和非电离辐射。而我们日常生活说的辐射，其实专指电离辐射。

电离辐射包括医学检查所用的胸片、CT、放射性同位素造影等，但是别怕，所谓量变引起质变，一切脱离剂量谈致癌的都是耍流氓！医生会根据患者自身的情况安排检查次数，只要合理规范使用检查仪器，大可不必担心辐射致癌的问题。

理论上我们吃的香蕉也是存在天然放射性的，香蕉的放射性来自其含有的钾 -40。所以科学上有一个名词叫"香蕉等效剂量"，用等同吃了多少根香蕉来衡量所受到的辐射量。当然，只有在数分钟内吃下上万根香蕉，其产生的辐射才会对人体有害。

现代社会已经无法脱离各种电子产品的使用，即使自己不使用手机，那也逃避不了其他人的使用，除非能生活在一望无际的大草原上。事实上，只要使用的产品是在国家安全认证范围内的，对人体几乎没有什么伤害。

不吸烟也会得肺癌？家庭"煮"妇可太难了！

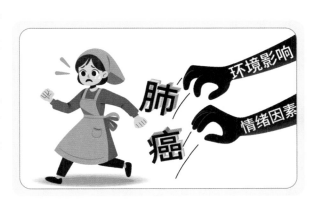

2020 年全球癌症统计报告报道，肺癌是目前全球癌症致死的"头号杀手"，而吸烟则是肺癌的首要危险因素。中国男性吸烟比例高达 52.1%，肺癌在男性癌症中发病率排名第一。中国女性吸烟比例仅为 2.7%，但女性肺癌发病率却也排名靠前，且呈现逐年上升趋势，其中 60% ~ 80% 的女性肺癌患者从未抽烟。不吸烟也会得肺癌？这不禁让我们思考，为何肺癌如此"偏爱"女性？

一、被动吸烟——"二手烟""三手烟"

虽然中国女性主动吸烟者较少，但家庭、工作环境中不乏吸烟的男士，女性常被动吸入环境中的烟草烟雾，即我们所知的吸"二手烟"。烟草烟雾目前已被世界卫生组织明确为 1 类致癌物，而二手烟中的一些致癌物（如亚硝胺、苯并芘等）的浓度甚至比吸烟者吸入的浓度更高。此外，残留在衣物、墙壁、家具及身体表面的烟雾残留物构成了"三手烟"，进一步侵害被动吸烟者的健康。

二、家庭"煮"妇

厨房历来是家庭"煮"妇的战场，中华美食中煎、炸、焖、炒等烹饪方式更显菜肴的色、香、味俱全。但在烹饪过程中，粗制玉米油、大豆油及菜籽油等产生的高温油烟所含的挥发性物质，如苯酚、苯并芘、丁二烯及氧化后的产物都已被归类为 1 类致癌物。此外，煤炭、液化石油气等厨房火源在燃烧时释放的一氧化碳、氮氧化物也会影响肺功能。研究表明，长期接触厨房油烟的人对比长期吸烟的人，两者肺癌发病率相当。不得不感叹，家庭"煮"妇可太难了！

三、情绪与压力

新时代女性不但得下厨房，更需在职场独当一面，长期处于家庭、事业的双重压力之下，情绪病多发。不同于男性，随着月经周期、妊娠等生理改变，女性激素水平波动，常导致其情绪变化。从中医学角度分析，情志失调是女性肿瘤常见病因之一。肝主疏泄，主情志，调畅气机，主女子行经。情绪抑郁、过亢，均会导致肝气疏泄失常，肝气郁滞则周身气血流通不畅，短期内可能导致月经异常，长期或可导致癥瘕积聚的发生，即西医的肺部结节、乳腺结节、甚或肺癌、乳腺癌等恶性肿瘤。

四、其他因素

近30年来，全球肺癌死亡率持续攀升，这与日益加剧的环境污染有着密不可分的关系。世界卫生组织国际癌症研究机构将室外空气污染与污染空气中颗粒物如$PM_{2.5}$划分为1类致癌物。此外，随着我国新建住房的增加，室内装修残留的甲醛等有害气体也是导致肺癌的"隐形杀手"。

除二手烟、厨房油烟暴露、情绪压力、室内外空气污染外，其他一些因素也被证实可增加肺癌的发生风险，如雌激素水平异常、肥胖、饮酒、不良饮食结构和家族史等，各种因素相互作用，导致了女性肺癌的高发。

五、如何预防肺癌发生？

面对上述不利因素，我们可以做到：

◆不主动吸烟，敢于拒绝二手烟，警惕三手烟。

◆选择健康的烹饪方式，充分利用油烟机，做好对厨房油烟的防护。

◆做好情绪管理，保持心情舒畅。

◆注意防范室内外空气污染。

◆注重体检，尤其是肺癌高危人群。

六、如何做到早防早治？

年龄达到或超过 40 岁并且具有以下任一危险因素者视为肺癌高危人群：

◆吸烟 ≥ 400 支 / 年（即 20 包 / 年，其中包括曾经吸烟，但戒烟不满 15 年者）。

◆被动吸烟 ≥ 20 年和 / 或接触烹饪油烟 ≥ 20 年。

◆有环境或高危职业暴露史（如接触石棉、铍、铀、氡等）。

◆合并慢性阻塞性肺疾病、弥漫性肺纤维化或既往有肺结核者。

◆既往罹患恶性肿瘤或有肺癌家族史者，尤其是一级亲属家族史。

建议：肺癌高危人群，每年完善一次低剂量胸 CT 检查。

预防肿瘤，哪些生活习惯要不得?

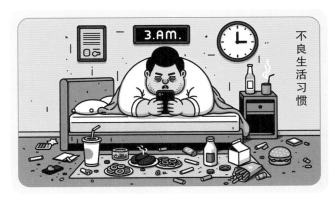

众所周知，肿瘤，不管良性恶性，在过去都是不治之症，即使在如今医疗科技迅猛发展的时代，一人生癌，对于个人及家庭也有着不小的打击。但是，得了肿瘤不需要害怕，未得肿瘤更不需要害怕，因为，肿瘤是可以预防的！

　　研究表明，有 80% 的肿瘤是长期多因素综合作用的结果，比如生活环境的污染、膳食的不合理、烟不离手、酒不离身、好吃懒做等。所以，养成良好的生活习惯至关重要。那么，预防肿瘤，哪些生活习惯不可取呢？

　　吸烟：吸烟易致肺癌，这是大家都明白的一件事情。不仅如此，吸烟也是胃癌的高危因素之一。吸烟者胃癌的发病风险较不吸烟者增加 1.5 ～

2.5 倍，吸烟者贲门癌发病风险高于非贲门癌，且贲门癌发病风险随吸烟时间的延长而升高，尤其吸烟 40 年以上者贲门癌发病风险最高。

然而，中国的烟民群体十分庞大，并趋向年轻化，不少女性也加入其中。香烟中含有大量的尼古丁，而尼古丁又是一种致命毒物。所以，不管自己还是亲戚朋友都应尽早戒烟！

酗酒：酒的主要化学成分是乙醇（酒精），过量饮用可引起肝损伤，与肝癌、食管癌的发生有着密切关系。酒精在人体内经肝脏代谢转化为乙醛，乙醛是公认的致癌物，乙醛要经过乙醛脱氢酶氧化变为无致癌作用的乙酸，最终分解成对人体无害的二氧化碳和水排出体外。但我们东亚人 50% 的体内的乙醛脱氢酶基因变异导致无法将致癌物乙醛氧化，体内蓄积的乙醛会使人心跳加快，脸红。值得指出的是，饮酒脸不红也并非好事，因为这些人要通过其他途径来转化酒精，但长期酗酒体内也会蓄积酒精，最终可能导致肝细胞发生癌变并可以诱发其他癌症。《中国居民膳食指南（2022）》建议，成年人一天的酒精摄入量在 15 g 以下。尽管如此，还是不建议大家饮酒。也许大家认为引用葡萄酒会对心脑血管有好处，可是最新的研究数据表明，对心脑血管的这一点好处无法抵消它致癌的坏处。

好吃："民以食为天"，中国人对于吃可是有着极大的热情，可是，如果吃不好，吃不对，会增加得肿瘤的概率，反之，吃好吃对会将患癌的危险性减少 30% ~ 40%。

高热量饮食要不得！随着生活节奏的加快，外卖行业的兴起，年轻人足不出户便能任意挑选自己爱吃的食物，于是，炸鸡店、蛋糕店、烧烤店、麻辣烫店等店铺越来越受欢迎。

高糖饮食也要不得！《美国临床营养学杂志》指出，每天只要喝两杯甜饮料，患胰腺癌的风险就会比不喝的人高出 90%。国内外一些研究发现，癌细胞最喜欢的"食物"就是糖，当血液流过肿瘤时，其中约 57% 的血糖都会被癌细胞消耗掉，成为滋养它的营养成分。

吃饭过烫要不得！国际癌症研究机构的专家发现，饮用温度超过 65 ℃ 的饮品有患食管癌的风险，因为烫食会刺激食管黏膜导致慢性炎症，诱发癌症。

过度节约粮食要不得！家里的老年人常常因为舍不得而将发霉的食物也吃进肚子里，它们会产生致癌毒素——黄曲霉素。所以，如果家中老人有这样的习惯，一定要及时阻止！

好吃腌制食品要不得！长期腌制菜肉等食品若食用过度，会直接导致亚硝酸盐含量超标，其容易与其他肉类发生亚硝胺类酯化反应，产生大量亚硝胺，从而可能增加多种癌症疾病的发生率。

所以，应该多食新鲜的蔬菜、水果，低盐、低脂、低糖饮食，这样才能有效预防肿瘤！

懒做：尽管街上大大小小的健身房层出不穷，但真正保持每天锻炼的人寥寥无几，所以，因好吃又不动而导致肥胖的人渐渐多了起来。《柳叶刀》杂志的一项研究数据显示，肥胖可能会增加 62% 的子宫癌风险，也会增加 31% 的胆囊癌风险和 25% 的肾癌风险。

专家们一致认为，长期有效的运动健身可以帮助自身免疫细胞的正常活动活跃起来，是早期防癌的最好预防措施。建议每周至少进行 5 天中等强度的运动，有氧与无氧结合，日行 6000 步左右。

熬夜：很多人有这样的经历，前一天晚上熬了夜，第二天就会觉得没有干劲，怎么睡都恢复不了。长期这样会形成慢性疲劳，破坏人体的免疫力，让癌细胞有机可乘。研究证明，长期熬夜或经常夜班，会导致女性患乳腺癌的风险增大，男性患前列腺癌、肺癌等的风险增大。所以，一定要养成良好的作息，早睡早起，尽量在晚上 11 点之前就入睡，可以通过听音乐放松心情，或者睡前泡脚来缓解一天的劳累，轻松入睡。

预防肿瘤，需要远离哪些环境？

为了预防肿瘤，现代医学提出了肿瘤的三级预防。一级预防即病因预防，指通过采取有效的措施，避免或消除各种致癌因素，从而降低肿瘤的发生

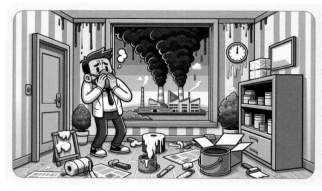

预防肿瘤，远离不良环境

率。这是最理想的防癌途径。以下是一些环境方面的建议，可以降低罹患肿瘤的潜在风险。

一、劣质的装修环境

装修材料一般会释放甲醛、苯及其衍生物、总挥发性有机化合物和氡等。甲醛、苯及其衍生物、总挥发性有机化合物一般是由室内装修所用到的人造板材、涂料等释放。氡则是由室内的瓷砖面、大理石面释放。劣质的家庭装潢往往会释放更多的有毒气体，甚至使人感觉到刺鼻、恶心、头晕等，长期处于此类环境，终将诱发癌症。

但是大家也不用过分担心，只要是正规渠道购买的、国家认证的装修材料，一般认为是安全性较高的，但我们建议居室装修后，还是要尽量放置一段时间，待专业设备检测合格后入住。

二、烟民附近

长期吸烟可使支气管黏膜上皮细胞增生，诱发肺癌。烟民患肺癌的概率是不吸烟者的 9 ~ 10 倍，重度吸烟者至少可达 10 ~ 25 倍。此外，对比吸烟和不吸烟肺癌患者的 DNA 发现，吸烟患者的肺癌中基因突变的平均数目是不

吸烟患者的 10 倍。二手烟也会大量增加患肺癌的概率。

烟雾除含有超过 50 种强致癌物质外，对人体肺部还会产生反复的破坏和修复的循环，从而引起基因突变，最终导致癌症发生。

除了二手烟，我们平时注意不到的三手烟也对人有害，三手烟是指烟民吞云吐雾后附着于衣物、地毯、家具甚至毛发等表面的烟草残留物，这些残留物短时间内难以被消散，长期存在于被动吸烟人群周围，缓慢损害健康。

所以，除了自己不要吸烟外，也要向被动吸烟说不！

三、炒菜的油烟

女性长期接触厨房油烟，喜欢煎、炸，同样会提高肺癌的发生率。自己做菜时尽量少用煎、炸等烹饪方式。

四、空气污染

研究表明，工业发达国家地区肺癌的发病率高，城市比农村高，工业区比居民区高。

尽量避免有害烟雾吸入，如家庭装潢中的甲醛、祭拜用的炷香、蚊香等。平时多关注天气预报，如大气中 $PM_{2.5}$ 超标，外界空气有中重度污染时，尽量减少外出，或外出时采取佩戴口罩等防护措施。

五、特殊职业

从事染料、皮革、石化、油漆、矿工、石棉等相关行业的人群往往患有癌症的概率更高。尽量避免从事相关行业，如需从事，则建议定期体检。

六、长期暴露于日光灯下

长期暴露于人造灯光下是增加癌症风险的一个原因。开灯睡觉的儿童或者自然睡眠模式受人造光线干扰的人，患癌症的可能性比其他人要大。人造灯光抑制了松果体分泌褪黑素，这种激素通常在黑夜时才会产生。而褪黑素在癌症的发生过程中至关重要。人体内褪黑素含量过低，就会刺激肿瘤细胞的生长。故不熬夜，每日保证充足睡眠是健康的重要保障。因此，建议晚上上床睡觉时把灯关掉，拉上窗帘。

预防肿瘤，哪些生活方式有好处？

肿瘤可防可治，前面说到了许多肿瘤的诱发因素，我们在平时的工作生活中应尽量避免，当然，选择良好的生活方式或者运动方式也是预防肿瘤的明智之举。

保持良好心态。 过度的抑郁和忧伤等绝望情绪往往成为癌症诱因。《中国心理卫生杂志》统计，90% 以上患者的肿瘤与精神、情绪有直接或间接的关系。现代生活中，工作和学习上的长期紧张、工作和家庭中人际关系的不协调、生活中的重大不幸是导致癌症发生的 3 个重要因素。抑郁、紧张、焦虑、多疑等不良情绪可导致应激状态，引起肾上腺皮质激素分泌增多。其中分泌的类固醇皮质激素可以抑制抗肿瘤免疫功能，进而使休眠肿瘤细胞提前进入免疫逃逸阶段，逐渐生长成为肉眼可见的肿瘤。因此保持心情愉快在一定程度上可以避免肿瘤的发生。

经常锻炼。 平时要注意锻炼身体，以增强体质及机体抗病能力，最好能够根据自己身体状况定期有规律、有计划地进行感兴趣的运动，如跑步、跳绳、游泳、打乒乓球、打羽毛球等。坚持长期锻炼除了增强体质外，还能显著改善情绪。

对于平素具有焦虑、抑郁情绪的患者，选择具有社交性的锻炼活动，对于焦虑情绪的改善将更加明显。对于老年人可以打太极拳、八段锦、易筋经。其中功能锻炼中的静功就是把放松和意守密切结合在一起，不论站着、坐着、躺着都可以做到放松，坚持每日练功，定时地高度放松自己，不仅能使全身轻松舒坦，同时也调整了身体内部气血阴阳的运行。对于肥胖者，可以通过有氧运动，降低体重指数，减少癌症发生概率。《柳叶刀》杂志的一项研究表明，挥拍运动是最佳运动，游泳、有氧体操和慢跑次之，故而推荐有能力者，可采取网球、羽毛球等运动方式，每周 3 ~ 5 次，每次 1 小时左右。

穴位按摩。肿瘤的发生发展过程中，有一个重要的免疫编辑学说，部分揭示了免疫系统与肿瘤形成的关系。机体的免疫系统可以识别、监视并清除绝大多数的肿瘤细胞，少部分肿瘤细胞躲过免疫监视，进入免疫平衡阶段，在极端情况下甚至休眠到生命的尽头，但是一旦打破平衡，很快就会实现免疫逃逸，发展成为临床可测的肿瘤。所以，常按足三里、合谷、关元等保健穴位，可以提高机体的细胞免疫，进而预防肿瘤的发生与发展。

合理饮食、控制体重。平时养成合理的饮食习惯，饮食结构需要平衡，尽量清淡，不吃烫嘴食物，细嚼慢咽，临睡前不吃零食，吃饭只吃七分饱，少用煎、炸等烹饪方式，如需用油调味，尽量使用橄榄油。

重视身体求救信号，及时就医。有病不拖，主动看病。例如，萎缩性胃炎，进一步发展可致胃癌；长期的膀胱炎症，同样可能诱发膀胱癌。如果出现长期的便血、回吸性涕血、反复口腔溃疡等，则更需尽早就医，借助仪器全身检查，谨防癌症。

《中国人群癌症归因风险研究》指出，慢性炎症在导致肿瘤发病和死亡的原因中占据首位（29.4%）。因此，无论平时生活工作多忙，都要留意自己的身体状况。

合理避孕，适龄婚育。研究表明，宫颈癌多发生于已婚妇女，未婚者极少发生，有多个性伴侣的妇女与有单个性伴侣的妇女相比，发生宫颈癌的机会也大大增加。多次人工流产同样会对宫颈造成损伤，增加患癌概率。

哺乳通过抑制排卵可以减少子宫内膜癌的发生风险，晚生孩子不哺乳的女性易得乳腺癌。因为女性怀孕之后，体内会产生大量孕激素，能很好地保护女性健康，而不生育或者过晚生育会使体内雌激素增高，缺乏孕激素的保护，也就增加了对乳腺的刺激，患乳腺癌的风险就会高。

因此，合理避孕、适龄婚育有助于癌症的预防。

规律作息。世界卫生组织国际癌症研究机构也已将造成生理节律紊乱的夜班工作（实际上包含暴露在夜晚的光线下）列为人类的一种新的致癌方式。熬夜不仅会降低人体的免疫力，而且会减少褪黑素的产生，增加患癌风险。

因此，生活规律，养成良好作息时间，睡眠时间相对固定，不熬夜，保证充足睡眠时间，不开灯睡觉，更有利于远离癌症。

今天你笑了吗？——浅谈肿瘤与情绪

近年来，随着生活水平的提高和生活方式的改变，我国肿瘤的发生率越来越高。现代研究表明，肿瘤的发生发展与心理因素有着密切的关系。而早在 2000 多年前，我们的祖国医学就认识到不良情绪会促进肿瘤的发生发展，并影响其预后。

一、情绪与肿瘤的关系

中医认为，人有喜、怒、悲、思、忧、恐、惊这七种情志活动，这是五脏生理功能在情志方面的表现。作为人必定会有七情六欲，正常的情绪对我们无害，但一旦过度，便会影响脏腑气血功能导致疾病的发生。

那么，情绪与肿瘤到底是什么关系呢？肿瘤属于中医学中"积聚""癥瘕"等范畴，《黄帝内经》指出情志内伤是肿瘤重要的致病因素之一，"内伤于忧怒，则气上逆，气上逆则六输不通，温气不行，凝血蕴里而不散，津液涩渗，著而不去，而积皆成矣"。《景岳全书》中记载噎膈（食管癌）"必以忧愁思虑，积劳积郁……而成"，朱震亨指出乳岩（乳腺癌）的形成与"忧怒抑郁、朝夕积累、脾气消阻、肝气积滞"有关。可见，长期的不良情绪会导致正气亏虚，脏腑功能失调，气滞血

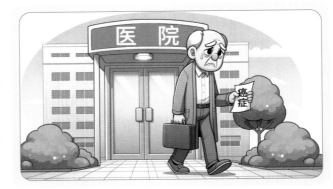

瘀，痰结毒聚，日久诱发肿瘤。现代医学研究也表明，情志异常会通过扰乱神经内分泌系统、免疫系统及肠道菌群，诱发氧化应激反应及改变代谢等多个方面来影响肿瘤的发生发展。

对于肿瘤患者来说，在得知自己患病后会产生巨大的心理变化，出现忧虑、恐惧等不良情绪，对治疗丧失信心，甚至产生自杀等消极念头。同时，肿瘤自身带来的疼痛、失眠等症状及常规治疗所产生的不良反应如放化疗引起的脱发、呕吐等，无一不加重了患者的负面情绪，扰乱神经内分泌系统、免疫系统等功能，影响治疗效果，加速肿瘤的恶化。

二、如何缓解不良情绪？

既然不良情绪不仅会降低患者生活质量，还可能影响疗效，加重病情，那么面对不良情绪我们该怎么做呢？

非药物疗法：①善调情绪。情绪是生活的调味剂，我们要学会接纳自己的负面情绪，不为负面情绪感到羞耻、自责或担忧，而是可以采取一些方法如听音乐、看书等转移情绪，逐渐缓解自己的不良感受。需要注意的是，当我们无法只靠自己消化负面情绪时，寻求专业心理治疗的帮助是非常有必要的！②适度运动。中医讲究"形神合一"，动静结合，有利于患者调畅情志，增强体魄。我们可以选择慢跑、瑜伽等较为舒缓的运动，或太极拳、八段锦等养生功法，通过"调形以调气，调气以调神"，最终达到形正气顺神安的状态。这不仅有利于情绪的调节，还可促进肿瘤等疾病的康复。

药物治疗：中医对肿瘤患者情志失调有丰富的治疗经验，会根据患者不同的证候特点，选用疏肝、健脾、养心、安神等中药进行辨证施治。而现代医学面对此情况会根据患者症状合理使用抗焦虑、抗抑郁等精神类药物，帮助调节情绪，改善心理情况。切记以上这些药物均要在专业医生指导下使用！

好的情绪是治愈一切的良药，对于肿瘤患者也是如此，正确处理不良情绪，以积极向上的态度对待生活，微笑每一天，疾病说再见！

今天你运动了吗？ ——肿瘤患者越累越要休息？

一些肿瘤患者可能对"注意休息"存在误解，觉得累了就应该在床上休息，平时疏于运动，因此陷入疲劳—休息—疲劳的恶性循环。

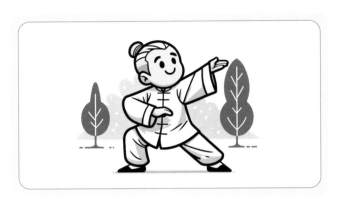

那么，肿瘤患者究竟需不需要运动？答案是肯定的！

近期发布在国际顶级医学期刊 *JAMA Oncology* 上的一项针对美国肿瘤患者日常闲坐时间和体力活动与生存关系的研究显示，具有久坐行为，尤其是每天久坐超过 8 小时同时又缺乏体力活动的人，发生因癌症和非癌症死亡的风险增加，也极大地影响了患癌后的生存情况。一项发表在 *Medicine & Science in Sports & Exercise* 杂志的研究表明，减少久坐行为和增加体育锻炼对结直肠癌幸存者的生活质量有积极影响。这项研究对近 400 名结直肠癌幸存者在诊断后的 2 年内进行了跟踪，以评估久坐行为和中等强度的体育活动对生活质量和疲劳的影响。进一步分析发现，减少久坐的生活方式与进行更多的体育活动相结合，可以改善生活质量，并降低结直肠癌患者的疲劳程度。在其他一些癌症类型上也有相似的研究结果，患者在确诊后进行适当运动，有助于提高生存率，减少焦虑、抑郁、疲劳和淋巴水肿，以及改善与健康相关的生活质量。

那我国肿瘤患者的运动情况怎么样呢？考虑到肿瘤患者原本就可能存在不良的生活习惯，自主运动的观念不强，而对于治疗中的患者来说，机体的不适更会加重久坐和缺乏运动的情况。因此，运动抗癌应该得到更多的关注！

关于如何运动，美国癌症协会在发布的第 3 版《癌症幸存者营养和身体活动指南》中，就肿瘤患者如何饮食和活动以改善健康状况，提供了全面的建议。指南指出，除却手术后的短期限制，许多肿瘤患者是能够在治疗前、中、后进行运动的，且比较安全。特别是确诊后，应尽快与医生进行体力活动的评估和咨询，目的是为后续治疗做好准备。

因此，在确保安全有效的前提下，肿瘤患者应努力达到以下目标。

◆ 每周进行 150 ～ 300 分钟的中等强度活动（即在运动中可以说话，但不能唱歌，如快走、瑜伽、悠闲骑行等），或每周进行 75 ～ 150 分钟的高强度运动（即在运动中说话有困难或上气不接下气，如跑步、游泳、单打网球等）。

◆ 或将两种强度的活动相结合。

◆ 每周进行 2 天及以上的肌肉强化训练（如举重、弹力带训练、俯卧撑、深蹲等）。

同时，指南也给出了一些运动时的注意事项：①循序渐进，量力而行。如果觉得很累，可以从每天做 10 分钟的轻度运动开始，逐渐增加活动的频率和时间。②注意安全，选择合适的运动场所。远离不平整的地面，如果感到头晕或双脚不稳，不要运动。如果选择在户外锻炼，尽量在安全且光线充足的地方，并做好防护如事先涂好防晒霜。③存在感染的风险时，应避免前往公共健身房或其他人群较多的地方。④接受放疗的患者在游泳前需要得到医生的许可，在离开泳池后一定要将身体冲洗干净，以降低对皮肤的刺激。⑤尽量与家人或朋友一起运动，外出时告知家人行程或携带手机。

除却以上提及的运动方式，其实我国的医疗体育也历史悠久，比如我们熟悉的太极拳、八段锦、五禽戏等均属于中医导引术。中医导引术将肢体运动与呼吸运动相结合，通过"导气令和，引体令柔"使体内气血调和，脏腑功能改善，阴阳趋于平衡，而这种"柔"的特性也非常适合目前春日生发之性。众多临床研究证实中医导引术属于低强度有氧运动，在防治肿瘤、调理手术和放化疗后不良反应、改善心理健康等方面有很好的效果，因此比较适合身体状况恢复初期，同时也不受场所限制，简单易学，值得长期坚持。

看到这里，不妨起来运动一下吧！

参考文献

[1] QIU H, CAO S, XU R. Cancer incidence, mortality, and burden in China: a time-trend analysis and comparison with the United States and United Kingdom based on the global epidemiological data released in 2020[J]. Cancer Commun (Lond), 2021, 41(10): 1037-1048.

[2] ALONSO R, PIÑEROS M, LAVERSANNE M, et al. Lung cancer incidence trends in Uruguay 1990-2014: an age-period-cohort analysis[J]. Cancer Epidemiol, 2018, 55: 17-22.

[3] 王可馨. 被动吸烟对于女性肺癌发病率的影响 [J]. 长寿, 2020(2): 140.

[4] RAMLREZ N, OZEL M Z, LEWIS A C, et al. Exposure to nitrosamines in thirdhand tobacco smoke increases cancer risk in non-smokers[J]. Environ Int, 2014, 71: 139-147.

[5] LEE T, GANY F. Cooking oil fumes and lung cancer: a review of the literature in the context of the U.S. population[J]. J Immigr Minor Health, 2013, 15(3): 646-652.

[6] 李犇, 徐正哲, 蔡建辉. 青年女性肺癌发病现状及影响因素研究进展 [J]. 中国医刊, 2022, 57(6): 612-617.

[7] 焦顺昌. 生活方式与肿瘤预防 [J]. 中华保健医学杂志, 2005, 7(2): 72-74.

[8] 金鹏, 田艳涛. 从胃癌高危因素看生活方式的变革 [J]. 医学综述, 2020(17): 3329-3332.

[9] 武建海. 营养医生说：预防肿瘤要从吃饭做起 [J]. 健康与营养, 2016(11): 82-83.

[10] 刘晓荻, 苏红星. 肥胖会增加得到癌症的风险 [J]. 基础医学与临床, 2011(5): 596.

[11] 葛均波、徐永健. 内科学 [M] 北京：人民卫生出版社, 2013: 75.

[12] GOVINDAN R, DING L. Genomic landscape of non-small cell lung cancer in smokers and never-smokers[J]. Cell, 2012, 150: 1121-1134.

[13] 高北陵, 杨玲玲, 栗晖. 生活事件、情绪与恶性肿瘤 [J]. 中国心理卫生杂志, 1989, 9(1): 15.

[14] SAMITZ G, EGGER M, ZWAHLEN M. Domains of physical activity and all-cause mortality: systematic review and dose-response meta-analysis of cohort studies[J]. Int J Epidemiol, 2011, 40: 1382-1400.

[15] 姜勇, 王少明. 中国人群癌症归因风险研究 [J]. 循证医学, 2012, 12(6): 322.

[16] 许文宁. 体检管理中以问题为导向的管理模式应用效果观察 [J]. 中国继续医学教育, 2021, 13(26): 191-194.

[17] 郑艳, 杨小婷. 肿瘤患者的情绪特点和情绪管理 [J]. 光明中医, 2018, 33(9):

1327-1329.

[18] 刘薰，杨柱，龙奉玺，等. 浅谈《黄帝内经》在恶性肿瘤治疗中的指导应用 [J]. 贵州中医药大学学报，2021, 43(2): 64-66, 81.

[19] 蒋素华，赵付芝. 情绪与肿瘤的关系 [J]. 肿瘤防治杂志，2003(8): 886.

[20] 黄琬晴，郑轶枫，王能，等. 基于情志致病理论的肿瘤病机与中医药干预研究 [J]. 中华中医药杂志，2021, 36(9): 5441-5444.

[21] 贾苑凝. 情志养生处方四则 [J]. 家庭医学 (下半月), 2020, 636(5): 44-45.

[22] 中华中医药学会血液病分会，中国民族医药学会血液病分会，中国中西医结合肿瘤专业委员会，等. 肿瘤相关抑郁中医诊疗专家共识 [J]. 北京中医药大学学报，2023, 46(1): 12-17.

[23] CAO C, FRIEDENREICH C M, YANG L. Association of daily sitting time and leisure-time physical activity with survival among us cancer survivors[J]. JAMA Oncol, 2022, 8(3): 395-403.

[24] CANNIOTO R A, HUTSON A, DIGHE S, et al. Physical activity before, during and after chemotherapy for high-risk breast cancer: relationships with survival[J]. J Nat Cancer Inst, 2021, 113(1): 54-63.

[25] ROCK C L, THOMSON C A, SULLIVAN K R, et al. American Cancer Society nutrition and physical activity guideline for cancer survivors[J]. CA Cancer J Clin, 2022, 72(3): 230-262.

[26] 陈浩然，刘浩，代金刚. 中医导引术预防和辅助治疗肿瘤的相关研究进展 [J]. 中医药学报，2021, 49(3): 92-95.

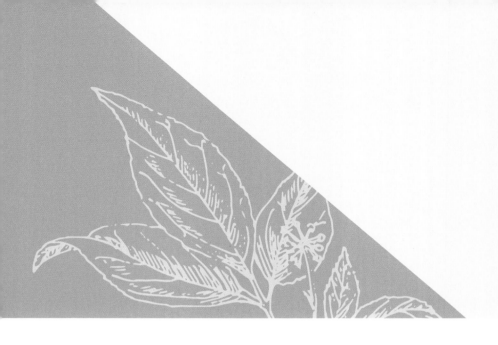

分论

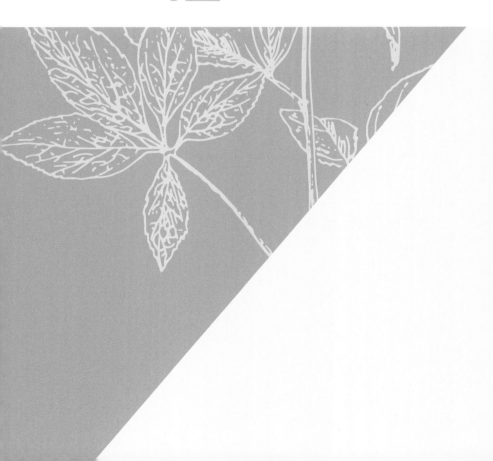

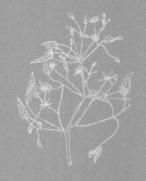

第9章

肠癌

肠癌患者的饮食攻略

肠癌又被称作结直肠癌，包括直肠癌和结肠癌，是临床常见的消化系统疾病。流行病学研究显示，肠癌的发病因素包括家族疾病史、不良生活习惯、肥胖及饮食因素等，其中饮食因素对肠癌的发生发展及术后的康复和复发转移都有着非常重要的影响。

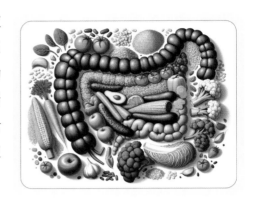

一、肠癌患者应吃些什么？

◆富含纤维素的食物，如白菜、菠菜等，此类富含纤维素的食物能够促进肠蠕动，一方面能够改善粪便的体积，另一方面也有助于控制排便次数。但是，应以加工过的细纤维为主，摄入过多的粗纤维会导致肠梗阻，尤其是刚完成肠癌手术的患者，饮食应注意以易消化、半流质（介于软饭与流质之间的饮食）为主。为帮助消化直肠癌患者，食用的食物应以细软为主（小米粥、玉米粥），尽可能杜绝肠道刺激。

◆多吃含有胡萝卜素和维生素的食物。果蔬中含有丰富的维生素及微量元素，对肿瘤患者的营养均衡起到很重要的作用；同时，果蔬中含有大量的膳食纤维，有益于肿瘤患者的消化功能。

◆富含微量元素硒的食物，如麦芽、鱼类、蘑菇等。硒是我们体内谷胱甘肽过氧化物酶的活性成分，其具有抗过氧化、防止脂质过氧化的功效，可保护细胞膜，不让其受到有害活性氧自由基的破坏，从而维持细胞结构及功能的完整。

二、肠癌患者避免吃什么？

◆忌饮食过量，肠癌患者肠蠕动功能有一定程度上的降低，过量饮食会加重肠道负担。

◆忌酒，酒刺激胃肠道，同时也是公认的饮食禁忌。

◆慎食辣椒、芥末、胡椒、咖喱、咖啡、花椒等刺激性食物。

◆忌食易使便频及产气食物，如干豆、土豆、洋葱、芦笋、椰菜、不熟的水果，它们会在肠道细菌的腐败、酵解下产生大量硫化氢、吲哚等，造成腹胀、频繁排气。

◆谨慎食入富含粗纤维的食物，如芹菜、茭白、洋葱、韭菜、竹笋、黄豆芽、魔芋、干果及果皮等粗纤维素食物，由于纤维素含量较高，纤维较粗大，排泄时易造成造瘘口或吻合口阻塞，应尽量避免或减少食用。

◆忌食致癌、促癌食物，如油炸烧烤食品（油条、炸猪排、烧焦的肉）、加工腌制的红肉（如腌制的香肠、火腿、咸肉、咸菜）、烟熏的肉等。

◆不食过热、过烫食物。

三、肠癌患者怎么吃？

◆营养均衡：每天除了摄入优质蛋白外，还要以低脂肪、适量碳水化合物饮食为主，注意补充维生素、无机盐、纤维素等。尽量做到清淡和高营养相结合、易消化和富含维生素相结合、新鲜和寒热温平相结合。

◆少食多餐：避免过度饮食造成胃肠道不适，尤其是术后恢复期及化疗期间，应做到一次少量、每日多次的进餐，既能保证一日的能量营养摄取，又有利于食物的消化、营养的吸收。

◆术后注意：肠癌患者术后饮食护理的原则为从少到多，从稀到稠，从简单到多样，以低渣无刺激性清淡饮食为主，在手术后早期尽量减少粪便排出量和次数。

肠癌患者的养生药膳

《黄帝内经》记载"毒药攻邪，五谷为养，五果为助，五畜为益，五菜为充，气味合而服之，以补精益气"，说明早在3000多年前，我国的祖先就已经非常重视食物养生了。

日常饮食相对于临床所用的中药而言，性味会平和一些，但也绝对不是没有偏性。在使用时我们依然要讲究辨证施食，利用好食物的性味去调理人体的气血虚实。在应用原则上，食疗也遵循整体观，使用时需要结合四时气候，春夏养阳，秋冬养阴，并结合地区特色食材随取随用。因此，一张好的食疗方应用起来也有大学问。

肠癌患者由于体质因素加之经历手术、放化疗等治疗后消化能力比较弱，在排便方面容易有腹泻、便秘等各种问题，于饮食上应多加注意。我们已经聊过肠癌患者的饮食宜忌，具体到日常生活中哪些饮食习惯需要注意，什么样的蔬菜水果适合食用。下面我们就结合这些食物，聊聊适合肠癌患者平时在家就能做的药膳。

一、马齿苋食疗

马齿苋形如马齿，味同苋菜，是一味清热的草药，适合于夏天。马齿苋味酸，性寒，归肝和大肠经，具有清热解毒、凉血止血、止痢之功。

以马齿苋为主的食疗方清热利湿，适用于腹痛、里急后重、肛门灼热、有大便不尽感的湿热下注证患者。因其具有滑利之性，脾虚泄泻的患者不适宜服用。

马齿苋食用方法多种多样，现介绍3种。

马齿苋粥

食材：鲜马齿苋100 g，粳米100 g。

做法：将鲜马齿苋洗净切段，与粳米加水同煮，和盐调味，温服。

凉拌马齿苋

食材：鲜马齿苋 200 g，芝麻、蒜泥、盐、油适量。

做法：将鲜马齿苋洗净切段，水开后下入，焯水 2 分钟后捞出，放入凉水进行降温处理，控干水分后放入盘中，依据个人喜好加入芝麻、蒜泥、盐、油搅拌均匀即可。

马齿苋绿豆汤

食材：鲜马齿苋 20 g，绿豆 10 g。

做法：将鲜马齿苋、绿豆洗净放于锅中，加清水 1000 mL，急火煮开 5 分钟，文火煮 30 分钟。

二、莲子芡实粥

食材：莲子 30 g，芡实 30 g，瘦肉 50 g，粳米 80 g。

做法：莲子浸泡去心，猪瘦肉切碎，先将莲子、芡实煮至软烂，再加入猪瘦肉、粳米，煮至米熟粥成，和盐调味，温服。

莲子味甘、涩，性平，归脾、肾、心经；芡实味甘、涩，性平，归脾、肾经。莲子补脾止泻，止带，益肾涩精，养心安神；芡实益肾固精，补脾止泻，除湿止带。《神农本草经》谓两者"补中，养神，益气力，除百疾，久服轻身，耐老，不饥，延年"。

本食疗方健脾渗湿，适用于排便次数多、下利清稀、形体瘦弱的脾虚湿困证患者。

三、黄芪猴头菇炖鸡汤

食材：黄芪 50 g，猴头菇 250 g，鸡肉 500 g，生姜、葱、料酒、食盐适量。

做法：黄芪揩净切片，鸡肉洗净切块；猴头菇洗净用温水泡发后捞出切片，余水用纱布滤过待用。将黄芪、鸡肉、姜、葱、料酒、泡发猴头菇的水和少量清水一起放入锅内，武火烧沸后改用文火炖 1.5 小时，放入猴头菇，再煮 45 分钟，和盐调味，温服。

黄芪味甘，性微温，归脾、肺经，叶天士谓其"味甘无毒，禀地和平之土味，入足太阴脾经。气味俱升，阳也"。猴头菇味甘，性平，归脾、胃经，具有养胃、安神之效。鸡肉味甘，性温，归脾、胃经，王孟英在《随息居饮食谱》中言鸡肉"补虚暖胃，强筋骨，续绝伤，活血调经，拓痈疽，止崩带，节小便频数，主娩后虚羸……但多食生热动风"，热证不宜。

本食疗方益气养血，适用于食少便溏、面色苍白、唇甲色淡、神疲乏力、脱肛的气血亏虚证患者。

关于肠癌有哪些基因检测？

肿瘤的本质可以归为一种基因病。人体的基因控制着细胞正常的生长凋亡，一旦有部分基因叛变就有可能造成细胞的生长失控。考虑到肿瘤的高度异质性，同一个癌种使用相同的药物而效果不尽相同，因此临床上需要针对每一位患者制订精准的治疗方案。如今在基因检测技术的支持下，个体化治疗的优势日益明确。

肿瘤基因检测是应用生物学检测技术对患者的肿瘤组织或者血液做相关的 DNA 检测，从而发现有害的基因突变，采用针对性的靶向药物，为临床防治保驾护航。目前基因检测在结直肠癌的诊疗过程中

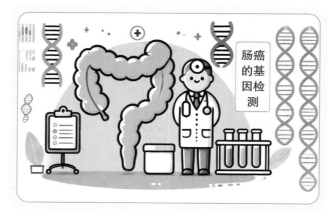

逐渐凸显出其价值，关系到结直肠癌的早期筛查、治疗用药及预后评价。

结直肠癌是遗传性较强的癌症，虽然大部分有肠癌家族史的患者的癌症是由共同的生活习惯及环境造成的，但依然有 5% 的患者确实是因为存在遗

传基因的突变，如林奇综合征、家族性腺瘤性息肉病等，这部分患者的直系亲属也应当及早进行基因检测，以期早防早治。

结直肠癌基因检测一般会对 *RAS* 基因（主要是 *KRAS*、*NRAS* 基因）、*RAS* 的下游基因 *RAF*（主要是 *BRAF* 基因）及微卫星不稳定性（MSI）进行检测，在有条件的情况下也可以选择更多的基因进行检测。

KRAS 基因：*KRAS* 基因是我们常说的原癌基因的一种，平时可以调控细胞的生长，但若 *KRAS* 基因发生突变，原先听话的细胞就会失去控制，获得无限增殖的本领。研究发现，*KRAS* 突变与结直肠癌有高度的相关性，大约 40% 的结直肠癌患者会存在该基因突变。临床上，大部分结直肠癌患者会存在表皮生长因子受体（EGFR）的过表达，我们可以使用针对 EGFR 的单克隆抗体进行治疗，但如果患者同时存在 *KRAS* 突变则很难从中获益。

BRAF 基因：*BRAF* 基因也属于原癌基因，位于 *RAS* 基因的下游，在 *BRAF* 基因中存在一个常见突变位点 V600E，该突变是导致细胞恶变的关键。临床上 *BRAF* 突变在女性、右半结肠的肿瘤中多见，和 *KRAS* 基因一样，*BRAF* 突变对 EGFR 单克隆抗体耐药，两者都提示预后不佳，故可将 *KRAS* 与 *BRAF* 基因联合检测。

MSI：首先解释一下什么是微卫星（MS），微卫星是人体基因组中由 1 ~ 6 个核苷酸组成的短重复序列，平时对人体没有什么影响，处于微卫星稳定（MSS）的状态，是个守法公民。当其发生突变时，其编码产生的异常蛋白就会干扰身体的正常机制，四处为害。而 MSI-H 即代表有较多的微卫星发生了突变，就像一时间出现了很多坏人。正常情况下，身体里有一种错配修复（MMR）的警察，他可以及时发现并纠正微卫星发生的异常，抓住那些 MSI 使其改邪归正，但当 MMR 这个警察也发生突变，变成了有缺陷的 MMR（dMMR）时，就无法严格执法了，因此我们常常见到的 dMMR 基本上等同于 MSI。临床上 MSI-H 的患者可以从免疫治疗中获益，这是因为其产生的大量异常蛋白更容易被免疫导弹识别并摧毁。研究表明，对于 Ⅱ 期结直肠癌患者而言，检测到 MSI-H 有更高的生存优势，但由于 MSI-H 在临床分期中占比不同，对于Ⅲ、Ⅳ期患者而言其预后价值仍有待进一步研究。

另外，考虑到恶性肿瘤狡猾的特性，其往往会为了生存不惜一切代价，这其中就包括更进一步的基因突变。临床上提倡对患者进行外周血循环肿瘤DNA即ctDNA的动态监测，ctDNA是肿瘤细胞释放到体液中的基因片段，该法相比于选取组织标本进行基因检测更为便捷，可以发现术后的微小残留病灶，也可以先于影像学手段发现病灶的复发转移，评估预后，具有较好的应用前景。凡事具有两面性，检测ctDNA的液体活检方法依然无法取代组织标本检测的地位，有些时候因为血液样本中ctDNA含量较低等原因也会出现假阴性的漏诊情况。

因此，基因检测技术有助于揭示肠癌的本质，筛查出危险人群，实现早期干预，同时为给肠癌患者制定更优的治疗方案提供依据，明确疾病走势，延长患者生存期。我们期待其能够更广泛地应用于临床，服务于更多的患者。

肠癌有哪些非侵入性筛查手段？

继宫颈癌、乳腺癌后世界卫生组织推荐的第三个可以直接从早期筛查中获益的恶性肿瘤便是结直肠癌。结直肠癌疾病负担较重，就目前形势来看其发病越发趋于年轻化，如何精准防控是亟待应对的挑战。

结直肠癌的可怕之处是早期缺乏明显的症状，对于大多数人而言因为预防理念的匮乏，会将结直肠癌初期的症状当作是简单的胃肠问题而忽视，等到发现时又为时已晚，悔之莫及。

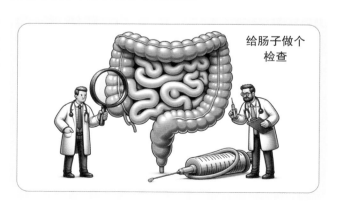

给肠子做个检查

为了避免这种情况的发生，除却日常关注自己身体发生的变化、及时进行体检以外，也需要明确自身是不是结直肠癌的高危人群、需要进行哪些正确的筛查。

通过早期筛查可以显著降低结直肠癌的发病率和死亡率。目前在肠癌的筛查中，肠镜检查占据着主导地位，其目的是发现肠道中存在的息肉或早癌并进行干预。除却一些特殊患者不适合肠镜检查，还有一部分患者常常因为害羞、恐惧、嫌麻烦等种种原因，对结肠镜的接受度较差。

考虑到这一点，临床上也有一些非侵入性的初筛手段可供选择。

粪便隐血试验（FOBT）：粪便隐血是消化道病变的少量出血，不易被肉眼察觉，往往先于症状存在，因此对早期肠癌的发现具有提示意义。目前常见的 FOBT 检测方法有愈创木脂化学法粪便隐血试验和免疫化学法粪便隐血试验两种。前者主要识别粪便样本中的血红蛋白，易受食物、药物等因素的干扰，检出肠癌及癌前病变的敏感性较低。后者在前者的基础上进行了改良，不仅可以特异性识别人血红蛋白中的珠蛋白，克服食物、药物等造成的假阳性，还可以特异性检测下消化道出血，因此敏感性和特异性都较前者提高。FOBT 检测成本较低，适合大规模开展，于肠镜前先行 FOBT 检测有助于提高肠癌的检出率，但 FOBT 无法确诊肠癌，无论结果为阴性或阳性均需肠镜进一步的确诊。

粪便 DNA 检测（sDNA）：该检测基于基因扩增技术对粪便中脱落细胞的 DNA 进行分析，通过发现异常的突变以筛查肠癌患者。当肠道中的病变未发生出血时，FOBT 常常难以检出，该检测在这方面弥补了 FOBT 的不足。但 sDNA 费用较高，临床上可以作为早期筛查的手段，仍需注意的是其依然不能替代肠镜检查。

CT 结肠成像（CTC）：又名仿真结肠镜，其过程与做普通 CT 差不多，只是将获取的图像加工处理成类似于肠镜下所见的图像。一项系统评价和 Meta 分析表明，CTC 诊断结直肠癌的敏感性为 96.1%，高于结肠镜的 94.7%。虽然如此，与肠镜相比，CTC 无法识别较小的病变，无法判断病变的颜色、血管改变等，也无法对病变进行处理，且该法存在辐射，价格昂贵，不利于普及。

因此，相比于肠镜检查，非侵入性的初筛手段更为方便、安全、可重复，可以作为肠镜前的初筛，但不能因为其结果为阴性就放松警惕，由于技术上的局限性，肠镜依然是最佳选择。当然，如果属于高危人群，还是建议直接进行肠镜检查。

参考文献

[1]　BRENNER H, KLOOR M, POX C P. Colorectal cancer[J]. The Lancet, 2014, 383(9927): 1490-1502.

[2]　MEYERHARDT J A, NIEDZWIECKI D, HOLLIS D, et al. Associ-ation of dietary patterns with cancer recurrence and sur-vival in patients with stage Ⅲ colon cancer[J]. JAMA, 2007, 298(7): 754-764.

[3]　李智宇 . 肠癌术后饮食应注意什么 ?[J]. 抗癌之窗 , 2014(5): 32-35.

[4]　黄凤英 . 结肠癌与饮食有很大关系 , 尤其注意这 6 大类 ![J]. 保健文汇 , 2020(5): 126.

[5]　徐振晔 . 常见肿瘤的中医预防和养护 [M]. 上海 : 复旦大学出版社 , 2013.

[6]　尚怀海 . 肿瘤治疗名方验方 [M]. 北京 : 人民卫生出版社 , 2016.

[7]　陈如萍 , 刘蕊 . 下一代测序技术在结直肠癌诊疗中的应用 [J]. 天津医药 , 2020, 48(9): 903-907.

[8]　WU L, YAO H, CHEN H, et al. Landscape of somatic alterations in large-scale solid tumors from an Asian population[J]. Nat Commun, 2022, 13(1): 4264.

[9]　MALLA M, LOREE J M, KASI P M, et al. Using circulating tumor DNA in colorectal cancer: current and evolving practices[J]. J Clin Oncol, 2022, 40(24): 2846-2857.

[10]　陈海宁 , 王自强 , 于永扬 , 等 . 从全球趋势看我国结直肠癌防控 : 挑战与策略 [J]. 中国科学 : 生命科学 , 2022, 52(1): 1612-1625.

[11]　闫柯 , 张明明 , 高峰 , 等 . 我国大肠癌筛查方案及其效果评价 [J]. 消化肿瘤杂志 , 2016, 8(3): 196-199.

[12]　刘媛媛 , 魏少忠 . 非侵入性实验室检查在结直肠癌的应用进展 [J]. 中华实验外科杂志 , 2016, 33(6): 1686-1688.

[13]　PICKHARDT P J, HASSAN C, HALLIGAN S, et al. Colorectal cancer: CT colonography and colonoscopy for detection-systematic review and meta-analysis[J]. Radiology, 2011, 259(2): 393-405.

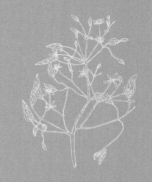

第 10 章

胃癌

胃癌患者应该怎么吃?

胃癌的发病率近年来有逐渐升高的趋势。而胃癌的发病多伴有幽门螺杆菌感染、慢性萎缩性胃炎、不良饮食习惯等因素。其中胃癌患者的饮食尤为重要。首先,食物都会经过咀嚼吞咽后进入胃储存,直接与胃进行接触,而胃癌本身导致胃结构和功能受损,使人容易产生厌食或者消化功能不良等;其次,胃癌患者手术后,一

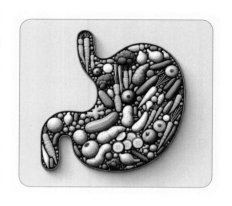

般切除了大部分的胃,胃体积减小,胃肠也进行了改道,根据手术术式的不同,会引起肠梗阻、倾倒综合征等饮食相关问题;最后,部分胃癌患者会进行化疗,容易出现恶心呕吐、不思饮食等。所以胃癌的饮食尤为重要。

那么接下来我们就此介绍下胃癌患者最关注的饮食问题。

一、预防胃癌怎么吃?

胃癌的发病除了与遗传因素、幽门螺杆菌感染有关之外,与食用过多熏制或腌制食品、富含亚硝基化合物的食物、高盐饮食等有密切联系。预防胃癌,要少吃腌熏制品、油炸食品、烧烤及生冷食物,饮食有规律,进食忌过快过烫,戒烟限酒,霉变、烧焦食物更是要不得。烹调形式上,多采用蒸、煮、炖等方式,不要采用炸、煎、烟熏及生拌等方法。有些食物因含有一些天然的抗癌物质,可能对胃癌的预防有一定的帮助作用,如大蒜、洋葱、菌菇类、番茄、花菜等,可以在日常的饮食中增加摄入频次。

二、胃癌术后患者怎么吃?

(一)先流后软,循序渐进

在做完手术后,需要一段时间的饮食护理方可恢复到正常。首先需要遵从

先流后软的饮食原则。如果护理得当，患者最终往往都能恢复至正常的饮食。

全流质食：胃癌术后，如果肛门开始排气，则可以开始全流质饮食，如鲜果汁、稀藕粉、鱼汤、面汤等。不宜食用易胀气、有刺激性食物，进餐采取半卧位，进食后要平卧 20 ~ 30 分钟，预防因食物过快进入小肠而引起的倾倒综合征。

常见流食如下。

汤：没有渣的清汤（菜汤、肉汤）。

粥水、面汤：没有米粒、面团。

温热的饮品：果汁、低脂牛奶、豆腐脑等。

营养制品：成品的营养制剂。

半流食：根据情况，一般术后 2 ~ 3 周可以开始食用半流食。

常见半流食如下。

浓汤：汤里面没有大块食物。

肉泥和蔬菜泥：把肉和瓜果类蔬菜打碎搅拌后进食（西红柿、南瓜、茄子等去皮）；鸡蛋羹、嫩豆腐、土豆泥。

粥：白米粥、麦片粥。

烂面条、疙瘩汤。

软食：一般情况下，在术后 3 个月，根据自身条件，可以考虑开始进食软食，如米饭、馒头、面条等主食，粗纤维较少的胡萝卜、西红柿、嫩菜叶等蔬菜，较软的香蕉、猕猴桃等水果，以及肉末、鱼虾、鸡蛋等。

（二）少食多餐，细嚼慢咽

胃大部切除术后的患者，最后往往都能正常饮食，但是残胃终究与正常人相异，务必要饮食护理。一般宜细嚼慢咽，少食多餐，尽量每日 5 次以上，并且有规律、定时定量进餐。长期坚持，可以让残胃逐步恢复消化功能。同时宜清淡饮食，避免生、冷、硬、辛辣、酒、咖啡、浓茶等刺激性食物，以免伤胃。不食易胀气食物，预防肠梗阻。如果日常饮食中对某个食物食后有不适感，则不宜食用，尽量以别类食物代替。

（三）干稀分食，避免甜食

为使食物在胃内停留时间延长，进餐时只吃较干食物，不喝水。喝汤、流体食物则需要在摄入干食前半小时或摄入干食后半小时再吃，从而避免食物被快速冲入小肠，延缓食物的进一步吸收，防止倾倒综合征的发生。

胃大部切除术后，食物失去了幽门的约束，一旦进入残胃就会迅速进入小肠。此时，大量血液随之进入小肠帮助工作，导致患者可能在进食后的10 ~ 30分钟内出现腹上区不适、腹部胀痛、心悸、腹泻等低血容量性的倾倒综合征。

同样，较甜的食物也是要不得的！糖的吸收需要大量胰岛素，一旦大量高糖食物因为术后缺少幽门对食物的控制，突然进入肠腔，胰腺会因此分泌大量胰岛素，从而使血糖骤降，引起头晕、冷汗等低血糖性的倾倒综合征。此类倾倒综合征一般多发生在餐后2 ~ 4小时。

（四）合理饮食，保证营养

有些患者觉得得了胃癌后不能吃发物。发物往往指具有刺激性、易诱发某些疾病的食物，作为一种过敏原而导致人体发病。其实，发物与否因人的体质不同而有所不同。一种食物，对 A 来说是该敬而远之的发物，但对 B 来说，却可能是优质的营养源。从医学上来说，并没有明确的证据表明胃癌患者有需要忌口的发物。

相反，我们更应该关注的是患者术后的营养不良！每天要保证摄入有足够营养的高蛋白、高维生素的细软食物。鸡蛋、鹅肉、牛肉、羊肉、鱼、虾这些食物，对患有过敏性皮肤病、哮喘的患者来说，大多是传统意义上的发物；但是对于胃癌患者来说，更是富含优质蛋白的食物。所以癌症患者不仅不要忌口这些食物，反而应该适当多吃这些食物，以补充营养。

有些患者甚至会问是不是可以通过饥饿疗法饿死肿瘤。事实上，肿瘤是消耗性的疾病，肿瘤会把营养从正常细胞处夺走，所以根本不可能饿死癌细胞。相反，有研究表明，胃癌患者越胖，预后越好。国内外学者表示，体重指数和营养指数是胃癌患者的独立预后因素，超重和高营养指数是生存的保护因素。国外学者通过统计发现，超重组中位总生存期为 9.4 个月，正常体重指数组为 8.8 个月，低体重指数组为 4.7 个月。这说明营养的充足与否和胃癌患者的预后大大相关。

胃癌患者胃切除术后，缺铁性贫血、骨软化病是其最常见的并发症。因此术后的患者应注意膳食中多摄入含铁、含钙和维生素 D 丰富的食物。含铁较丰富的食物包括瘦肉、动物肝脏、鸭血、蛋黄等。含钙较高的食品有各种豆制品、乳制品，种子类食品如干杏仁、榛子、核桃、葵花子、芝麻酱等。有些蔬菜如菠菜、苋菜等所含的草酸会影响铁和钙的吸收，因此可先在沸水中焯一下，使部分草酸先溶于水，滤去水再炒食。维生素 D 则可通过晒太阳或直接口服补充。

虽说多吃粗纤维的食物可以预防便秘，甚至可以防癌，但粗纤维颗粒比较大，进入胃肠之后会加重胃肠蠕动的负担，还可能会划伤胃黏膜，造成黏膜损伤，甚至可能还会抑制人体对蛋白质的吸收，一般术后不建议食用富含粗纤维的食物。

三、化疗期间患者怎么吃？

化疗前和两次化疗间期阶段：这期间是患者补充营养的最佳时期，不存在化疗反应，建议摄入高热量、高蛋白、高维生素的食物。滋补的食物，若是能消化也是建议服用的，如黄鳝、甲鱼、鸽子肉、羊肉等。因为良好的营养可以增强免疫力，提高机体抵抗化疗不良反应的能力。

化疗初始阶段：化疗刚开始，患者有可能出现食欲缺乏、口腔溃疡、胃部灼热、轻微腹痛腹泻等。虽然此时出现了化疗不良反应，但患者仍可以进食，应尽可能补充营养。饮食可采用半流食。

化疗反应极期阶段：有些患者会出现一些严重不良反应，如恶心呕吐、口腔溃疡、腹痛腹泻，已无法正常进食，甚至出现进食抵抗。此阶段为营养维持阶段，应仅提供少量热量及营养来保护胃肠道功能。饮食安排上采用流食。

四、胃癌晚期怎么吃？

胃癌晚期患者多由于食欲缺乏，营养摄入不足，体质每况愈下，所以胃癌晚期患者的饮食治疗就显得更为重要。合理的饮食是获得足够营养的自然途径，而合理的营养能增强患者的体质。

肿瘤靠近贲门时，常可引起吞咽困难的症状，可参考食管癌的饮食进行配膳。另外，有的胃癌肿块侵犯了幽门，会引起幽门梗阻的症状，如进食后出现饱胀、恶心、呕吐等，在进食数小时后，呕吐大量的宿食。对于这种情况，在饮食方面应考虑采用少而精的流质饮食，不要进食容量多而营养少的食物。

胃癌患者的养生药膳

中医理论认为："胃者，人之根本，胃气壮，则五脏六腑皆壮也。"

脾胃乃后天之本，气血生化之源，对于胃癌患者来说，无论是疾病本身还是病后接受的各种治疗方案，或多或少都会影响自身的食欲及消化功能，如果无法及时补充营养，势必对后续的恢复造成影响。此时选择合理的饮食可以起到"祛病而安脏腑"的作用。

"天食人以五气，地食人以五味"，以食为药胜过以药为食。张锡纯在《医学衷中参西录》中言"食疗病人服之，不但疗病，并可充饥，不但充饥，更可适口，用之对症，病自渐

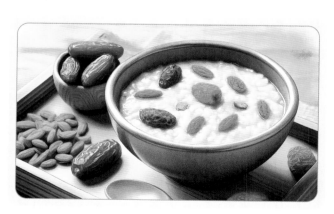

愈，即不对症，亦无他患"，可见选对食疗方于病于己皆大有裨益。

一种疾病在临床上往往会表现为多种不同的证型，在选择食物时亦有差

别，不能因其药食同源就随意使用，也要讲究食物与食物之间的配伍。下面就向胃癌患者推荐一些养胃食谱。

一、陈皮乌贼骨瘦肉粥

食材：陈皮 10 g，乌贼骨 15 g，瘦肉 50 g，粳米适量。

做法：将陈皮、乌贼骨放入砂锅中，加适量水煮沸，去渣取汁。将粳米与瘦肉同煮，待肉粥煮熟后，加入前面的药汁，再煮两三沸即可，和盐调味，温服。

陈皮味苦、辛，性温，长于理气健脾，与补益药同用可使补而不滞；乌贼骨又名海螵蛸，味咸、涩，性平，具有制酸止痛、中和胃酸之功。肝胃不和的患者，久病肝气不舒，横逆乘犯脾胃，故使脾失健运，胃失和降，当疏理气机以恢复脾胃的升降。

本食疗方以理气和胃为主，适用于胃脘胀满、呕吐反酸、口苦心烦的肝胃不和证患者。

二、牛奶竹沥饮

食材：鲜牛奶 150 mL，竹沥水 50 mL，生姜汁 30 mL，蜂蜜或糖适量。

做法：将鲜牛奶煮沸后加入竹沥水、生姜汁、蜂蜜或糖，混匀后服用。

孙思邈在《千金要方》中言牛乳"味甘微寒，无毒。补虚羸，止渴。入生姜、葱白，止小儿吐乳，补劳"。从现代营养角度看，牛奶可以提供优质蛋白，帮助患者提高免疫力。竹沥性寒滑利，配伍生姜可制约其寒性，共入胃经，化痰止呕，合蜜糖补中。

本食疗方以养胃补虚、化痰止呕为主，适用于纳食减少、乏力、呕吐痰涎的胃阳虚衰证患者，对于化疗后引起的消化道不良反应可以配合中药汤剂服用。

三、山药扁豆鸡金粥

食材：山药 30 g，白扁豆 30 g，鸡内金 10 g，粳米适量。

做法：四物同煮，煮至浓稠即可，和盐调味，温服。

《神农本草经》言山药"主伤中，补虚羸，除寒热邪气，补中益气力，长肌肉"。白扁豆虽不及山药，但补土治泄，亦良善之品。鸡内金味甘，性平，消食化滞，虽不直接补益，却也健脾助运，堪当大任。

本食疗方以益气健脾、开胃消食为主，适用于胃纳不佳、消化不良的脾胃虚弱证患者。

胃癌预防，你问我答

癌症整体的治疗费用高昂，但早癌治疗可以大大减少花费。有研究表明，我国胃癌发病率为 29/100 000，每年新发胃癌约 41 万例，病死率也较高，居全球第四位。胃癌的高发病率和死亡率，深切地威胁着我们的生命健康。但可喜的是，如果及早进行治疗，早期胃癌的 5 年生存率在治疗后可高于 90%，大大高出我国中晚期胃癌手术治疗后仍低于 30% 的现状。可惜的是，由于大多数患者在早期难以自行察觉，等到发现自己出现不明原因的逐渐消瘦、贫血、低蛋白血症、水肿，持续性上腹痛，有呕血及黑便等时，疾病一般已经进入中晚期了。

因此，了解胃癌早筛与预防刻不容缓！

那我们平时应该如何做才能早发现、早诊断，甚至预防胃癌的发生呢？相信看完下面的问答必然能有所收获。

肿瘤指标高了，是否就能确诊癌症了呢？

由于现在生活水平的提高，以及对自身健康的日渐重视，大家平时体检的时候总是会关注自己的肿瘤指标，那指标高了，是否就能确诊癌症了呢？答案是否定的，研究发现，我们常规认识的这些肿瘤标志物在不同分期胃癌中的整体阳性率分别为癌胚抗原 24.0%、CA199 27.0% 和 CA724 29.9%，对早期胃癌诊断的灵敏度和特异度均较低，诊断效能较差。

做胃镜可太难受了，感觉喉咙都要被捣烂了，还要夹一块肉出去，会不会有风险啊？如果说不做胃镜，还能通过做什么来进行早期筛查呢？

大家对胃镜这种侵入性检查存在恐惧心理的情况是可以理解的。根据《中国早期胃癌筛查流程专家共识意见》，专家们提出了针对我们国人的筛查评分系统（表 10-1），大家可以自己为自己打个分，对照流程（图 10-1），尽早就医。

表 10-1　新型胃癌筛查评分系统

变量名称	分类	分值
年龄（岁）	40 ~ 49	0
	50 ~ 59	5
	60 ~ 69	6
	> 69	10
性别	女	0
	男	4
幽门螺杆菌感染	无	0
	有	1
聚合酶链反应	≥ 3.89	0
	< 3.89	3
胃泌素 -17（G-17）（pmol/L）	< 1.5.0	0
	1.5.0 ~ 5.70	3
	> 5.70	5

流程表里面的 Hp 感染、PGR 和 G-17 分别是什么意思呢？

PGR 指的是血清胃蛋白酶原（PG）检测中，PG 两种亚型 PG Ⅰ 与 PG Ⅱ 的比值，是反映胃黏膜正常与否及胃黏膜受损程度和受损部位的敏感性、特异性指标，被称为"血清学活检"。G-17 指血清胃泌素 -17，是反映胃窦内分泌功能的敏感指标之一，可提示胃窦黏膜萎缩状况或是否存在异常增殖。当 PG Ⅰ < 30 μg/L 且 PGR < 3 时提示重度萎缩，建议复查并联合胃镜检查。

Hp 就是我们常说的幽门螺杆菌，Hp 感染常与消化性溃疡、慢性胃炎、胃腺癌等消化道疾病息息相关。而由于 Hp 的传播途径及国内家庭集中用餐的习惯，Hp在我国家庭内的感染比较广泛。这就是为什么看病的时候，医生检测出一个患者感染了Hp，建议全家都来查。这里根据专家的意见，列出了以下预防措施，供大家参考（表10-2）。

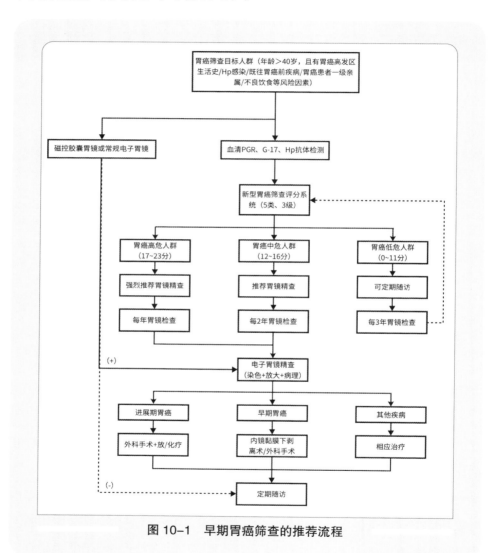

图 10-1　早期胃癌筛查的推荐流程

表 10-2　幽门螺杆菌常见传播途径及预防措施

传播途径	预防措施
口 - 口传播	注意口腔卫生, 不乱吃东西; 分餐制, 使用公筷; 避免咀嚼食物喂婴儿
粪 - 口传播	注意个人卫生, 勤洗手; 便后洗手, 冲厕所; 避免吃生冷食物, 如生鱼片
其他	少吃刺激食物, 如咖啡、酒等; 定期体检, 及时治疗

但是胃镜及活检依旧是目前诊断胃癌的金标准, 其地位稳固, 很难仅靠胃功能四项 (PG Ⅰ、PG Ⅱ、PGR、Hp) 撼动。

幽门螺杆菌感染怎么检测呢? 除了胃镜这种侵入性操作, 还能怎么查?

尿素呼气试验、C13/C14 呼气试验、血清抗体检测和粪便抗原检测都是检测家庭成员幽门螺杆菌感染的合适方法。尤其是 C14 呼气试验, 由于灵敏度、特异度高, 方便易行, 价格低廉, 更适合于大家平时的筛查, 但要注意的是胃部分切除术后的患者有假阴性的可能, 在药物治疗幽门螺杆菌感染后至少 4 周才能再次检测, 同样是防止假阴性的存在。

杀一次菌要吃很多药, 吃很久, 药又很难吃, 那有没有幽门螺杆菌疫苗?

关于幽门螺杆菌疫苗的研制, 几十年来进行了多次尝试。由于幽门螺杆菌抗原制备和人体免疫反应的复杂性, 它仍处于实验室开发阶段, 尚不适合临床应用。因此, 仍然需要使用抗生素来控制感染和防止复发。

为什么不能拍 CT 呢? 只要躺一会就有结果出来, 还少吃苦。

这是因为 CT 只能看到胃的外面, 不能像胃镜一样 360° 看胃的里面, 但是 CT 对于观察胃癌的远处转移, 以及辅助判断局部的淋巴结侵犯有着重要意义, 拍 CT 也有一定的价值。

基因检测也一直热火朝天, 看到很多广告说一滴唾沫就能检测出将来患癌症的可能性高不高, 这可不可信呢?

国内一项研究发现, 早期检测甲基化 SEPT9 和 RNF180 表达水平对胃癌的早期诊断均具有重要的意义。SEPT9 和 RNF180 联合检测诊断早期胃癌, 其灵敏度为 40.5%, 特异度为 85.3%。但在实际临床应用中可能会出现漏诊情况，需要同其他诊断手段联合检测来提高灵敏度。这种只要抽血的检查有望在将来成为提高胃癌早期诊断率的有效工具。

除了这些早筛手段，咱们平时生活中哪些方面可以注意起来，让胃癌远离我们呢？

根据专家建议，即使是具有胃癌高遗传风险，如果能坚持健康生活方式，即不抽烟、不喝酒、少吃腌制食品、多吃新鲜水果蔬菜，胃癌发病风险会降低 47%，这表明健康的生活方式能在一定程度上抵消胃癌的遗传风险。

应有怎样的生活习惯呢？

◆无论是既往吸烟还是当前吸烟者胃癌风险都会明显升高，戒烟后胃癌风险随时间的延长而降低，在戒烟 10 年后接近不吸烟者。目前一致认为，烟草和酒精的代谢产物中含有的致癌物质导致 DNA 损伤，改变细胞的生长方式，使正常的胃上皮细胞增殖、恶变，建议大家还是不抽烟、不喝酒。红肉摄入量每增加 100 g/d，患胃癌风险增加 26%。每周食用水果次数 ≥ 3 次对胃的保护作用逐渐增强，每周蔬菜摄入次数 ≥ 3 次显著降低了 62% 的胃癌风险。食用腌制蔬菜会使患胃癌的风险显著增加 28%。体重指数每增加 5 个单位，胃癌的风险增加 23%，提示我们要进行适量的体育锻炼。研究表明，饮用红茶、咖啡、绿茶对胃癌没有显著影响。

◆正确地喝水，喝正确的水也是避免患癌的一种方式，老话说"多喝热水"总不会错。

◆除平时注意分餐、聚餐时使用公筷预防幽门螺杆菌感染外，也要谨防艾滋病感染，因为艾滋病病毒也加重了罹患胃癌的负担。

◆另外，是药三分毒，由于很多老年人有胃酸反流的困扰，长期使用抑酸药物（如质子泵抑制剂），重度酸抑制也会加重胃体的萎缩和炎症，同时改变肠道菌群的多样性，使之失衡，提高患癌风险。

◆现代人生活节奏快，工作压力大，在不规律饮食的基础上，心理因素对胃癌的影响也渐渐上升。研究报道，抑郁使胃腺瘤或胃癌风险增加 4.54 倍，而且心理困扰也会降低身体的免疫力，导致胃癌高发。

总结：

"上医治未病，中医治欲病，下医治已病"，说的就是预防和早筛的重要性。胃癌的发生是多因素的，部分因素如遗传因素是不可控制的，但是生活方式、病毒感染、药物使用和心理状态这些方面是我们可控制的。大家平时要坚持健康的生活方式，定期筛查，相信健康就能常伴左右，还要记住笑口常开，保持良好的心态。

参考文献

[1] 刘颖.胃癌根治术术后恢复期的饮食指导[J].中国卫生标准管理,2015,6(3): 173-174.

[2] SANCHEZ Y, VACA-PANIAGUA F, HERRERA L, et al. Nutritional indexes as predictors of survival and their genomic implications in gastric cancer patients[J]. Nutr Cancer, 2020: 1-11.

[3] 王芸香,袁燕.饮食护理在胃癌化疗患者中的应用[J].医学理论与实践,2013, 26(20): 2782-2783.

[4] 宋传菊,杨成祖.辨证论治配合食疗治疗胃癌探析[J].陕西中医,2012,33(1): 70-71.

[5] 方璐,梁慧,刘大妹,等.理中汤加味联合食疗方减轻胃癌化疗后消化道副反应 30例[J].江西中医药,2018,49(4): 55-56.

[6] 简丹丹,吴清明,龙辉.胃癌可控危险因素10年研究进展[J].临床消化病杂志, 2021, 33(5): 374-378.

[7] 李兆申.慢性萎缩性胃炎的早筛、早诊、早治与胃癌的预防[J].中华消化杂志, 2021, 41(Z1): 5-8.

[8] 谢川,刘文忠,吕农华.肠型胃癌是可预防的疾病[J].中华消化杂志,2021, 41(4): 286-288.

[9] 王霄腾,冀子中,韩丰,等.新型胃癌筛查评分系统与血清学新ABC法在胃癌 及癌前病变筛查中的比较研究[J].中华内科杂志,2021,60(3): 227-232.

[10] 杜奕奇,蔡全才,廖专,等.中国早期胃癌筛查流程专家共识意见(草案)(2017 年,上海)[J].胃肠病学,2018,23(2): 92-97.

[11] 国家消化系疾病临床医学研究中心(上海),国家消化道早癌防治中心联盟, 中华医学会消化病学分会幽门螺杆菌学组,等.中国胃黏膜癌前状态和癌前 病变的处理策略专家共识(2020年)[J].中华消化杂志,2020,40(11): 731-741.

[12] 刘文忠.《筛查与根除幽门螺杆菌预防胃癌:台北全球共识》解读[J].胃肠病 学,2020,25(9): 544-551.

[13] POOROLAJAL J, MORADI L, MOHAMMADI Y, et al. Risk factors for stomach cancer: a systematic review and meta-analysis[J]. Epidemiol Health, 2020, 42: e2020004.

[14] JIN G, LV J, YANG M, et al. Genetic risk, incident gastric cancer, and healthy lifestyle: a meta-analysis of genome-wide association studies and prospective cohort study[J]. Lancet Oncol, 2020, 21(10): 1378-1386.

[15] 曹长琦,常琳,吴齐.SEPT9与RNF180基因甲基化检测在早期胃癌筛查中的

诊断价值 [J]. 中国肿瘤临床 , 2019, 46(24): 1251-1255.

[16]　李梦颖 , 张德庆 , 陆绚 , 等 . 两种血清学方法在胃癌及其癌前状态筛查中的价值 [J]. 中华内科杂志 , 2018, 57(12): 907-911.

[17]　陈秀梅 , 王春晖 , 王永怡 , 等 . 幽门螺杆菌感染的预防及治疗策略 [J]. 中国全科医学杂志 , 2007, 10(14): 1199-1201.

[18]　韩艳 . 幽门螺旋杆菌根除治疗预防胃癌的 Markov 模型及其卫生经济学分析 [D]. 杭州 : 浙江大学 , 2017.

[19]　KWONG M F, TSUTOMU C, NAOMI U, 等 . 胃癌预防亚太地区共识指南 [J]. 胃肠病学 , 2008, 13(4): 231-240.

[20]　王倩 , 林果为 , 金丕焕 , 等 . 筛查幽门螺杆菌预防胃癌的 Markov 模型卫生经济学评价 [J]. 中华流行病学杂志 , 2003(2): 57-61.

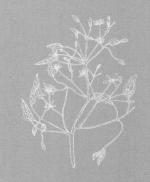

第11章

食管癌

"吃出来"的食管癌

食管癌在全球癌症死亡原因中排名第六位，我国是该病的高发地区，发病率远高于亚洲其他国家及世界平均水平，总体 5 年生存率不足 30%。《黄帝内经》有言"圣人不治已病治未病，不治已乱治未乱，此之谓也"，经发展丰富形成了未病先防、已病防变、瘥后防复等思想。

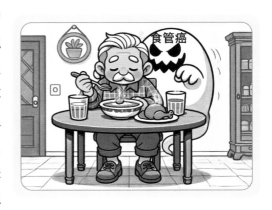

对于肿瘤疾病一直提倡的就是早发现、早诊断、早治疗。错误的饮食习惯是肿瘤疾病的诱因，这里和大家谈一谈如何通过调整饮食习惯预防食管癌。

一、饭菜趁热吃？茶要趁热喝？

中国人好客，饭桌上时常听到劝客人"饭菜趁热吃""喝茶趁热喝"。此外，随着 20 世纪 90 年代中后期喝热水得到推广，中国人喝热水变得普遍。但是，你有想过趁热吃也会增加食管癌风险吗？致癌评估报告显示，高于 60 ℃的热茶可增加食管癌发生率，超过 65 ℃的饮品和食物可被列为 2A 类致癌物。食用过热的饮食不仅会损伤食管，还会引发炎症，甚至损坏 DNA 和刺激致癌物质生成，这导致我国的食管癌患者数近乎占了世界一半以上。该病的发病有着明显地域性，热衷于吃火锅的四川、爱好工夫茶的潮汕和福州发病率明显高于其他地区。

二、别具风味的泡菜、酱菜、腌菜

提到泡菜、腌菜、鱼虾酱，就会想到闽南、粤东地区，当地人食用该类食品的历史由来已久，每餐将其作为佐菜俨然已是习惯。然而，不容忽视的是这些食物中含有大量的亚硝胺。当温度升高到 20 ℃时，亚硝酸盐含量便会增加，而摄入含量越高也意味着患食管癌风险越高。无独有偶，在 1959—1970 年，河南林县的食管癌发病率引起很大关注，当时该地区死亡病例占据所有死亡数的两成，而此地区家家户户都有食用酸菜的习惯。

三、粗粮虽益，切勿贪快贪多

粗粮可降糖降脂，调节肠胃功能，提供微量元素，受到很多人的喜爱。华北、华中地区多以米面为主食，玉米、烧饼、煎饼、风干物及坚果等食物深受欢迎，需要注意的是在食用粗粮时需要细嚼慢咽，如果这些较硬、较粗糙的食物不经过充分咀嚼，则会划伤食管。现在生活节奏越来越快，就连吃饭好像都不得不加快速度，狼吞虎咽式的暴力进食变得常见。这种进食方式不仅伤胃，还会增加患食管癌的风险。

四、烧烤诱惑险致命

"火锅、烧烤、啤酒，不是很贵，却很对胃"的顺口溜掀起了火锅热、烧烤热。然而美味的背后却暗藏"杀机"。烧烤会产生致癌物多环芳香烃，其中苯并芘致癌性最强，可经过烟雾扩散进入呼吸道并在体内累积，诱发食管癌、胃癌、肠癌等。此外，烧烤为了增香，在腌制过程中不可避免会增加各种调料，亚硝酸盐存在于烧烤中也不难理解。

五、忌霉勿酗酒

食管癌高发区太行山脉一带的人们，常吃室温存放多天的食物和发酵的蔬菜汁，而这些食物发酵后常含有黄曲霉素等毒素，有着强致癌性。

提到新疆、内蒙古，跳出脑海的就是豪爽和爱喝酒这两个鲜明特点。而数据显示，新疆喝酒所致食管癌达 25.7%，内蒙古达 24.8%，居全国第一位、第二位。

除却以上错误饮食习惯需要尽快改变，还应该合理膳食，补充好营养和微量元素，缺少维生素、硒、锌等微量元素也会使食管癌易感性增加。肥胖人群要积极减重，防止胃食管反流症转变为 Barrett 食管。建议养成科学健康的饮食习惯，关注身体健康，按时体检。

为何河南林县食管癌术后5年生存率曾经居世界前列？

食管癌是一种严重的消化系统肿瘤，其治疗难度大且预后不佳。然而，河南林县（现林州市）作为一个平平无奇的城市，其食管癌术后5年生存率却在20世纪一度达到世界前列。这是为什么呢？相信大家看完这篇文章就能有所了解。

20世纪50—60年代，河南林县有"三不通"，分别是水不通、路不通、食管不通。河南林县作为我国食管癌发病率最高的地方，引起了全国的关注。于是，陆士新院士、刘桂亭教授等先后来到了林县调查原因。老一辈的知识分子带领大家将县里所有的井逐一编号、提取水样，还收集了几百人的唾液、胃液、尿液及各种粮食、酸菜等样品进行检测，并搭建了一所实验室以便进行专业的检测。功夫不负有心人，陆士新院士、刘桂亭教授等凭借着一腔热血，首次证明了致癌物亚硝胺与食管癌发病的关系。

正是河南林县家家户户都有食用酸菜的习惯，在当地居民的胃液、尿液中均检测出诱发食管癌的亚硝胺类物质。亚硝胺类化合物是很强的致癌物质，因此食用酸菜越多，食管癌发病率越高。当时林县一个生产队有记录，1963年，一个只有一两千人的村子，一个冬天吃了15吨酸菜。

而且，当地居民爱吃烫食，甚至可以轻松自如地吞下80～88℃的热烫食物。

此外，林县位于河南省中部，属于丘陵地区，地势较为起伏，土壤肥沃。这种地理环境使得该地区农民在生产过程中大量使用农药和化肥，可能导致农产品中残留有害物质。长期食用含有致癌物质的农产品可能增加患食管癌的风险。

林县食管癌的高发病率，引起了人民政府的重视，老一辈的知识分子扎根在了林县这片土地上，无悔奉献，寻找病因，科普民众，制订防癌策略，改进手术操作……河南林县食管癌术后 5 年生存率才不断攀升，一度达到世界前列。

当然，为了提高食管癌术后存活率，还需做到以下几点。

重视前期的宣传教育。该地区对食管癌的早期筛查和诊断工作非常重视，通过推广使用内镜、组织活检等高效、准确的诊断技术，能够及早发现食管癌病变，提高早期手术治疗的机会。早期发现和治疗是提高生存率的关键。

多学科团队合作。该地区建立了多学科的食管癌诊治团队，包括外科医生、放疗专家、化疗专家、营养师等。他们共同制订个性化的治疗方案，根据患者的病情和身体状况，综合选择手术、放疗、化疗等治疗手段，提高治疗效果和生存率。

手术技术的创新与进步。在手术技术方面，该地区的医疗机构不断推进技术的创新与进步，采用微创手术、胸腹联合手术、肿瘤根治术等先进技术，提高手术的安全性和成功率。同时，术后的康复治疗也得到了重视，包括营养支持、康复训练等，可提高患者术后生活质量并降低术后并发症。

患者的积极配合与心理支持。患者在治疗过程中的积极配合和心理支持也是取得高生存率的重要因素。该地区注重患者的教育与心理疏导，在治疗过程中给予他们充分的关怀和支持，帮助他们建立积极的治疗信心和态度。

所以，我们要相信，随着科研的进一步开展，肿瘤治疗的疗效会越来越好，为更多的患者带来希望。

食管癌患者怎么吃？

食管癌是常见的恶性肿瘤，是临床常见的消化系统疾病。其发病不但有着明显的地域性，而且与饮食习惯密切相关。食管是咽与胃之间的消化管道，承担着传送食物的任务。食管上覆有黏膜，黏膜上的上皮组织若受到反复刺激和伤害，就有很大概率发生癌变，即患上食管癌。食管癌患者进食障碍，从而导致营养不良，该类人群在食管癌患者中达 60% ～ 85% 之多，可使得整个身体的运作受到影响，因此该类患者的饮食调护尤为重要。

总体上来说，食管癌患者应少食多餐，细嚼慢咽，保持食品种类丰富多样，饮食做到"三高一低"——高维生素、高蛋白质、高糖及低脂少渣。恶性肿瘤是消耗性疾病，因此患者需要摄入比常人更多的能量，可按照体重公式进行估算，即 25 ～ 30 kcal/（kg·d），蛋白质供给量 > 1.2 g/（kg·d），肾功能正常情况下可提高至 2.0 g/（kg·d）。

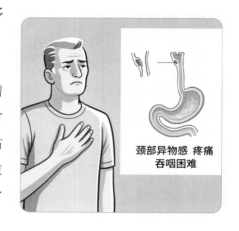

颈部异物感 疼痛
吞咽困难

一、食管癌早期患者怎么吃？

早期患者还未有明显吞咽困难，普通饮食即可，应多注意营养均衡，荤素搭配。尽量食用易消化的食物，若确需食用质硬食物，可做精细化处理，如研磨成粉，打碎成泥，压榨成汁。治疗期间注意饮食清淡，同时满足营养摄入需求。必要时，可选择像山药、大枣、枸杞等药食同源的食品，以养血补气。

二、食管癌中晚期患者怎么吃？

中晚期患者大多已出现吞咽困难，造成一定程度的进食障碍，此时很容易出现营养不良。轻度进食障碍者可接受半流质饮食，如烂面条、各种肉菜粥。重度进食障碍者可接受高维生素、高蛋白质、高能量流质饮食，如牛奶、米糊、果蔬汁。如果有营养风险和营养不良，遵医嘱以口服营养补充，甚至在必要时可进行肠内营养支持。尽早建立肠内营养途径，对于进食呕吐、呛咳、食管穿孔、食管瘘、营养不良患者很必要。

三、食管癌术后患者怎么吃？

食管癌术后患者应遵循"少食多餐、循序渐进、细嚼慢咽"的原则。术后初期 3 ~ 4 天禁食禁饮，通过静脉补液给予营养，同时做好口腔护理。术后 5 ~ 6 天，吻合口愈合良好，待排气后拔除胃管，可开始进食清流质或流质饮食，少量多次，逐量增加。术后 1 ~ 2 周可改为进食半流质。3 周 ~ 1 个月可逐步过渡至软食，在无明显不适情况下，2 ~ 3 个月可进食普通饮食，但普通饮食应以质软、细腻、高糖、高蛋白质为主。

四、放化疗食管癌患者怎么吃？

放化疗期间，患者身体一般较虚弱，良好的饮食可以帮助患者提高机体对抗肿瘤药毒副作用的耐受性，增强体质和促进身体康复。其间患者以软食为主，定时定量进食，每日 5 ~ 6 餐。食欲欠佳者饮食应调换多口味，在情况允许的前提下，适当低强度运动以增加肠蠕动；出现恶心、呕吐者，及时补充液体或电解质水；出现味、嗅觉降低，可适当增加味道较浓的食物刺激味蕾，提高敏感度。若出现放射性食管炎疼痛，可摄入含 ω-3 脂肪酸的食物，如鱼、虾等海洋类食物。

五、食管癌患者饮食禁忌

◆忌进食过烫、过快、过多、强行吞咽（温度以 40 ~ 42 ℃为宜）。

◆忌食酒、咖啡、生冷、油腻、辛辣刺激、硬物、腌制类、隔夜菜及霉变物。

◆忌饭后立即平躺（可取坐位或在允许的情况下散步半小时后再取半卧位）。

食管癌患者的养生药膳

食物具有药膳之效，可调节体内阴阳平衡、改善脏腑功能，通过合理饮食可以达到预防和治疗疾病的目的。《黄帝内经》中有饮食有节、精气易生，饥则易饱、饱则易泄，饮食无节、精气易衰，饥则乏力、饱则困眠等语句，强调了饮食的重要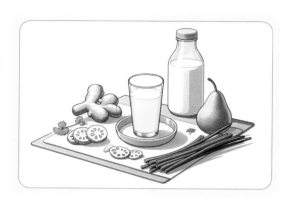性和合理饮食的作用。中医学认为，食物有五味、五色、五气和五形的特点，不同的食物可以对应人体不同经络和脏腑，起到促进健康、治疗疾病的作用。

食管癌患者与其他肿瘤患者的区别，不是食欲缺乏，而在于随着疾病的发展吞咽困难、无法进食造成的身体功能下降，此时保证患者的营养摄入就显得尤为重要。下面给不同类型的食管癌患者推荐一些食谱以供选择。

一、五汁安中饮

食材：梨汁 15 g，藕汁 12 g，韭菜汁 5 g，生姜汁 6 g，牛乳 250 g。

做法：用碗放入锅中炖沸，制冷后饮用。每日 1 剂，分 3 次服用，连续 5 ～ 7 日。

本食疗方出自《新增汤头歌诀》中张任候用方，具有滋阴养血、生津润燥的作用。梨汁、藕汁性寒味甘，可清热生津止渴，凉血止血，养阴润肺。韭菜汁、生姜汁性温味甘辛，有补肾助阳、温中开胃、化痰止呕之效。牛乳补虚润肠生津。

适宜人群：以吞咽梗涩而痛、食入复出、水饮难进、心烦口干、胃脘灼热、五心烦热、形体消瘦、大便干结如羊粪、皮肤干燥、小便短赤为主症的津亏热结型患者。脾胃虚寒、食后腹胀、大便稀薄者，不可食。

二、鹅血韭菜汁

食材：鲜鹅血 20 mL，鲜韭菜 250 g，黄酒适量。

做法：将韭菜洗净，榨汁备用。将鲜鹅血加入韭菜汁中，以黄酒冲服，边搅边饮，每日 1 次。

本食疗方可健脾和胃解毒、活血散瘀逐痰。方中鲜鹅血中含有酶类蛋白等，能够有效抑制癌细胞生长。实验表明，韭菜中所含维生素 C 和胡萝卜素能够预防正常上皮细胞癌前病变，尚可抑制体内亚硝胺的合成，增强机体免疫功能。两者合用既温中行气，活血化瘀解毒，又可以达到防癌抗癌之效。

适宜人群：以饮食难下或虽下复出、呕出物如赤豆汁、胸膈疼痛、固定不移、肌肤枯燥为主症的瘀血内结型患者。

三、启膈藕粉

食材：沙参 10 g，丹参 10 g，茯苓 3 g，川贝 5 g，郁金 1.5 g，砂仁壳 1.5 g，米糠 3 g，藕粉 30 g，白糖适量。

做法：全部药材加水煎，取汁再煎，再取汁混合加热，以沸汁冲藕粉，加白糖调味。每日 1 剂，连用 20 ~ 30 天。

本方是《医学心悟》中启膈散变化而成的经验方，启膈散乃"通噎膈，开关之剂"，可开郁化痰，润燥降气。《林仲先医案》中提到沙参"治一切阴虚火炎，似虚似实，逆气不降"，沙参润肺止、益胃生津，加茯苓健脾，川贝养阴化痰，郁金合丹参活血化瘀，砂仁壳理气醒胃，米糠开胃下气、化浊和胃，更和藕粉益胃健脾、养血补益。

适宜人群：以吞咽梗阻，胸膈痞满疼痛，情志舒畅可缓解、抑郁则加重，嗳气呃逆，呕吐痰涎，口干咽燥，大便艰涩为主症的痰气交阻型患者。

四、补气运脾粥

食材：人参 6 g（需单独煎，最后加入）或党参 12 g，茯苓 15 g，白术

10 g，黄芪 10 g，陈皮 10 g，大米 50 g，大枣 5 枚，适量白糖。

做法：前五味加水煎，去渣加入大米、大枣再煎，待米成粥加入白糖调味。每日 1 剂，连服 15 ～ 30 天。

本方由《证治准绳·类方》中补气运脾汤演变而来，方中人参、茯苓、白术、黄芪补脾益气，陈皮和胃降腻，大枣调和脾胃，大米益气养胃。诸食材合用，共奏补脾益气养胃之功。

适宜人群：以水饮不下、泛吐黏液白沫、面浮足肿、面色㿠白、形寒气短、精神疲惫、腹胀为主症的气虚阳微患者。本方性温，热病伤津及阴虚燥渴者勿用。

参考文献

[1] UHLENHOPP D, THEN E, SUNKARA T, et al. Epidemiology of esophageal cancer: update in global trends, etiology and risk factors[J]. Clin J Gastroenterol, 2020, 13(6): 1010.

[2] 王晓伟, 刘兵兵, 陈云昭, 等. 食管癌及癌前不同疾病发病危险因素分析 [J]. 黑龙江医学, 2021, 45(17): 1815-1818.

[3] LODMIS D, GUYTON K Z, GROSSE Y, et al. Carcinogenicity of drinking coffee, mate, and very hot beverages[J]. Lancet Oncol, 2016, 17(7): 877-878.

[4] ISLAMI F, POUSTCHI H, POURSHAMS A, et al. A prospective study of tea drinking temperature and risk of esophageal squamous cell carcinoma[J]. Int J Cancer, 2020, 146(1): 18-25.

[5] 王妙苗, 臧远胜. 肿瘤预防一本通 [M]. 上海: 上海科学技术出版社, 2018.

[6] 陈志峰. 太行山脉食管癌高发区内镜队列筛查分析与思考 [J]. 中国肿瘤, 2008, 17(12): 1001-1003.

[7] 郭黎平. 陆士新 挖一条肿瘤界的"红旗渠"[J]. 中国卫生人才, 2020(2): 58-61.

[8] 中国临床肿瘤学会指南工作委员会. 食管癌诊疗指南 (2020 版)[M]. 北京: 人民卫生出版社, 2022.

[9] 林春燕, 郑玲滨. 食管癌术后早期饮食管理 [J]. 福建医药杂志, 2000(5): 113-114.

[10] 周美美. 食管癌病人术前术后饮食指导 [J]. 人人健康, 2016, 427(14): 194.

[11] 谭鹏飞. 食管癌的药膳治疗 [J]. 药膳食疗, 2002(4): 23-24.

[12] 段晓颖, 李浩. 消化系统病症药膳 [M]. 北京: 人民军医出版社, 2005.

[13] 郭海英. 常见病药膳小方 [M]. 南京: 江苏科学技术出版社, 2002.

[14] 卞美广, 吉爱军. 专家教您防治食管癌 [M]. 北京: 中国科学技术出版社, 2018.

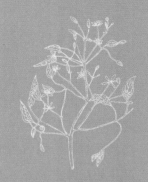

第12章

肝癌

肝癌患者的养生药膳

《黄帝内经》中提出："大毒治病，十去其六，常毒治病，十去其七，小毒治病，十去其八，无毒治病，十去其九，谷肉果菜，食养尽之，无使过之，伤其正也。"这说明适当的饮食和营养摄入有助于患者增强抵抗力，有益于减少感染和并发症，有利于抗癌这场激战后的体内秩序重建。这里就介绍几款适宜肝癌人群的食疗方。

一、香附煮猴头菇

食材：香附 10 g，猴头菇 30 g，油盐适量。

做法：香附洗净加水先煎，去渣后香附汤中加入猴头菇煮熟，再纳少许油盐调味。每日 1 剂，喝汤吃猴头菇。

本食疗方有疏肝理气、健脾养胃、补虚抗癌之效。《本草纲目》有言香附之气平而不寒，香而能窜，其味多辛能散，微苦能降，微甘能和。生则上行胸膈，外达皮肤，熟则下走肝肾，外彻腰足。猴头菇性平味甘，有利五脏、助消化、滋补身体等功效。临床应用表明，猴头菇可治疗消化不良、消化道肿瘤及神经衰弱等疾病。

适宜人群：肝气郁结型患者，该类患者多出现右胁部胀痛或有肿块、胸闷不舒、善太息、纳果食少、时有腹泻等症状，女性则可能月经不调。

二、山药扁豆粥

食材：山药 50 g，白扁豆 30 g，粳米 100 g。

做法：将食材洗净加入适量水，如常法煮粥。每日 2 次，趁温服用。

本食疗方可健脾化湿。山药是平补三焦（阴）之要药，味甘性平，主入肺、脾、肾经，可益气养阴、补脾肺肾、涩精止带。《中华人民共和国药典》言白扁豆健脾胃，清暑湿，用于脾胃虚弱、暑湿泄泻、白带。《本草纲目》认为白扁豆可解一切草木毒。粳米为五谷之首，可补中益气，健脾益胃。《伤寒论》

中与粳米有关的方剂多达 15 个，除明确将粳米作为一味药入汤剂的白虎汤、桃花汤、竹叶石膏汤、麦门冬汤等方以外，桂枝汤需服药后啜热稀粥助药力，五苓散、牡蛎泽泻汤、四逆散均用"白饮和方寸匕服"。孙思邈《千金要方》更在内外妇儿各科中提及粳米食疗的作用。

适宜人群：以脾虚泄泻为主的脾虚湿困患者，该类患者多出现腹部胀大、身重纳呆、神疲乏力、肢困足肿、尿少、口黏不欲饮、大便稀溏等症状。

三、三七芡实乌龟汤

食材：三七 12 g，芡实 50 g，乌龟 250 g（约半只），猪腿肉 150 g，生姜 15 g。

做法：以上材料洗净，三七洗切片，乌龟斩块，所有材料放入瓦锅，加清水适量，煮 2 小时再调味。

本食疗方可健脾益气、活血祛瘀。《本草纲目拾遗》记载："人参补气第一，三七补血第一，味同而功亦等，故称人参三七，为中药之最珍贵者。"三七可消肿定痛、散瘀止血。芡实在《神农本草经》中位列上品，有补脾止泻、祛湿止带、益肾固精的功效，更有着"水中人参"的美誉。龟汤可软坚散结、止血补血、强筋健骨、滋阴潜阳。

适宜人群：肝瘀脾虚或气滞血瘀型患者，该类患者多出现右胁疼痛较重，胁痛引背，入夜疼痛加剧，或同见左胁下肿块、倦怠乏力、食欲缺乏、脘腹胀满、大便溏结不调等症状。

四、芦根夏枯草猪肉汤

食材：鲜品芦根 50 g，夏枯草 30 g，猪腿肉 150 g。

做法：食材洗净，芦根切片，猪肉切块，全部食材入锅，加适量清水，武火煮沸，再文火煮 1 小时调味。

本食疗方可清热解毒、软坚散结。芦根有清热泻火、生津止渴、除烦止呕、利尿之效。《温病条辨》中的五汁饮就是以其配麦冬汁、梨汁、荸荠汁、藕汁，以达清实热之功。夏枯草性味苦、辛、寒，可解毒散结、解内热、缓肝火、畅气机、是肿瘤治疗临床中最常用的一味药。

适宜人群：湿热聚毒型患者，该类患者多出现右胁疼痛结块、痛引肩背、身黄目黄、口干口苦、心烦易怒、食少厌油、便干溲赤等症状。

五、枸杞银耳羹

食材：银耳 15 g，枸杞 30 g，冰糖、白糖、鸡蛋清适量。

做法：枸杞、银耳洗净入锅，加适量水，文火煮沸，加入冰糖、白糖、鸡蛋清，煮少许时间去浮沫，每日 2 次。

本食疗方滋补肝肾、清肺生津。枸杞是药食同源的常用食物，在降血糖、降血压、调节血脂、抗衰、抗疲劳、抗肿瘤、免疫调节等方面都有着很显著的作用。银耳滋润而不腻，补肾强精，滋阴清热，对于阴虚火旺的人群尤为适合。此外，长期服用还可保护肝脏，提高肝脏解毒能力，增强免疫力和对放化疗的耐受力。

适宜人群：肝肾阴虚型患者，该类患者多出现右胁隐痛不止、腹部胀大伴青筋暴露、头晕目眩、五心烦热或潮热盗汗、腰膝酸软，或出现呕血便血等其他出血症状。

什么样的人容易得肝癌？

世界卫生组织估算，2020 年全球肝癌新发病例约 905 677 例，中国约占 45.3%，位列全球之首。在中国，平均每 10 万人中就有 18.2 人患有肝癌。而因为肝癌具有早期隐秘度高、恶性度高、病情恶化快的

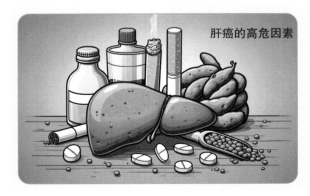
肝癌的高危因素

特点，所以常常发现即晚期，这导致其死亡率更是高居第二位。哪些是肝癌的高发人群呢？

一、肝炎病毒感染患者、肝硬化患者

肝炎病毒感染患者往往要经历乙肝病毒感染期、肝硬化期和肝癌期三个时期，最终死于肝癌及其并发症。

肝癌与乙肝、丙肝关系密切，中国是乙肝病毒高发感染区。感染肝炎病毒后，如果没有及时治疗、控制和干预，肝脏就会在长期受损—修复—受损的过程中逐渐纤维化，演变为肝硬化，最后发展成为肝癌。

二、常食霉变食物人群

节俭是大多数中国人的良好品质。然而，有些"节俭"带来的轻则是腹痛腹泻，重则伤及生命。有些人明知食物已变味，但因食物表面无变化，故而继续食用；有些人将坏了一半的水果切掉局部后继续食用；有人将隔夜菜热了又热端上饭桌……殊不知这些食物中隐藏着"隐形杀手"——黄曲霉素。黄曲霉素早在 1993 年就被认定为 1 类致癌物，其毒性极强，广泛存在于霉变的各种坚果和大豆、稻谷、玉米等粮食作物中，特别是花生和核桃里。

三、酗酒人群

花生配酒，越喝越有。提及霉变花生，就不得不提它的老搭档——酒。长期饮酒易患酒精肝，在此基础上很容易被肝癌偏爱。研究发现，持续饮酒超过 10 年且每天饮酒折合成酒精含量大于 80 g 的人，肝癌发生率增加 5 倍。

四、脂肪肝患者

随着生活水平的提高，不少人体检时都发现了脂肪肝。脂肪肝大致分为酒精性脂肪肝和非酒精性脂肪肝。前者增加肝癌患病率不难理解，而 2020 年一份覆盖了 1058 万人的数据发现，非酒精性脂肪肝也是导致肝硬化、肝癌的主要原因，在中国其发展为肝癌的病例数据逐年攀升。从非酒精性脂肪肝发展到肝癌仅需四步，脂肪肝→脂肪性肝炎→肝纤维化→肝硬化→肝癌。

此外，有一个误区：脂肪肝是肥胖人群的专属。但该数据显示全球脂肪肝患者中有 40.8% 为非肥胖者，甚至有 19.2% 是瘦子。因此，无论胖瘦定期体检都很有必要。

五、有肝癌家族史者

目前，虽尚无明确证据证明肝癌具有遗传性，但在流行病学调查中发现，肝癌患者家族中有过患病者，甚至出现一家几个肝癌患者，具有明显的家族聚集性，这可能与遗传易感性及相似的饮食习惯、生活环境有关。

六、饮用污染水的人群

宅沟水、溏水中常含有蓝藻和致癌的有机物。

七、长期服用某些药物的患者

研究证实，马兜铃、关木通、广防己等中存在的马兜铃酸与肝癌有着高度相关性。另有研究表明，马兜铃酸只要微量就会诱发大量 DNA 突变，且无法修复，成为癌变的诱因。此外，大多药物通常通过肝、肾进行代谢，加重了肝、肾的负担。因此该类人群需要做好定期筛查。

此外，这些人中年龄 > 40 岁的男性或年龄 > 50 岁的女性要尤为警惕，现阶段肝癌发病集中在该年龄段。接种乙肝疫苗，改变不良饮食习惯，改善饮食结构，勤锻炼及定期体检是肝癌防治的有效举措。

参考文献

[1] 王三虎 . 中医抗癌临证新识 [M]. 2 版 . 北京 : 人民卫生出版社 , 2017.

[2] 李秀才 . 肿瘤患者饮食疗法 [M]. 西安 : 第四军医大学出版社 , 2009.

[3] QIU H, CAO S, XU R. Cancer incidence, mortality, and burden in China: a time-trend analysis and comparison with the United States and United Kingdom based on the global epidemiological data released in 2020.[J]. Cancer commun (Lond), 2021, 41(10): 1037-1048.

[4] 李昕璐 . 有机云母抗炎活性及抗肿瘤机制研究 [D]. 长春 : 吉林大学 , 2022.

[5] 中国抗癌协会肝癌专业委员会 . 中国肿瘤整合诊治指南 – 肝癌 (2022 精简版)[J]. 中国肿瘤临床 , 2022, 49(17): 865-873.

[6] YE Q, ZOU B, YEO Y H, et al. Global prevalence, incidence, and outcomes of non-obese or lean non-alcoholic fatty liver disease: a systematic review and meta-analysis[J]. Lancet Gastroenterol Hepatol, 2020, 5(8): 739-752.

[7] NG A W T, POON S L, HUANG M N, et al. Aristolochic acids and their derivatives are widely implicated in liver cancers in Taiwan and throughout Asia[J]. Sci Transl Med, 2017, 9(412): eaan6446.

[8] LU Z N, LUO Q, ZHAO L N, et al. The mutational features of aristolochic acid-induced mouse and human liver cancers[J]. Hepatology, 2020, 71(3): 929-942.

[9] BELLAMRI M, BRANDT K, BROWN C V, et al. Cytotoxicity and genotoxicity of the carcinogen aristolochic acid I (AA-I) in human bladder RT4 cells[J]. Arch Toxicol, 2021, 95(6): 2189-2199.

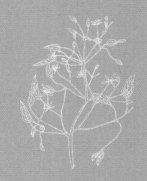

第 13 章

胰腺癌

胰腺癌患者怎么吃？

胰腺癌是一种恶性肿瘤，常常被称为"沉默的杀手"，因为它在发现时通常已处于晚期，治疗效果较差。中医认为，胰腺癌的形成与情志、饮食、环境等多种因素有关。对于胰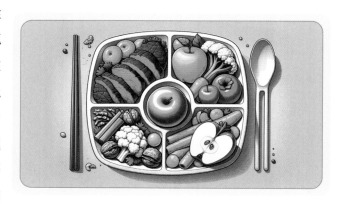腺癌患者来说，饮食调理是重要的治疗手段之一。本文将从中医的角度探讨胰腺癌患者应该如何合理饮食。

一、胰腺癌患者的饮食原则

温和为主：因为胰腺癌患者通常处于虚弱状态，所以饮食应以温和为主。过冷或过热的食物都会刺激消化系统，加重身体负担。

清淡饮食：饮食应以清淡为主，不宜过咸、过油或过甜。多吃新鲜水果、蔬菜等健康食品，以增强免疫力和身体抵抗力。

营养均衡：合理搭配膳食，保证摄入足够的蛋白质、碳水化合物、脂肪、维生素、矿物质等营养物质，促进身体康复。

避免刺激性食物：饮食中应尽量避免刺激性食物，如辣椒、芥末、咖啡等，以免加重消化系统负担。

少量多餐：胰腺癌患者消化系统功能受到影响，因此建议少量多餐。为了减轻胃肠道负担，可将每日三餐分为 5 ~ 6 次进食。

二、具体饮食建议

粥类：由于粥类易于消化吸收，且含有丰富的营养成分，对于胰腺癌患者来说是一种很好的饮食选择。可以选择糙米粥、玉米粥等粗粮制成的粥类。

高蛋白食品：癌症会导致身体消耗大量蛋白质，因此胰腺癌患者需要适当增加摄入高蛋白食品。可以选择牛肉、鸡肉、鱼类等高蛋白食品。

水果和蔬菜：水果和蔬菜富含维生素和矿物质，能增强机体免疫力，促进康复。建议多吃柿子、苹果、核桃等水果及芹菜、胡萝卜、花菜等蔬菜。

海产品：海产品中含有丰富的碘元素，具有抗癌的作用。胰腺癌患者可以适当摄入海带、紫菜等海产品，以增强身体免疫力。

药膳：对于胰腺癌患者来说也是可以选择的饮食。例如，肉桂燕窝汤，具有提高身体免疫力的作用，促进康复；蘑菇牛肉汤，具有补中益气、清热解毒的作用，对身体虚弱的胰腺癌患者具有一定的帮助作用；枸杞粥，具有滋阴润肺、强心止渴等功效，能提高免疫力，保护身体健康。

三、总结

综上所述，胰腺癌患者的饮食调理对于康复具有重要的作用。从中医的角度出发，饮食应以温和为主，清淡，营养搭配，避免刺激性食物，并适当摄入高蛋白食品、海产品、水果和蔬菜。同时，药膳调理也是一种很好的辅助治疗方式。希望胰腺癌患者在饮食上能够注意调理，提高身体免疫力，早日康复。

胰腺癌患者的养生药膳

胰腺癌作为一种恶性肿瘤，对人体健康造成了严重威胁。而养生药膳作为中医养生的重要组成部分，在预防和辅助治疗胰腺癌方面具有独特的优势。本文将介绍胰腺癌的基本知识，并详细介绍一些养生药膳的制作方法和功效，希望能够为预防和抗击胰腺癌提供一些参考。

中医养生药膳是指利用中草药和食材结合的方法，通过调理饮食来达到保健养生的目的。近年来，这种方式受到越来越多的关注和认可，取得较为可观的医疗效果。中医认为胰腺癌与痰火郁结、气滞血瘀等有关，强调维持体内的阴阳平衡和气血运行的畅通。接下来为大家介绍几款简单易行的中医药膳。

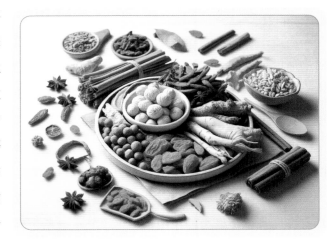

一、枸杞百合粥

食材：枸杞、百合、粳米。

做法：将百合洗净，枸杞浸泡。将粳米加水煮粥，煮至米烂粥稠时，加入枸杞和百合煮熟即可。

功效：清热润肺、养阴生津，适用于胰腺癌患者体内热盛、口干舌燥的情况。

二、香菇冬瓜片汤

食材：香菇、鲜冬瓜片。

做法：将香菇洗净切片，冬瓜去皮切片。将香菇和冬瓜放入锅中加水煮沸，再转文火炖煮30分钟。

功效：清热解毒、利水消肿，适用于胰腺癌患者体内湿热郁结、水肿的情况。

三、八宝粥

食材：红豆、薏苡仁、芡实、糯米、红枣、桂圆、莲子、百合。

做法：将以上材料混合洗净，加入适量水煮粥，煮至材料熟烂粥稠即可。

功效：健脾益气、养血安神，适用于胰腺癌患者体虚乏力、失眠多梦的情况。

四、柴胡玫瑰茶

食材：柴胡、玫瑰花。

做法：将柴胡和玫瑰花放入壶中，加入适量开水浸泡，静置片刻即可饮用。

功效：疏肝解郁、调经活血，适用于女性胰腺癌患者情绪不稳、经期不调的情况。

在使用养生药膳期间，需注意以下事项。

（1）个体差异：每个人的体质和病情不同，对药膳的适应性也有所区别，应根据个人情况选择合适的药膳。

（2）适量为宜：中医养生药膳并不是吃得越多越好，应适量摄入，避免过度滋补或过敏反应。

（3）搭配均衡：在食用药膳的同时，还需注意搭配均衡的饮食，保证营养的全面摄入。

（4）建议咨询专业人员：在使用中医养生药膳前，最好咨询专业中医师的建议，以确保安全有效。

胰腺癌的预防和治疗是一项长期而艰巨的任务。养生药膳作为辅助手段，在预防和缓解胰腺癌方面具有积极的作用。然而，使用药膳仅仅是一种辅助手段，不能替代正规的医疗治疗。因此，在面对胰腺癌时，应及时就医，并遵循医生的治疗方案。通过综合运用现代医学和传统中医的理念，我们有望更好地预防和控制胰腺癌，保护人们的健康。

胰腺癌为何被称为"癌中之王"？

胰腺癌作为癌症中的"王者"，以其高度侵袭性和难以治愈而闻名。胰腺癌的成因复杂，其中饮食在其发生发展过程中扮演着重要角色。近年来，人们对胰腺癌的认识和重视程度

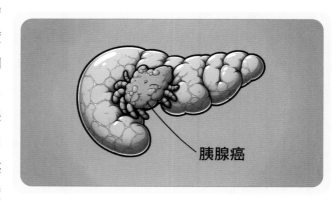

胰腺癌

有所提高。胰腺癌作为一种高度侵袭性的癌症，往往在发现时已处于晚期，治愈率相对较低，因此引起了公众的关注。随着人们对健康的关注度的提高，人们对胰腺癌的认识和重视程度也在逐渐增加。通过加强宣传、教育和科学研究，希望能够提高胰腺癌的早期诊断率和治愈率，为患者带来更多的希望和福祉。

一、胰腺癌的成因

胰腺癌的成因复杂，其中遗传因素、肥胖与代谢异常及吸烟是主要的风险因素。

（一）遗传因素

部分家族性胰腺癌患者携带胰腺癌相关遗传突变。这些突变可以影响细胞增殖和凋亡的平衡，从而促进肿瘤的形成。*BRCA1*、*BRCA2*、*CDKN2A*等基因的突变与胰腺癌的发生有关。如果家族中有胰腺癌病例，个人患胰腺癌的风险会显著增加。

（二）肥胖与代谢异常

肥胖与代谢异常被认为是胰腺癌的危险因素。肥胖可导致慢性炎症状态

和胰岛素抵抗，进而增加细胞异常增殖和突变的风险。肥胖还与高胆固醇、高血糖和高血压等代谢异常相关，这些因素可能影响胰腺组织的正常功能，增加癌症的发生风险。

（三）吸烟

吸烟是导致胰腺癌的主要环境因素之一。烟草中的化学物质可损害胰腺组织并引发 DNA 突变，最终促进肿瘤形成。吸烟与胰腺癌之间存在剂量依赖关系，吸烟时间越长、吸烟量越多，患胰腺癌的风险就越高。因此，戒烟对于预防胰腺癌具有重要的意义。

二、胰腺癌的特点

（一）难以早期检测

胰腺位于腹腔深处，如果肿瘤在早期生长，很难通过体检或者常规检查发现。大部分患者在发现胰腺癌时已经进入晚期，此时病情已经非常严重，治疗难度和预后也相应增加。

（二）症状隐匿

胰腺癌早期的症状往往比较隐匿，并且与其他疾病相似，比如消化不良、腹痛、黄疸等。这些症状并无特异性，容易被忽视或误诊，从而延误胰腺癌的诊断和治疗。

（三）侵袭性生长

胰腺癌的恶性程度较高，具有非常强的侵袭性和转移能力。胰腺癌通常会迅速侵犯周围组织和器官，如胃、肝、肠等，甚至蔓延至远处器官和淋巴结，导致晚期胰腺癌治疗困难。

（四）发展迅速

相较于其他类型的癌症，胰腺癌的生长速度相对较快。肿瘤一旦形成，往往会迅速增大并扩散，使得患者错过最佳治疗时机。

（五）缺乏有效治疗手段

目前，胰腺癌的治疗方法相对有限且效果不佳。手术切除是唯一可能实现治愈的方法，然而，由于胰腺解剖位置特殊、手术难度大及较多患者常伴有其他疾病，手术切除的可实施性和成功率都较低。同时，胰腺癌对放疗和化疗的抵抗力较强，这也导致了治疗效果不理想。

三、总结

胰腺癌之所以被称为"癌中之王"，主要是由于其早期检测困难、症状不明显、侵袭性强、发展迅速和治疗手段有限等因素共同作用。因此，对胰腺癌要加强预防和早期筛查，提高人们对该疾病的认识，早期发现和诊断胰腺癌，以提高治愈率和患者生存质量。

参考文献

[1] 郭继红，朱宁，葛洋，等.晚期胰腺癌患者的临床特征及预后分析 [J].首都医科大学学报，2023, 44(3): 501-506.

[2] 姜丽，赵磊，黄澜，等.快速康复护理联合益生菌营养疗法对胰腺癌根治术后患者的影响 [J].中国微生态学杂志，2023, 35(5): 573-578.

[3] 曹必样，张乐天，吴陈陈，等.胰腺癌非手术患者治疗模式与预后——单中心 230 例回顾性研究 [J].解放军医学院学报，2023, 5(44): 1-8.

[4] 李沈，王小明，王晓红.淋巴结阳性胰腺癌患者术后生存预测模型的构建 [J].右江民族医学院学报，2023, 45(2): 304-312.

[5] 姜菊玲，刘瑞，程孟祺，等.256 例晚期胰腺癌患者中医证素特征及南北差异分析 [J].中医杂志，2023, 64(6): 593-599.

[6] 谢扬帆，曹玲敏，汪雪媛，等.中国胰腺癌患者肠道菌群多样性组成谱的系统评价 [J].中国循证医学杂志，2023, 23(2): 186-190.

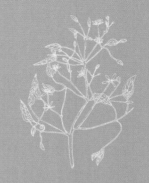

第14章

肺癌

肺癌患者日常饮食

在所有的肿瘤中最需要重视平素饮食的肿瘤，应是那些源自消化系统的肿瘤，如胃癌、肠癌、肝癌等；而想要预防肺癌，最关键的是避免周围环境空气的污染。然而，在肺癌患者

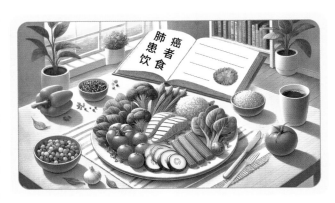

的诊治期间，同样会出现食欲下降等消化道症状，这又是为什么呢？我们又应该怎么办？平时又该注意哪些饮食习惯呢？现在就让我们来了解一下。

一、为什么会出现食欲下降？

肿瘤本身是一种消耗性疾病。 在疾病进展期间，由于肿瘤细胞需要供给自身增殖所需的营养，患者会出现乏力、纳差、免疫功能低下等问题。此外，肿瘤细胞会向血中释放引起厌食的一些神经递质及细胞因子，降低患者食欲。

从中医的角度来看，这是由于邪实正虚。癌毒致使正气耗伤，脾胃运化失常，因实而致虚。

临床药物的使用。 由于化疗药物及其代谢产物本身对人体胃肠道和呕吐中枢的损伤，肿瘤患者在化疗期间往往会出现食欲缺乏、恶心呕吐等不良反应。

从中医的角度来看，此类症状多是由化疗药物损伤脾胃，寒凉伤中所致。黄金旭教授建议将紫杉醇定性为寒凉之阴药，因为厌食、水肿、心动过缓等伤阳现象都是紫杉醇的常见不良反应。

此外，肺癌患者如果合并细菌感染，在运用抗生素后，也可出现食欲缺乏等不良反应，这可能与抗生素改变了人体正常的肠道微生物相关。

心理因素。肿瘤患者的食欲常受精神心理因素的影响。那些精神过于紧张、焦虑的患者会对食物甚至是生活失去兴趣和希望，久而久之可能造成习惯性厌食，引发条件反应，进而对食物产生抗拒。

中医认为，抑郁伤肝，忧思伤脾。在五行的生克制化中肝郁最易乘土，致使木郁土壅，进一步暗伤脾胃功能；思则气结，忧思的心情本身也会使脾胃之气郁结在内，造成胃纳欠佳的表现。

二、出现食欲下降应该怎么办？

由于患者食欲下降的原因不同，针对性的处理方案也是不同的。尤其是那些化疗期间的患者，食欲的下降往往不可避免。那么出现了食欲下降该怎么办呢？

（一）现代医学

除了通过静脉输注补充人体所需营养之外，患者可通过短期服用孕激素甲地孕酮改善食欲，但是由于此类药物具有毒副作用，多数轻度厌食患者并不适合。奥氮平作为一种抗精神病药物，同样可以被用于增加食欲和减轻呕吐反应。当然促胃肠动力药也可被用于治疗肿瘤患者的食欲下降。

（二）传统中医

中医对此类患者的治疗往往更具有优势，无论是中药还是针灸、按摩，都可以一定程度上缓解患者的不适感。

根据脾胃气血阴阳的虚损，常开立不同的方剂，但总以健脾气、健中气为主，如六君子汤、微调平衡三号方、小建中汤、资生丸等。而且，中医常说培土生金，指的是用补益脾胃的方法，可以更好地补养肺气。因此，健脾不仅可以改善食欲，还能对肺脏有所帮助。

取穴上常以四缝、足三里、三阴交、中脘、关元穴等为主，成都中医药大学一项有关Ⅳ期恶性肿瘤患者厌食症的研究表示，相比单药甲地孕酮，针刺四缝联合甲地孕酮可将有效率提高 13.3%。

肿瘤患者出现厌食情况，还是需要到医院详细咨询医生建议。那么作为患者家属，在家又能为患者做些什么呢？

家属可以为患者营造一个良好的就餐环境，如布置漂亮的餐桌、制作外观精美又有食欲的菜肴、观看轻松愉悦又下饭的电视或者电影等。情绪的放松有助于提升患者的食欲。

三、平时该注意哪些饮食习惯呢？

（一）合理搭配，保证营养

肺癌患者消耗大，蛋白质及热量的需求要比正常人多。如果患者由于疾病进展或是化疗导致食欲缺乏，甚至营养不良，高蛋白质饮食就显得尤为重要。通常来说，肉、蛋、奶中，必需氨基酸的含量比大豆等植物蛋白更为丰富，是肿瘤患者更好的选择。同时应该尽可能做到营养全面，荤素搭配合理。如果患者不爱吃肉，作为家属就可以考虑适当添加蛋白粉予以补充。食欲欠佳严重，饭量极少的患者，为了维持营养，则考虑补充全营养剂，供应足够的能量。当然，最好的营养来源还是天然的食物。对于食欲下降的患者，可以多吃一些清淡、易消化、高维生素、高蛋白质的食品，家属多做些色香味形俱佳的菜肴，提高患者的食欲。

（二）忌口勿过，食后勿卧

民间总有各式各样的说法，总觉得肿瘤患者不能吃"发物"。实际上，肿瘤患者无须过分忌口，只要口味适合，肠胃能接受，没有绝对不能吃这一说。过分强调忌口是没有必要的，如果摄入营养不全面，反而不利于患者康复。

而真正需要忌口的情况，往往是因为伴随了其他胃肠道症状，如反酸烧心就别吃甜的，恶心想吐就别吃油腻的，腹泻的时候少吃生冷、纤维素丰富的食物，等等。平时吃过饭后也不应立刻躺下，以免引起反酸等消化道症状，进一步影响患者食欲。

（三）细嚼慢咽，温度适宜

肺癌患者常常需要放疗。如果患者在放疗期间出现黏膜炎、口腔溃疡，建议放慢进餐速度，细嚼慢咽，食物的温度也不应过高，更不宜食用辛辣刺激的食物，以免刺激黏膜。要减少食物对消化道的刺激。

中医认为，化疗伤阴耗津，此时确实应避免生姜、大蒜等辛辣刺激之品，可以适当补充养阴清热、润燥生津的药物或者食物，如百合、荸荠、莲雾、雪梨等。

（四）靶向期间，不吃西柚

研究发现，西柚与多数肺癌的靶向药物（如吉非替尼、埃克替尼、克唑替尼、厄洛替尼、布加替尼等）不应该同时使用。因为西柚中的呋喃香豆素，对 CYP 3A4 的代谢酶有强烈的抑制作用，可以阻止靶向药物的代谢，提高血药浓度，增加不良反应。更有传言指出，一杯西柚汁和一片靶向药物，相当于 20 片这种药和一杯水。

当然，呋喃香豆素不仅存在于西柚之中，还富含于其他绝大部分的柑橘类水果中，如柑橘、橙子等。此外，诸如阳桃、石榴，同样因为富含此类物质不建议与靶向药物同时吃。

（五）适食酸奶、膳食纤维

酸奶和膳食纤维对胃肠道癌症患者的益处已经得到证实，但是对肺癌患者是否仍然有益呢？一篇 2020 年发表在 *JAMA Oncology* 杂志上的，纳入美国、欧洲和亚洲的 144 万成年人的研究显示，酸奶和膳食纤维对预防肺癌同样有益！根据平时摄入酸奶和膳食纤维的多少，此研究将参与人群分为五组。其中，摄入最多酸奶和膳食纤维的人群与不喝酸奶、膳食纤维饮食最少的人群相比，肺癌风险降低 33%。

可惜的是，这项研究指出，酸奶和膳食纤维对亚洲人的益处并不明显，但也可能是由样本量较小所致。酸奶和膳食纤维通过益生菌和益生元的有益影响，调节肠道微生物群和代谢途径，降低肺癌发生率。这与中医的肺与大肠相表里不谋而合，调整肠道菌群，可对肺脏健康有益。

益生元是一种不易消化的食物成分，常常存在于膳食纤维中，有选择地刺激结肠中的一种或少数几种细菌的生长或活性，提高健康的优势菌群的比例和数量，从而增强体质。

肺癌患者的养生药膳

《中国医学简史》中提到："医药学的最初萌芽就是孕生于原始人类的饮食生活之中的。"中医养生学中的药膳养生，基于"药食同源"的理论，以"食"为"药"，寓医于食。

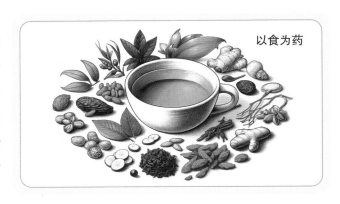

以食为药

肺癌与饮食的相关性虽不如消化系统的肿瘤密切，但选对合适的药膳，有利于促进手术后机体的恢复、缓解放疗后副作用、减轻化疗后不良反应，对改善肺癌患者生活质量大有裨益。

一、手术后食疗

肺癌手术后的患者，多气血两伤，需酌情使用一些补气养血的食物，如大枣、山药、龙眼肉、杏仁、莲子肉、瘦肉、淡水鱼、蛋奶制品等，以助气血生化。

归芪山药瘦肉汤：猪瘦肉片 150 g，鲜山药 100 g，当归 10 g，黄芪 20 g，加水共煮，饮汤食肉，具有补气养血之效，适用于肺癌术后神疲乏力、气短自汗、面色苍白者。

参归粥：党参 15 g，当归 15 g，加水煎煮 30 分钟去药取汁，加入白米，再加大枣 10 枚，文火慢煮至米开汤稠即可饮用，适用于肺癌术后头晕、乏力、面少血色者。

百合麦冬饮：百合 10 g，麦冬 10 g，南沙参 10 g，桔梗 6 g，以 500 mL 水煎 20 分钟代茶饮。该茶具有滋阴润肺之效，适用于肺癌术后肺阴亏耗，症见口干渴、干咳、舌红少苔者。

二、放疗后食疗

中医学认为，放射线为热毒之邪，易损伤津液。放疗后的肺癌患者肺阴大伤，常表现有口咽干燥、干咳无痰，部分患者则以食欲减退、恶心干呕、乏力、便秘等肺胃阴伤的症状为主。可选梨、藕汁、蜂蜜、杏仁、荸荠、银耳、百合等药食，以养阴生津。

五汁饮：雪梨 100 g，荸荠 100 g，鲜藕 50 g，鲜芦根 50 g，麦冬 50 g，榨汁服用，不喜凉者可加热温服，适用于肺癌放疗后肺阴亏耗、肺燥干咳、痰少而黏、口舌干燥者。

天冬茶：天冬（切碎）10 g，桔梗 6 g，绿茶 10 g，开水冲泡代茶饮，适用于放疗后口咽干渴者，具有润燥生津、化痰止咳之效。

三、化疗后食疗

化疗后常见的不良反应有骨髓抑制（如白细胞、血小板、血红蛋白减少）、消化道反应（恶心、腹胀、呕吐、腹泻）、肝肾功能异常。中医认为，化疗药物耗伤气血，攻伐脾胃、肝肾。所以经历化疗的患者，可选香菇、燕窝、虫草、枸杞、银杏等进行食疗，以补益肝肾、健脾和胃、益气养血。

芪归养血粥：黄芪 50 g，当归 15 g，补骨脂 10 g，加水煎煮 30 分钟，去药取汁，加入糯米 50 g，大枣 5 枚，加水适量，文火熬粥。功擅补气生血，适合化疗后有骨髓抑制者食用。

参芪牛骨汤：将 500 g 的牛骨加适量料酒、生姜，加水煮沸 10 分钟去腥、去血水，取出牛骨与黄芪 15 g、党参 15 g、当归 10 g 纳入砂锅，武火煮开后转文火，慢炖 2 小时后加盐适量调味即可食用。此方取"以形补形"之意，以牛骨益肾填髓，黄芪、党参、当归助生气血，有助于化疗后血细胞减少患者恢复。

燕耳百合羹：燕窝 5 g，银耳 15 g，洗净泡发；加入百合 10 g，枸杞 10 g，加水适量，文火慢熬出胶即可，食用前可加少许蜂蜜调味。适合化疗后体虚患者养肺润燥、益气养血。

晚期肺癌治疗，我们绝不放弃！

肺癌是造成死亡人数最多的恶性肿瘤，在全球范围内发病率和死亡率均在上升，对人类健康构成了巨大威胁。在中国，肺癌在恶性肿瘤中排在第 1 位，约占 1/5，2020 年我国新发肺癌病例数约为 82 万例。而目前，我国大部分肺癌患者就诊时已处于中晚期。那么晚期肺癌患者是否没有治疗价值？答案是否定的！

近年来，肺癌的精准化、规范化治疗探索一直行而不辍，晚期肺癌患者积极接受治疗，对于患者自身的预后和生活质量水平都是有极大意义的！那么针对晚期肺癌，治疗方式都有哪些呢？

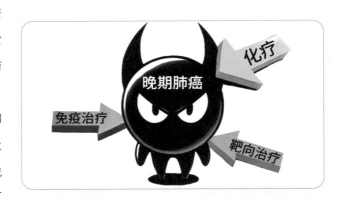

一、化疗

大部分肺癌患者首诊时已处于晚期，无法通过手术根治。所以，对于多数晚期肺癌患者而言，传统化疗仍然是其治疗的基础。

　　既往肺癌的标准治疗方案为含铂双药化疗，即以铂类药物为基础联用另一种细胞毒性药物，对处于晚期又不含敏感基因突变的非小细胞肺癌患者而言，含铂双药化疗历来是优先选择的方案。

　　研究显示，对比最优支持治疗，化疗可以使患者的 1 年生存率提高 9%！

　　而随着精准治疗时代的到来及靶向治疗、免疫治疗的兴起，针对晚期肺癌的治疗方案逐渐多元化，化疗联合其他治疗成为晚期肺癌治疗的重要手段！

二、靶向治疗

　　自从以 EGFR 和 ALK 为代表的肿瘤驱动基因被发现以来，肺癌治疗领域掀起了一场靶向治疗的革命。

　　例如作为第三代 EGFR-TKIs 的奥希替尼，在 2019 年的欧洲肿瘤内科学会（ESMO）会议中，温希普癌症研究所宣布了 FLAURA 研究的成果：通过一线使用奥希替尼，晚期 EGFR 基因突变肺癌患者可以获得比使用其他 EGFR 靶向药物更长的中位无进展生存期（PFS）和中位总生存期（OS），分别为 18.9 个月和 38.6 个月，打破了靶向药物的中位耐药时间约 1 年的概念，大大延长了患者的 OS，创造了历史上最长的 OS 和 PFS 记录！

　　一线用药奥希替尼的近 1/3 的患者中位无进展生存期超过 3 年，这是第一代药物的 3 倍，意味着这些患者在 3 年内不用担心疾病的发展。

　　近 10 年来，随着医疗技术的飞速发展，除了这些常见基因变异（如 EGFR、ALK 等），罕见基因变异（如 ROS1、RET、MET、NTRKs、FGFRs、NRGs 等）也越来越受到关注；而针对这些罕见基因变异的靶向药物也相继问世，给患者带来了更多生的希望！

三、免疫治疗

　　2014 年，我们迎来了免疫治疗的时代。而在 2020 年美国国立综合癌症网络指南中，免疫治疗更是被定为非小细胞肺癌的一线治疗方式。

　　免疫治疗的出现在很大程度上改变了驱动基因阴性晚期非小细胞肺癌的治疗格局，对于不适合接受靶向治疗的人群，有很大的机会从免疫治疗中获得疗效！

例如，对于晚期肺鳞癌患者，2021 年欧洲肺癌大会公布的 KEYNOTE-407 研究 3 年 OS 更新数据显示，与安慰剂联合化疗组相比，帕博利珠单抗联合化疗组患者中位 PFS（8.0 个月）和中位 OS（17.2 个月）均显著延长。

除此之外，免疫治疗没有化疗的恶心、呕吐、脱发之类的毒副反应，基本上可以治疗所有肺癌类型，效果不输化疗，甚至某些高表达类型单独用的效果都比化疗好！

随着临床研究的不断拓展，免疫治疗在临床中的应用也越来越广。众多免疫治疗联合方案也已成为晚期非小细胞肺癌新的标准治疗模式。更可喜的是，新的免疫治疗方案开始突破免疫治疗的"禁区"，使得驱动基因突变患者也可能成为免疫治疗的获益人群！

关于上述的药物和疗法，老百姓更关心的是自身是否能够用得起这些药。

不用担心！

大家一定记得 2021 年国家医疗保障局的谈判，温文尔雅的女谈判代表，寸价必争，一步步将"天价药"诺西那生钠注射液，从最初的 53 680 元一瓶，一路降到 33 000 元一瓶，降幅近乎 40%！

2021 年国家医保药品目录调整结果显示，此次谈判使医保药品目录新增了 67 个药品。

从降幅来看，67 个谈判品种平均降幅为 61.7%，创下新高（2017 年平均降幅 44%、2018 年 56.7%、2019 年 60.7%、2020 年 50.64%）。

以前面提到的奥希替尼为例。2018 年，该药被纳入国家医保，2021 年医保谈判续约成功，续约价为 5580 元一盒，降幅 63.5%！免疫药物，在 2019 年及 2020 年，已在国内上市的 4 款国产 PD-1 抑制剂先后被纳入了医保目录。国内上市的免疫药物，除罗氏的阿替利珠单抗之外的 8 款免疫药物均进入医保初审目录。未来也有极大概率被纳入医保！

2020 年，《新英格兰医学杂志》发表了一项研究，回顾分析了 2000—2016 年的美国肺癌的治疗效果，发现这期间肺癌患者的生存率明显提高。其中，2 年生存率，男性从最初的 26% 提高到 35%，女性从最初的 35% 提高到 44%。而这还只更新到 2016 年，那时候，免疫治疗还很稚嫩，药物种类和治疗方式也很单调。

那如果放到现在甚至未来呢？

所以，不要放弃！我们有不断进步的医学技术为治疗提供指导！

正如吴一龙教授所说：未来治疗的方向是不断地把肺癌治疗方向切成一块块小的蛋糕，研究者对每一块蛋糕进行攻破，攻破之后就能给患者带来利益！

我们有强大的国家医保为治疗负责兜底！

不抛弃不放弃，这是大国担当。正如医保谈判代表所说："每一个小群体都不应该被放弃。"

晚期肺癌也有很大的治疗价值！

非小细胞肺癌的分子病理检测，三分钟看明白

肺癌是造成死亡人数最多的恶性肿瘤，中国国家癌症中心的最新调查报道，肺癌仍位列癌症死亡率第一，2020 年我国新发肺癌病例数约为 82 万例！

而作为肺癌中占比最大的非小细胞肺癌，曾几何时，患者只能接受化疗，不仅疗效存在瓶颈，同时患者也要受到巨大的毒副反应的困扰。在肿瘤精准治疗时代开启以来，这种情况

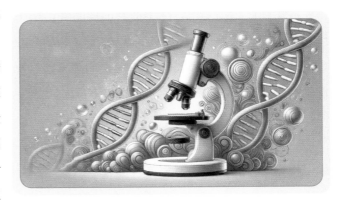

发生了翻天覆地的变化！肺癌靶向治疗成果丰硕，各种新药、新进展层出不穷，为临床诊疗带来了更多选择。除 *EGFR* 经典突变外，其他少见或罕见靶点研究也不断取得突破，为患者带来了更大的生存希望。此外，免疫治疗也为无驱动基因阳性的患者提供了全新的治疗选择，为更多患者带来福音。

而在进行靶向治疗之前的基因检测是必不可少的，基因检测是肺癌患者接受靶向治疗的基本要求。"精准治疗，检测先行"，这一理念目前获得国内外各大医疗机构和权威人士的推荐和认可，也就是说，精准鉴别分子分型是非小细胞肺癌实施靶向及免疫治疗的前提和基础！

分子病理检测对于非小细胞肺癌患者的重要性不言而喻，哪些患者需要进行分子病理检测，如何进行合适的分子病理检测呢？

非小细胞肺癌基因变异检测主要包括靶向治疗及免疫治疗相关分子病理检测。我国非小细胞肺癌患者分子变异包括常见变异基因 *EGFR*、*KRAS*、*ALK*，少见变异基因 *ROS1*、*MET*、*HER-2*、*BRAF*、*RET*，以及罕见变异基因 *NTRK*、*NRG1*、*NRG2*、*FGFR2* 等。除极少数患者存在共突变外，上述基因变异基本上在同一个患者中不会共同出现。

针对上述非小细胞肺癌中基因变异检测，常见的分子病理检测方法包括 Sanger 测序、实时荧光定量 PCR、荧光原位杂交、二代测序及免疫组织化学染色等，各种检测方法具有不同的优缺点，我们可以根据检测内容及临床需求选择恰当的检测方法。

对于临床诊治来说，除了准确的诊断外，使用针对检测基因的药物更是至关重要。在肺癌领域，针对常见的 *EGFR* 基因的突变，有奥希替尼、达可替尼、吉非替尼等药物，针对 *ALK* 基因突变的有克唑替尼、阿来替尼等，即便是一些少见的基因位点突变，如 *BRAF* 基因，也有达拉非尼、曲美替尼等药物。而且更多药物正在不断推进开发中。

这些药物不仅摆脱了传统化疗所带来的呕吐、脱发之类的毒副反应，效果也优于化疗！而且也有相当一部分被纳入医保，大家也不必为高昂的药费所困扰。

一、早期非小细胞肺癌的检测

从现有的循证医学依据，以及综合考量可行性、经济性等因素，在早期非小细胞肺癌的新辅助治疗阶段即手术切除前，并不推荐进行分子病理检测，如果肿瘤直径 ≥ 4 cm 或者有淋巴结转移，则推荐接受双铂化疗联合免疫治疗，并且不用进行 PD-L1 的表达监测。而在早期非小细胞肺癌的辅助治疗阶段，即手术切除后，推荐进行分子及 PD-L1 的病理检测。

二、晚期非小细胞肺癌的检测

对于晚期非小细胞肺癌患者，靶分子基因检测能够有效地筛选靶向药物获益人群，更好地指导临床需求。近 10 年来，晚期非小细胞肺癌的治疗，尤其是靶向治疗，取得了极大的进展。相比化疗时代，靶向治疗提升了晚期非小细胞肺癌患者的生存时间，使晚期转移性肺癌患者的中位生存期提升至 23 ～ 27 个月，5 年生存率从不到 5% 提升到 14.6%，翻了将近 3 倍！

我们有句俗语，即"有靶打靶，无靶免疫"，对于驱动基因阴性的晚期非小细胞肺癌患者，如果进行 PD-1/PD-L1 抗体药物免疫治疗，推荐进行 PD-L1 表达检测。通过检测 PD-L1 蛋白表达、微卫星不稳定、肿瘤突变负荷、免疫正负向基因等标志物，可明确患者是否适合免疫药物治疗。

肺癌治疗技术和药物研发水平不断突破，越来越多肺癌患者通过靶向及免疫治疗获得了更长的生存期和更高的生活质量。目前处于癌症治疗的精准时代，每个肺癌患者都应该根据自身条件，接受分子病理检测，以期获得更好的用药治疗方案。我们期待未来的肺癌治疗更加精准，为患者带来更多益处。

肺癌患者应该如何随访？

不同于感冒、肺炎等急性疾病，临床治疗只属于肺癌患者管理的一部分内容。合理、有效的随访管理可尽早发现疾病的演变，保证患者合理用药，及时干预患者不良情绪及生活习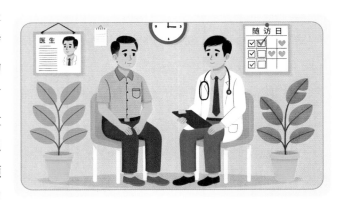惯，从而提高诊治疗效，促进疾病康复，提高患者生活质量。

一、随访措施

随访管理的主旨是"有利于患者"，工作的顺利开展有赖于医护人员、患者及家属的团结协作。随着科技的发展，随访措施已不局限于在院时的健康宣教和电话随访。肺癌微信随访群、微信公众号等多元化随访模式已逐渐融入到患者的生活中。

"当好自己健康的第一责任人"，相信肺癌在现代医学合理的管理下是可控的。立足于我国医疗资源相对短缺的现状，建议随访过程中患方当发挥积极主动性，严格遵守医护人员根据自身病情分期、治疗方案、年龄、文化程度、生活自理能力、心理承受能力拟定的随访方案，自主学习随访群、微信公众号中推送的疾病相关知识、治疗后（手术、化疗、放疗）注意事项、生活饮食建议。

二、随访内容

依据中国临床肿瘤学会制定的《原发性肺癌诊疗指南》，不同类型分期肺癌患者治疗后随访间隔及内容如下。

（一）非小细胞肺癌患者随访

◆ Ⅰ ~ ⅢA 期非小细胞肺癌患者（已经接受手术、放疗的），前 2 年每 6 个月到院随访 1 次，第 3 年及往后每 12 个月随访 1 次。随访内容：病史、常规查体、胸腹部 CT/ 腹部超声、吸烟情况。

◆ 不能手术切除的 ⅢA、ⅢB 和 ⅢC 期非小细胞肺癌化疗后患者，前 3 年每 3 ~ 6 个月随访 1 次，第 4 年及第 5 年每 6 个月随访 1 次，第 5 年及往后每 12 个月随访 1 次。随访内容：病史、常规查体、增强 CT（胸腹、肾上腺）、吸烟情况等。

◆ Ⅳ 期非小细胞肺癌患者在全身治疗结束后，每 6 ~ 8 周到院随访 1 次。随访内容：增强 CT（胸腹、肾上腺），如有脑、骨等远处转移，需完善相应头颅 MRI 和 / 或全身骨扫描。

（二）小细胞肺癌患者随访

◆ 局限期患者，前 2 年每隔 3 个月随访 1 次，第 3 年每隔 6 个月随访 1 次。随访内容：病史、常规查体、头部增强 MRI、胸腹盆增强 CT、骨扫描、颈部及锁骨上淋巴结 B 超、血常规、血生化、肿瘤标志物、吸烟情况。第 3 年及往后每年随访 1 次。随访内容：同上，但全身骨扫描不做常规推荐。

◆ 广泛期患者，第 1 年每隔 2 个月随访 1 次，第 2 及第 3 年每 3 ~ 4 月随访 1 次，第 4 及第 5 年每 6 个月随访 1 次，第 5 年及往后每年随访 1 次。随访内容：病史、常规查体、头部增强 MRI、胸腹盆增强 CT、局部 CT 或 MRI（骨转移者）、淋巴结 B 超（颈部及锁骨上窝）、血常规、血生化、肿瘤标志物、吸烟情况。

（三）肺部结节患者随访

随着健康体检的普及和胸部 CT 的广泛应用，肺部结节逐渐成为常见"病"。肺部结节通常无明显临床症状，但存在一定的癌变风险，《肺结节诊治中国专家共识（2018 年版）》建议，肺部结节以影像学随访为主，随访时间间隔依据结节性质、大小而定，被检出人员需遵从专科医生意见随诊复查。

三、肺癌的高危人群

目前对肺癌高危人群的定义，不同国家的指南、专家共识就年龄、吸烟时长上存在一定差异。依据 2021 年《中国肺癌筛查与早诊早治指南》，符合以下条件之一即属肺癌高危人群。

◆吸烟时长达 30 包年（1 包年 = 每天吸烟的包数 × 吸烟年数），包括曾经吸烟时长 ≥ 30 包年，但戒烟时长 ≤ 15 年者。

◆被动吸烟：与吸烟者共同生活或同室工作长达 20 年。

◆合并肺结核、慢性阻塞性肺疾病、弥漫性肺纤维化者。

◆有煤烟和煤烟尘或铍、石棉、镉、氡、硅、铬、镍等暴露史长达 1 年。

◆一级亲属中父母、子女或兄弟姐妹有确诊为肺癌者。

前面我们提到，中国女性吸烟比例仅为 2.7%，女性患肺癌与被动吸烟及长期接触厨房油烟关系密切，因而在考虑肺癌高危因素时，长期接触油烟也当被纳入考虑范畴。

为什么我得了肺癌，而这么多"老烟枪"却身体很好？

吸烟是导致肺癌的主要危险因素之一，戒烟是肺癌患者延长生命的第一步。在我们的常识中，吸烟与肺癌紧密关联。研究发现，吸烟者发生肺癌的概率会比不吸烟者高 4 ~ 10 倍，

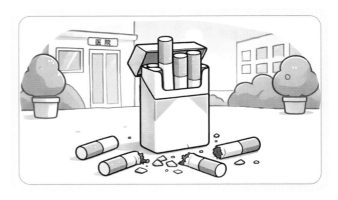

重度吸烟者甚或高达 25 倍。然而，我们生活中会遇到一些从不抽烟的肺癌患者，也遇到过不患癌的高寿老烟民。二者之前悬殊的差异，源于后者"奇特"

的基因。

一、吸烟致癌

烟草燃烧后产生的大部分化学物质是对人体有害的，其中数烟焦油、一氧化碳和尼古丁危害最大。香烟中的一部分致癌物质可直接攻击人体基因，另外一部分物质如烟焦油所含的亚硝胺和多环芳烃等致癌物质经人体代谢后的产物可导致 DNA 损伤，从而引起癌变。

从全球各地开展的多项关于吸烟与肺癌相关性的研究来看，吸烟率与肺癌发生率呈正相关，吸烟量及吸烟时间也与肺癌的发病相关。无论是主动吸烟，还是长期与吸烟者共处一室，被动吸入二手烟、三手烟，都可诱发肺癌。吸烟致癌，毋庸置疑。

二、吸烟"制"癌

2022 年 4 月一项发表于《自然·遗传学》的研究为我们解开了"老烟枪不患肺癌"之谜。研究发现，吸烟可导致肺部细胞基因突变从而导致肺癌，在所有肺组织细胞中，肺上皮细胞发生癌变的概率最高。随着吸烟时间及吸烟剂量的累积，突变的细胞积累率相应增高。然而神奇的是，当吸烟达到 23 包年后，细胞突变的趋势趋于平稳。研究者推测，可能是老烟民长期吸入烟雾激活了人体自我保护机制，他们拥有更强大的基因修复功能和消除烟雾有害物质的能力。

看到这，不少烟民心想："终于为不戒烟找到了借口。"在此，还是规劝各位打消这个可怕的念头，拿生命健康来赌运气不划算。其实，从统计学角度来看，这是由于幸存者偏差——大家看到那些吸烟吸了一辈子也没事的人，只是极个别的幸存者，人群中的大多数往往因吸烟而短命。

三、吸烟有害健康

吸烟不单单与肺癌的发生关系密切，与乳腺癌、直肠癌、食管癌、膀胱癌等均有关联。此外，有研究表明，吸烟可促进肿瘤的侵袭和转移。除了癌症，吸烟也可诱发呼吸系统以外其他系统疾病。

吸烟对动脉内皮细胞的损害可诱发动脉粥样硬化，增加血栓风险从而导致心脑血管疾病的发生。因此，"戒烟"被列入心脑血管一级预防措施。吸烟对糖尿病患者来说是火上浇油，不但会加速糖尿病患者肾病、糖尿病视网膜病变、糖尿病足等并发症的发生，还可导致胰岛素抵抗、感染、高血脂。值得注意的是，烟草对生育会有影响，吸烟的人后代先天畸形率更高。烟草烟雾对大脑、骨骼健康都有损害，二手烟、三手烟的危害并不低于主动吸烟，因而世界卫生组织特将每年的 5 月 31 日定为"世界无烟日"，希望新的一代免受烟草的危害。

四、电子烟"无害"？

烟草中的尼古丁会使烟民欲罢不能，如今有不少烟民，尤其是青少年人会选择电子烟来代替卷烟，口感多样、外形时尚的电子烟一度成为年轻人的"流行配饰"。不少人认为电子烟不含焦油，危害性大大降低。事实是，电子烟加热产生的铬、镍等重金属也是导致肺癌的危险因素。临床上，使用电子烟引起的急性嗜酸性粒细胞性肺炎、急性肺损伤也较为常见。

预防肺癌从戒烟开始，守护健康，勇敢拒绝二手烟、三手烟。

参考文献

[1] 余雅洁,吴艳,杨盛力.肿瘤患者食欲不振怎么"破"[N].健康报,2021-11-25(8).

[2] 黄金昶,李颖辉,张代钊.把化疗及靶向药物寒热燥湿分类将有助于提高肿瘤的治疗效果[C]//中华中医药学会肿瘤分会2009年首届全国中西医肿瘤博士及中青年医师论坛论文集.北京:中日友好医院,2009.

[3] 邓家肴.针刺四缝穴联合甲地孕酮治疗Ⅳ期恶性肿瘤患者癌性厌食症的临床观察[D].成都:成都中医药大学,2021.

[4] 贾东丽,张阳,韩欢欢.吉非替尼致药物性肝损伤1例[J].中南药学,2021,19(9):1996-1998.

[5] 张子楠.关于服用靶向药,你不了解的那些事[J].人人健康,2021(23):42-43.

[6] YANG J J, YU D, SHU X O, et al. Association of dietary fiber and yogurt consumption with lung cancer risk: a pooled analysis[J]. JAMA Oncol, 2020, 6: e194107.

[7] 俞慎初.中国医学简史[M].福州:福建科学技术出版社,1983.

[8] 王强修,李钧,朱良明.肺癌诊断与治疗[M].2版.郑州:河南科学技术出版社,2018.

[9] 李阳,彭璐.远离肺癌 从食做起[N].大众卫生报,2021-04-20(6).

[10] 赫捷,李霓,陈万青,等.中国肺癌筛查与早诊早治指南(2021,北京)[J].中华肿瘤杂志,2021,43(3):243-268.

[11] SIEGEL R, MA J, ZOU Z, et al. Cancer statistics, 2014[J]. CA Cancer J Clin, 2014, 64(5): 364.

[12] Non-Small Cell Lung Cancer Collaborative Group.Chemotherapy and supportive care versussupportive care alone for advanced non-small cell lung cancer[J]. Cochrance Database Syst Rev, 2018(12): CD007309.

[13] ROBINSON A G, VICENTE D, TAFRESHI A, et al. 970 First-line pembrolizumab plus chemotherapy for patients with advanced squamous NSCLC: 3-year follow-up from KEYNOTE-407[J]. J Thorac Oncol, 2021, 16(4): S748-S749.

[14] HOWLADER N, FORJAZ G, MOORADIAN M J, et al. The effect of advances in lung-cancer treatment on population mortality[J]. N Engl J Med, 2020, 383(7): 640-649.

[15] ZHENG R S. Cancer incidence and mortality in China, 2016[J]. Journal of the National Cancer Center, 2022, 2(1): 1-9.

[16] WU Y L, TSUBOI M, HE J, et al. Osimertinib in Resected EGFR-Mutated Non-

Small Cell Lung Cancer[J]. N Engl J Med, 2020, 383(18): 1711-1723.

[17] 中华医学会病理学分会，国家病理质控中心，中华医学会肿瘤学分会肺癌学组，等.非小细胞肺癌分子病理检测临床实践指南 (2021 版)[J]. 中华病理学杂志, 2021, 50(4): 323-332.

[18] 张桂，杜文娟，程于娟，等.肺癌患者多元化随访模式的建立与评价 [J]. 临床医药文献电子杂志, 2019, 6(31): 2.

[19] 中华人民共和国国家卫生健康委员会.原发性肺癌诊疗指南 (2022 年版)[J]. 中国合理用药探索, 2022, 19(9): 1-28.

[20] 王璐，洪群英.肺结节诊治中国专家共识 (2018 年版) 解读 [J]. 中国实用内科杂志, 2019, 39(5): 440-442.

[21] 杨波.吸烟和不吸烟患肺癌差别 [J]. 开卷有益, 2021(9): 9.

[22] 王强修，李钧，朱良明.肺癌诊断与治疗 [M]. 郑州：河南科学技术出版社, 2018.

[23] HUANG Z, SUN S, LEE M, et al. Single-cell analysis of somatic mutations in human bronchial epithelial cells in relation to aging and smoking[J]. Nature Genetics, 2022, 54: 492-498.

[24] 左晶晶，陈晨，曾曼丽，等.吸烟与癌症相关性的研究进展 [J]. 现代生物医学进展, 2017, 17(16): 3180-3183.

[25] CHAFFER C L, WEINBERG R A. A perspective on cancer cell metastasis[J]. Science, 2011, 331(6024): 1559-1564.

[26] 廖艳辉.电子烟使用相关的健康危害 [J]. 国际精神病学杂志, 2022, 49(3): 421-424.

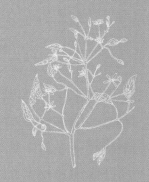

第 15 章

鼻咽癌

鼻咽癌患者怎么吃?

从前文我们了解到，长期食用腌制食品是诱发鼻咽癌的危险因素之一，所以鼻咽癌患者首先应当避免食用腌制食品。合理的饮食结构有利于改善鼻咽癌患者的预后，提高其生活质量。

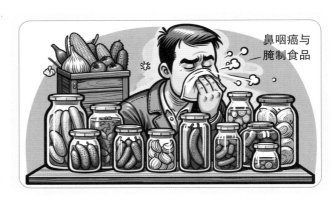
鼻咽癌与腌制食品

一、肿瘤"饿"不死，抗癌需营养

"饥饿疗法"曾盛行一时。不少老百姓认为肿瘤患者应当清淡饮食，避免摄入足够的营养导致肿瘤扩大、扩散，盲目节食，以期"饿死肿瘤"。然而，事实证明"饥饿疗法"并非釜底抽薪的高明之举，而是"伤敌一千，自损八百"。肿瘤组织代谢活跃，对机体营养物质消耗较大。减少饮食摄入并不能降低肿瘤组织的消耗，反而加剧了患者营养不良的情况，导致患者免疫力低下，疾病丛生。从另一个角度来看，肿瘤患者对能量的需求要比健康人群要高。按时摄入足够的营养物质，才是肿瘤患者的明智之举。

二、心态很重要，"能吃是福"

鼻咽癌患者因肿瘤组织侵犯鼻咽部，多有局部疼痛、吞咽不利，放疗后患者可合并张口不利的情况，化疗患者则会出现恶心、呕吐等消化道症状，加之肿瘤患者患病后心理变化，上述原因均可导致饮食摄入的减少。因而，40%～80%的鼻咽癌患者合并有营养不良。

导致鼻咽癌患者营养不良的因素包括心理因素、肿瘤因素及放化疗后的不良反应等。其中患者自身可调节的是心理因素，积极主动进食是纠正营养不良的首要途径。有报道显示，合理的饮食结构及口服营养补充可改善头颈部肿瘤患者的营养状况和生活质量。

营养摄入分为肠内营养和肠外营养两大类，经口吃进去的、经胃肠管到达胃肠道消化吸收的均属肠内营养，通过静脉输注的如人血白蛋白、结构脂肪乳等属肠外营养。肠内营养优于肠外营养，前者较后者在营养结构上更均衡，且更符合人体生理特点，此外肠内营养可以保护消化道黏膜，降低胃肠细菌移位的风险。鼻咽癌患者能主动进食表示肿瘤组织侵犯范围小，或放疗未导致严重的不良反应，所以说"能吃是福"。

在饮食的选择上，首选清淡、易吞咽、易消化食物，避免用力咀嚼刺激肿瘤组织导致出血。合理的饮食结构，包括蛋白质、脂肪、碳水化合物的摄入比例分别为 12% ~ 14%、25% ~ 30%、65%，每日应当摄入适量的纤维素、维生素，食物种类尽可能多。另外关于食用盐、食用油的摄入量均有考究，具体可咨询营养师或医护人员。

三、鼻咽癌患者的饮食建议？

放疗是鼻咽癌患者首要的治疗方式，放疗后唾液腺、口腔黏膜损伤，可导致口干、味觉减退、吞咽困难；部分患者放疗后出现颞颌关节纤维化，伴有张口不利、咀嚼疼痛。优选牛奶、果汁等高蛋白、高纤维的流质，避免辛辣食物刺激口腔黏膜。优质蛋白如牛奶、鸡蛋白，富含维生素 B 的食物如柑橘，均有利于黏膜组织修复。

如果放疗后的不良反应已影响到进食者，可考虑鼻饲管、胃肠造瘘管。料理机处理后的食糜均可通过上述两种方式注入患者胃肠。注入的饮食结构以碳水化合物为主，兼顾优质蛋白和适量脂肪。避免刺激、不易消化的食物造成胃肠负担，也需适当补充纤维素，促进肠道蠕动，减轻放疗后便秘。此外需要注意的是，在每次注入食物时，需保证患者处于坐位或半卧位，先回抽观察管内是否有食物残渣，避免胃潴留引起的反流、误吸。

化疗是鼻咽癌治疗的重要手段之一，常与放疗联用提高疗效。化疗后不良反应主要包括恶心、呕吐，所以可在化疗前适当进食。化疗后则可选择乌梅汤、山楂糕、姜枣茶促进食欲、和胃止呕。

部分鼻咽癌患者可进行手术治疗。术前术后均需对患者进行营养评估，术前评估保证患者机体能够耐受手术，术后营养评估，有利于调整饮食摄入，促进机体恢复。

四、鼻咽癌患者的饮食原则

◆少食多餐，确保足够热量。

◆选择易吞咽、易消化、少刺激的食物。

◆营养均衡，优质蛋白，每日摄入新鲜蔬菜瓜果，远离腌制食品。

◆忌酒。

鼻咽癌患者的养生药膳

鼻咽癌多以鼻塞、涕血、头痛、耳鸣为表现，伴有淋巴结转移、神经压迫者，可有头颈部淋巴结肿大、剧烈头痛、复视等症状。中医认为，鼻咽癌是因感染外邪、饮食不节、情志

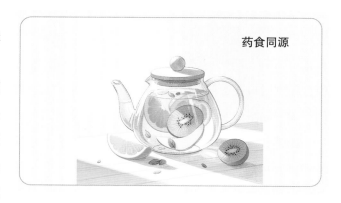

药食同源

不调，导致痰浊、血瘀、热毒积聚于鼻咽部而成。久病者，痰浊瘀血化热伤阴，或因放疗"热邪"，耗伤气血津液，常伴有气阴两虚之证候。中医食疗讲究五味调和，以和五脏，即通过药食的性味调和脏腑功能，从而达到祛病养生的目的。

鼻咽癌患者药膳养生的原则即选择化痰散结、益气养阴之品，规避辛辣、肥甘厚腻。辛辣的食物耗伤津液，肥甘厚腻之品易生痰湿。

一、陈皮山药薏仁粥

食材：陈皮 6 g，白芷 6 g，鲜山药 50 g，生薏苡仁 20 g，红枣 5 枚。

做法：先将陈皮、白芷纳入锅中，加清水煮沸 10 分钟后去渣，纳入山药、薏苡仁、红枣，文火慢熬成粥即可食用。

功效：山药健脾益气，薏苡仁健脾利湿，白芷排脓通窍，陈皮燥湿化痰，红枣补中益气。适合脾胃虚弱、痰浊内生者，症见鼻塞、涕多、肢体困重，或有头面下肢水肿、大便稀烂。

二、田七海带瘦肉汤

食材：田七 10 g，海带 50 g，猪肉 100 g。

做法：将海带洗净，纳入少许姜丝去腥，猪肉、田七切片处理。锅中纳入田七煎煮 30 分钟后，纳入猪肉、海带共煎煮，加入料酒适量去腥，肉熟即可食用。

功效：田七散瘀止血、消肿止痛，海带化痰软坚散结。猪肉性平，味甘咸，可入脾胃经，善滋阴、润燥。适合痰瘀互结者，症见鼻塞、涕血，颈部淋巴结肿大。

三、白芷天麻鱼头汤

食材：白芷 10 g，天麻 10 g，川芎 9 g，鲢鱼头 1 个。

做法：先将鱼头去鳞去腮、洗净血污，纳入锅中。加入白芷、天麻、川芎及适量清水、料酒、姜葱共炖煮，最后加少许食盐调味即可。

功效：白芷燥湿排脓、通窍止痛，天麻息风通络，川芎行气开郁，鲢鱼性温味甘，归肺经，善温中益气、利水。适合痰浊阻窍者，症见鼻塞、脓涕，伴有头痛、耳鸣。

四、荠菜苍耳粥

食材：鲜荠菜 120 g，鲜苍耳草 50 g，粳米 50 g。

做法：粳米加水熬粥，将新鲜的荠菜剁碎，苍耳草榨汁，待粥出锅前加入苍耳草汁及荠菜，加以少许食盐或蜂蜜调味即可食用。

功效：《名医别录》记载荠菜"主利肝气，和中"，现代药理学研究证明，荠菜酸能缩短凝血时间，具凉血止血之效。苍耳草与苍耳子功效相似，善祛风散热，宣通鼻窍。适合痰浊化热者，症见鼻塞、黄脓涕、涕中带血。

五、百合绿豆羹

食材：鲜百合 50 g，绿豆 50 g，川贝 6 g。

做法：将食材放入料理机粉碎加热，加入适量蜂蜜调味即可食用。

功效：百合养阴润肺，绿豆清热解毒，川贝清热化痰散结。适合痰热伤阴的放疗后患者，症见痰少而黏、痰中带血、口舌干燥。

六、沙参玉斛饮

食材：南沙参 15 g，玉竹 20 g，石斛 20 g，生地 20 g，黄精 20 g，桑叶 20 g。

做法：将食材加水煎煮去渣取汁，加入蜂蜜食疗调味代茶饮。

功效：南沙参养阴清肺、化痰益气，玉竹、石斛益胃生津，生地、黄精养阴生津，桑叶润肺止咳。适合放疗后气阴亏耗者，症见口干舌燥、干咳、痰中带血、咽中干疼、大便干结。

七、参芪乌鸡汤

食材：党参 20 g，黄芪 10 g，玉竹 30 g，乌鸡肉 200 g。

做法：乌鸡纳入砂锅，加入适量姜片、料酒，滚水去沫，加入药材炖煮，加入少许食盐调味即可饮汤食肉。

功效：党参、黄芪补中益气，玉竹养阴润燥，乌鸡性平味甘，入肝、肾、肺经，善补益肝肾，益气养血，清退虚热。适合久病、手术后、放化疗后气血亏虚者，症见面色苍白、少气懒言、烘热盗汗。

八、润燥水果茶

食材：猕猴桃 1 个，雪梨 50 g，鲜橙 1 个。

做法：将食材榨汁去渣，与晾凉的绿茶调和饮用。

功效：雪梨润燥生津，猕猴桃和鲜橙都富含维生素 C，可促进黏膜修复，绿茶性凉，味甘苦，归肺胃经，可清心除烦，清利头目。适合阴虚火旺者，症见口干舌燥、心烦易怒。

针对鼻咽癌放疗后副作用的中医方案

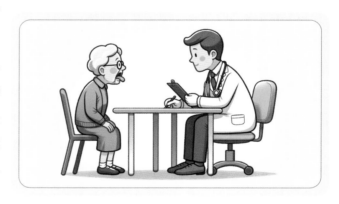

放疗是鼻咽癌的首选治疗方式。得益于日益先进的放疗设备，鼻咽癌的 5 年生存率从 20 世纪 70 年代的 45% 提升至现在的 70%。临床上，整个放疗过程可具体划分为评估病情、选择方案、模拟定位、设计计划、验证治疗、执行计划和随访 7 个阶段，分别由放疗医师、物理师、技师及其他医护人员协作完成。细胞损伤程度与放疗照射的剂量、剂量率、射线的能量、照射方式及含氧量相关。尽管个体化的方案"量身定制"，但仍不可避免损伤正常细胞组织，导致一系列副作用。随着中医药的传承与创新，在改善鼻咽癌放疗后副作用方面，中医方案不容或缺。

中医认为，放疗中的射线属于"热邪"，易伤津耗液、生风动血、易致疮疡。

放疗施术部位在头颈部，热邪由眼、耳、口、鼻进入人体，故而七窍都有累及。放疗后的眼睛干涩、口干、鼻腔干燥都是热邪耗伤津液的表现。放疗后口腔黏膜产生的红肿热痛，鼻腔、耳道的流脓、糜烂，则是血热肉腐的表现。部分患者放疗后出现骨髓抑制，以及白细胞减少、乏力、纳差等气血亏虚的表现。所以在治疗上述不良反应时，中医遵从清热解毒、凉血消肿、养阴生津、气血双补的原则。

一、五窍干燥证

放疗可损伤角膜、泪腺、口鼻腔黏膜、唾液腺等组织，导致眼干、口干、鼻腔干燥等症状。放射性干眼症与放疗的频次相关，虽然鼻咽癌放疗中出现泪腺损伤的概率不高，但随着鼻咽癌患者生存周期的延长，放疗次数的累积，产生干眼症的风险逐渐升高。口干是鼻咽癌放疗后最常见的不良反应。射线在攻击肿瘤组织的同时，损伤到唾液腺、味蕾、口腔黏膜，导致大部分患者口干舌燥，咽部干痛，味觉减退或丧失。鼻腔干燥、鼻咽灼痛在鼻咽癌放疗患者中亦不少见，甚者可见涕中带血。

针对上述症状，常规的处理包括：①用人工眼泪湿润眼球；②淡盐水清洁、湿润鼻腔、口腔，保持口腔清洁；③预防性使用抗生素，避免感染。

干燥是因"热邪"耗伤津液所致，除上述症状外，还可合并有皮肤、口唇干燥、大便干结、小便短少等津亏液乏的表现。中医治疗以滋阴润燥、益气养阴为法，合并阴虚火旺证则辅以清热法。中药方可选择知柏地黄丸、增液汤、益胃汤、沙参麦冬汤之类，常用的中药有生地、麦冬、沙参、太子参、黄芪、金银花、桑叶、菊花、薄荷、蛇舌草、白芍等。剂型主要以汤剂、茶饮为主，对有口腔症状者可予含大黄、冰片等药物的含漱、喷雾制剂。

二、五窍火热证

放疗后口鼻咽腔黏膜损伤、屏障损伤，再加之稳定的内环境被破坏，常常继发感染。口腔急性放射反应，表现为口腔黏膜充血、红斑、疼痛，部分患者可合并有龋齿、牙龈萎缩、溃疡等。放疗后鼻腔黏膜受损，可出现鼻腔黏膜糜烂、鼻塞、浊涕、血涕。放疗还可导致咽鼓管粘连，分泌物排泄障碍，继而导致中耳炎，出现脓耳、耳鸣、耳聋等情况。

遇到该类症状，保持口、鼻、耳腔的清洁、通畅是关键。中医药治疗以清热解毒、消肿排脓为主，方选清胃散、龙胆泻肝汤、苦酒汤、泻心汤、白虎汤、竹叶石膏汤之类。

三、颈项痰瘀证

张口困难、颈项强硬是放疗导致头面颈部软组织、关节纤维化后产生的。患者因咀嚼、吞咽困难，面部肌肉、颈部活动受限，生存质量明显下降。

癌肿及放射热邪均可导致头面、颈部血行不畅、经脉瘀阻、气血不生，局部组织失去濡养。中医药治疗以活血化瘀、通络止痛为法，方选通窍活血汤、复元活血汤等活血通络的方剂，药以三七、当归、鸡血藤、川芎、乳香、没药、全蝎、地龙、葛根常见，辅助以针灸、中药热敷、手法按摩等改善局部气血运行。

四、骨髓抑制

放疗后骨髓抑制主要表现为外周血中三系血细胞（白细胞、红细胞、血小板）减少，临床可伴有乏力、纳差、恶心、呕吐、皮肤黏膜出血。中医认为"肾主骨生髓"，治疗以补肾健脾、益气养血为法，方选八珍汤、当归补血汤、补中益气汤、归脾汤、人参养荣汤、龟鹿二仙胶等。

鼻咽癌放疗后不良反应或表现为火热津亏，或为火热炽盛，或为瘀阻经脉，或为气血亏虚，常虚实夹杂，数证并见。选方用药、施药布针都需因人而异，遵循辨证论治、三因制宜的原则。

鼻咽癌的随访

鼻咽癌作为一种恶性肿瘤，其本身存在复发及转移的风险，规范的随访既有助于及早发现肿瘤有无复发、转移，也有利于更好地干预鼻咽癌综合治疗的后遗症、并发症，从而提升患者生活质量，延长患者寿命。

一、随访时间

依据指南推荐，在治疗结束后第 1 年，每 1 ~ 3 个月随访 1 次；第 2 年，每 2 ~ 6 个月随访 1 次；第 3 ~ 5 年，每 4 ~ 8 个月随访 1 次；5 年以上者，每年随访复查 1 次。

二、随访内容

常规检查：包括头面颈部的常规查体，检查患者是否有新增异常症状，以及对患者治疗后局部疼痛程度、吞咽功能、听力 / 视力情况、营养状态和功能康复的评估及日常生活行为的干预、指导（如劝导戒烟、健康饮食等）。

实验室相关检查：主要是 EB 病毒 DNA 拷贝量，前文提到，EB 病毒感染是诱发鼻咽癌的高危因素之一，在随访过程中，EB 病毒 DNA 拷贝量较前明显升高往往是肿瘤复发的危险信号，需引起医患重视。

此外，血常规、肝肾功能生化指标等可评估患者机体状态，有助于监测部分药物是否存在副作用。如果患者在放化疗中甲状腺受累，在随访中，还需进行甲状腺功能、甲状腺超声等相关检查。

鼻咽镜：是观察原发病灶最直接的方法，可直观了解到鼻咽部有无新生物及局部病变情况。

鼻咽、颈部影像学检查：鼻咽 + 颈部 MRI 有利于发现鼻咽黏膜表面以外的复发肿瘤，弥补了鼻咽镜无法观察咽旁、颅底和颅内的缺陷。当部分手术患者因金属植入物无法采取 MRI 检查时，可考虑用 CT 平扫 + 增强代替。两者之间，有条件的情况下，以前者为优选。

其他检查：据统计，鼻咽癌最常见的转移部位包括远处淋巴结、肺、骨、肝脏等。当初次发现鼻咽癌已属中晚期时，在后期随访中，需注意对上述器官进行排查。在常规查体过程中发现浅表淋巴结肿大时，可针对性地选择超声、CT 或 MRI，必要时行淋巴结穿刺以明确。如患者有吸烟不良嗜好，随访中选择胸部 CT 排查肺部情况。如患者出现局部持续性疼痛，高度怀疑骨转移，建议完善 PET-CT，如受条件限制，可一次性选择 MRI 或 CT。优选超声排查肝脏转移，如有异常可采取 MRI 或 CT 进一步甄别。

三、高危人群

导致鼻咽癌发病的因素有许多，如涉及以下主要因素，即属高危人群。

EB 病毒感染：EB 病毒感染与鼻咽癌的发生密切相关，EB 病毒检测是诊断鼻咽癌的重要指征之一，EBV DNA 拷贝量可用以评估鼻咽癌发展趋势。

鼻咽癌家族史：全球鼻咽癌发病以我国及东南亚为主，我国又以两广地区为主，存在明显的地域差异。其关键在于种族中易感基因的延续，广东地区鼻咽癌家族群体发病十分普遍，因此在鼻咽癌筛查中，家族史为重要因素之一。

不良饮食习惯：病从口入，不良的饮食习惯可导致许多肿瘤的发生，尤其是消化系统肿瘤。鼻咽癌的发生则以长期使用腌制食品相关，已有上述高危因素者，当摒弃食用腌制食品的习惯。

环境污染：人一天大概需要呼吸 2.6 万次，环境中甲醛、油烟、$PM_{2.5}$ 等致癌物随着呼吸积累于鼻咽部，长此以往最终导致癌变。

吸烟、酗酒：烟酒都属于世界卫生组织认定的 1 类致癌物，如已感染 EB 病毒，又有鼻咽癌易感基因，烟酒无疑是火上浇油，是导致鼻咽癌发生的催化剂。

参考文献

[1] KAPIL U, NAYAR D, CHATUDRUEDI S, et al. Assessment of nutritional status of hospitalized patients[J]. Tropical Gastroenterol, 1994, 15(3): 135-144.

[2] LANGIUS J A, ZANDBERGEN M C, EERENSTEI S E, et al. Effect of nutritional interventions on nutrition al status, quality of life and mortality in patients with head and neck cancer receiving(chemo) radiotherapy:a systematic review[J]. Clin Nutr, 2013, 32(5): 671-678.

[3] 黎介寿 . 肿瘤营养学的兴起及临床应用 [J]. 中国临床营养杂志 , 2004(4): 1-2.

[4] 万国华 . 临床营养学与护理技术 [M]. 长春：吉林科学技术出版社 , 2016.

[5] 周岱翰，林丽珠 . 中医肿瘤食疗学 [M]. 贵阳：贵州科技出版社 , 2012.

[6] 郭海英 . 中医养生学 [M]. 北京：中国中医药出版社 , 2009.

[7] 陈锐深 . 现代中医肿瘤学 [M]. 北京：人民卫生出版社 , 2003.

[8] 郭灵，林焕新 . 鼻咽癌诊断治疗 [M]. 广州：世界图书出版有限公司 , 2012.

[9] 李华平 . 鼻咽癌放疗中放射性干眼症的临床观察 [D]. 南宁：广西医科大学 , 2016.

[10] 冯绍斌，柯尊斌，伦小川 . 中药治疗鼻咽癌放疗后口干燥症的疗效观察 [J]. 临床合理用药杂志 , 2021, 14(8): 141-142.

[11] 张稚鲲，陈仁寿 . 鼻咽癌放疗毒副反应的中医药治疗进展 [J]. 国医论坛 , 2007(3): 54-56.

[12] 黄荣楷，林冰 . 林冰教授应用加味龙胆泻肝汤防治放射性分泌性中耳炎经验总结 [J]. 亚太传统医药 , 2023, 19(1): 124-126.

[13] 新培 . 经方、时方治疗鼻咽癌干预后不良反应的方药规律研究 [D]. 沈阳：辽宁中医药大学 , 2022.

[14] 崔虎军，周宏博，海艳洁 . 中医药治疗鼻咽癌放射治疗毒副反应研究概况 [J]. 实用中医内科杂志 , 2012, 26(10): 96-97.

[15] 龚雪，牟方政，郑邦本 . 中医药治疗肿瘤放化疗后骨髓抑制研究进展 [J]. 河南中医 , 2020, 40(7): 1126-1129.

[16] 杜薇，王文萍，曹莹 . 经方、时方防治肿瘤放、化疗副作用的机制及研究进展 [J]. 中国中药杂志 , 2022, 47(23): 6297-6307.

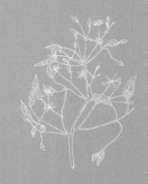

第 16 章

甲状腺癌

是否应该推广甲状腺癌的早筛?

甲状腺癌是一种发生在甲状腺组织的恶性肿瘤,近几十年来,发病率在世界范围内呈逐年上升的趋势,成为常见的恶性肿瘤之一。据统计,我国每年有约 22 万人确诊为甲状腺癌,

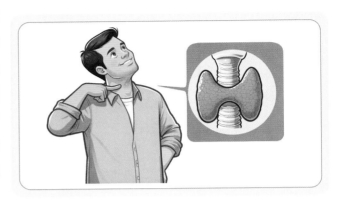

还将以每年 20% 的速度持续增长。甲状腺癌的发病具有明显的性别差异,全球数据显示女性发病率是男性的 3 倍。甲状腺癌的发病原因尚不明确,但可能与遗传、环境、饮食、放射线等因素有关。甲状腺癌的早期往往没有明显的症状,随着肿瘤的生长,可能出现颈部肿块、声音嘶哑、吞咽困难、呼吸困难等表现。如果能够及时发现并治疗,甲状腺癌的死亡率较低,预后相对较好,5 年生存率可达 90% 以上。因此,甲状腺癌的早筛和早诊早治是提高患者生存质量和减少死亡风险的重要措施。

那么,是否应该推广甲状腺癌的早筛呢? 从韩国的一项研究来看,甲状腺癌的早筛早治并没有降低疾病的死亡率。因此,这个问题并没有一个简单的答案。其实,早筛也存在着一些风险和局限性,下面来谈谈一些需要考虑的因素。

一、早筛的目标人群

并不是所有人都需要进行甲状腺癌的早筛,而是要根据个体的风险因素和临床表现来判断。一般来说,有以下情况之一的人群属于甲状腺癌的高危人群,建议进行早筛。

◆有甲状腺癌家族史或遗传综合征（如家族性腺瘤性息肉病、林奇综合征等）者。

◆有头颈部放射线暴露史或放射线尘埃接触史者。

◆有甲状腺结节或肿大者，尤其是结节大小 > 1 cm、质地硬、生长迅速，伴有声音嘶哑、吞咽困难或颈部淋巴结肿大者。

◆有降钙素升高或 *RET* 基因突变者。

◆另外，对于育龄期妇女应该在医生评估指导下开展规范的早筛。

二、早筛的方法及频率

目前常用的甲状腺癌的早筛方法包括临床触诊、超声检查和穿刺活检等。其中，超声检查是最常用且最敏感的方法，可以发现微小的结节，并评估其形态、大小、回声、血液流动等特征，以判断其恶性潜能。穿刺活检则是诊断甲状腺癌的金标准，可以通过细胞学或分子学检测来确定结节的性质。建议高危人群每半年至一年进行一次临床触诊和超声检查，必要时行穿刺活检。

三、早筛的效果和影响

甲状腺癌的早筛可以提高早期发现和治疗的机会，从而改善患者的预后和生活质量。然而，早筛也可能带来一些不良的效果和影响。

过度诊断： 由于超声检查的敏感性很高，可能会发现一些微小、缓慢生长、无症状、无转移风险的甲状腺癌，这些癌症即使不治疗也不会对患者造成危害。然而，一旦被诊断为癌症，患者往往会选择进行手术或其他治疗，这可能会导致不必要的医疗资源消耗、经济负担、身体创伤和并发症等。

假阳性： 超声检查虽然敏感，但并不特异，可能会将一些良性结节误判为恶性结节，从而导致不必要的穿刺活检或手术等。这些检查或治疗不仅会给患者带来身心上的压力和伤害，还可能延误其他疾病的诊断和治疗。

假阴性： 超声检查也有可能漏诊一些恶性结节，尤其是位于甲状腺后方或深部的结节。这些结节如果没有及时被发现和治疗，可能会继续生长和转移，从而降低患者的生存率和生活质量。

综上所述，甲状腺癌的早筛是一把双刃剑，既有利也有弊。因此，并不是所有人都需要进行早筛，而是要根据个体的风险因素、临床表现、医学证据和个人偏好来决定是否进行早筛及选择何种早筛方法。在进行早筛之前，应该充分了解早筛的目的、方法、效果、影响和局限性，并与医生充分沟通，以获得最佳的效果。

碘 -131 治疗，你知道多少？

一、什么是碘 -131 治疗

碘 -131 治疗，是指利用含碘的放射性物质进行的核医学治疗。碘 -131 是碘的一种放射性同位素，它发出的 β 射线常用于核医学领域治疗。碘 -131 经口服进入胃肠道后被血液吸收，之后再被甲状腺摄取，通过不断释放 β 射线从而破坏甲状腺细胞来达到治疗的目的。同时碘 -131 可以作为显影剂，帮助医疗工作者获取更多甲状腺方面的数据及信息，如甲状腺的大小、形状、位置等，有利于鉴别肿块性质、观察有无转移等。

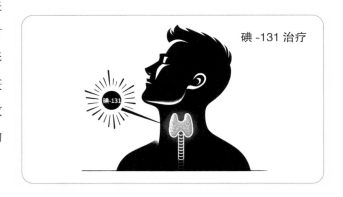

碘 -131 治疗

二、什么样的人需要做碘 -131 治疗

美国甲状腺协会认为甲状腺癌、甲状腺肿及甲亢的患者都可以接受碘 -131 治疗。在这里我们主要聊一聊什么样的甲状腺癌患者需要使用碘 -131 治疗。

分化型甲状腺癌是最常见的甲状腺癌，主要包括甲状腺乳头状癌和甲状腺滤泡状癌。目前，临床上对于分化型甲状腺癌大多选择手术切除，但无论是全部切除还是部分切除都可能有残留的癌细胞，这个时候就需要再配合其他治疗方法。对于分化型甲状腺癌患者来说，癌细胞对碘 -131 比较敏感，所以在术后使用碘 -131 治疗可以对残留的组织进行清除，进一步减少肿瘤的转移与复发。

三、碘 -131 治疗前后需要注意什么

治疗前：治疗前至少 2 周，需要保持每日碘摄入量小于 50 μg，大概就是 2 g 加碘盐的碘含量，海带、海鲜等含碘量高的食物和补充甲状腺激素的药物也是不可以吃的。这么做是为了增加机体对碘 -131 的吸收，从而减少不良反应。另外需要注意的是，碘 -131 治疗前不能做 CT 检查。

治疗后：患者在接受碘 -131 治疗后就相当于一个"移动放射源"，只能在指定的病房内进行活动，产生的各种医疗废物也需要进行专业的处理。医护人员在接触患者及其周围环境时，需要穿铅衣、戴围脖和防护眼镜；保洁人员在处理患者相关物品时也需要穿戴相关的防护用具。患者本人则需等待病情好转，且辐射量达标后方可出院。出院后 1 ~ 1.5 个月仍要保持低碘饮食并注意与旁人保持距离，尤其是孕妇和 14 岁以下的儿童。

甲状腺切除术后，为什么要定期复查甲状腺激素

甲状腺是人体内重要的内分泌器官，它分泌的甲状腺激素对人体的新陈代谢、生长发育、神经系统等有着重要的调节作用。当甲状腺出现疾病，如甲状腺结节、甲状腺癌等时，可能需要进行手术切除部分或全部甲状腺组织。那么，甲状腺切除术后，为什么要定期复查甲状腺激素呢？

一、监测甲状腺功能

甲状腺切除术后，由于切除了部分或全部甲状腺组织，可能会导致甲减，即甲状腺激素分泌不足，且发生率较高，不容忽视，单侧甲状腺切除术后患者大约有 1/3 的可能性发生甲

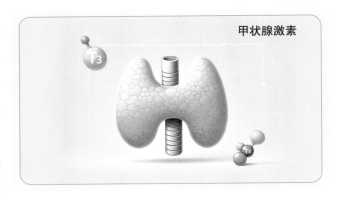

减。这时，需要服用外源性的左甲状腺素来补充人体所需的甲状腺激素。但是，左甲状腺素的剂量需要根据每个人的情况来调整，不能一概而论。如果剂量过大，可能会导致甲亢，即甲状腺激素过多；如果剂量过小，可能会导致甲减的症状不能得到缓解。

因此，需要定期复查血液中的三项指标：游离三碘甲腺原氨酸（FT_3）、游离甲状腺素（FT_4）和促甲状腺激素（TSH）。这三项指标可以反映人体内的甲状腺功能状态。一般来说，如果 FT_3 和 FT_4 水平正常，而 TSH 水平偏高，说明左甲状腺素剂量不足；如果 FT_3 和 FT_4 水平偏高，而 TSH 水平偏低，说明左甲状腺素剂量过多；如果三项指标都在正常范围内，说明左甲状腺素剂量适宜。

情况不同，复查的时间间隔也不同。一般来说，在服药效果稳定后，应每年复查 2 ~ 3 次。如果在服药过程中有任何不适或者有其他影响因素（如孕期、并发其他内分泌疾病等），则应及时复查，并听从医生的指导调整剂量。

二、监测肿瘤残留、复发或转移

对于患有分化型甲状腺癌的患者，在手术切除肿瘤后，还需要进行碘 -131 治疗，以消灭可能残留在体内的微小癌细胞或转移灶。但是，并非所有的分

化型甲状腺癌患者都能获得完全清除的效果。有些患者可能存在肿瘤残留、复发或转移的风险。因此，需要定期复查血液中的甲状腺球蛋白（Tg）水平，并进行颈部超声检查。

Tg 是甲状腺激素合成和储存的载体，只有正常的甲状腺组织或者分化型甲状腺癌细胞才能分泌 Tg。因此，对于已经清除全部甲状腺的分化型甲状腺癌患者，如果血液中的 Tg 水平升高，说明可能存在肿瘤残留、复发或转移的情况。一般来说，应从碘 -131 治疗后 6 个月起开始复查 Tg 水平，此后每 6 ~ 12 个月复查 1 次。如果 Tg 水平持续升高或者有其他异常情况，可能需要进行其他检查，如颈胸部的 CT、MRI 或 PET-CT 等。

三、监测其他伴发病

对于分化型甲状腺癌患者，在服用左甲状腺素抑制治疗时，需要使 TSH 水平低于正常值或处于正常值下限。这样做的目的是抑制可能残留在体内的癌细胞的生长和分化。但是，长期低水平的 TSH 也可能带来一些不良影响，如骨质疏松、心律失常等。因此，需要定期复查骨密度、心电图等指标，以及其他可能伴发的内分泌疾病（如糖尿病、高血压等）。

总之，甲状腺切除术后，定期复查甲状腺激素是非常必要和重要的。它可以帮助我们了解自己的甲状腺功能状态，及时调整左甲状腺素剂量，预防和发现肿瘤残留、复发或转移的情况，以及监测其他可能伴发的疾病。应该根据患者的具体情况制订合理的复查计划，并让患者坚持执行。这样才能保证患者的身体健康和生活质量。

参考文献

[1] SUNG H, FERLAY J, SIEGEL R L, et al. Global cancer statistics 2020: GLOBOCAN estimates of incidence and mortality worldwide for 36 cancers in 185 countries[J]. CA Cancer J Clin, 2021, 71(3):209-249.

[2] DENG Y J, LI H T, WANG M, et al. Global burden of thyroid cancer from 1990 to 2017[J]. JAMA Network Open, 2020, 3(6): e208759-e208759.

[3] WANG J, YU F, SHANG Y, et al. Thyroid cancer: incidence and mortality trends in China, 2005-2015[J]. Endocrine, 2020, 68(1): 163-173.

[4] 中华人民共和国国家卫生健康委员会医政医管局. 甲状腺癌诊疗指南 (2022 年版)[J]. 中国实用外科杂志 , 2022, 42(12): 1343-1357, 1363.

[5] 赵岚 , 胡隽 , 施燕琴 , 等 . 碘 -131 治疗期间辐射防护方法的研究进展 [J]. 深圳中西医结合杂志 , 2022, 32(18): 130-132.

[6] 刘世宏 , 张德萍 , 高尚芳 , 等 . 分化型甲状腺癌术后行碘 -131 治疗的临床研究 [J]. 中国农村卫生 , 2021, 13(8): 3, 44.

[7] 臧志娜 . 高剂量碘 -131 对低危分化型甲状腺癌清甲效果及治疗反应的影响分析 [J]. 现代诊断与治疗 , 2021, 32(1): 30-31.

[8] 陈世佳 . 检验甲状腺激素 T_3、T_4、TSH 在甲状腺疾病中的临床价值 [J]. 系统医学 , 2019, 4(4): 37-39.

[9] 陈凌志 , 班博 , 边建朝 . 甲状腺结节中临床、病理特点及其甲状腺癌发病风险的研究 [J]. 中国地方病防治杂志 , 2016(3): 251-254.

[10] 周晶 . "体检报告"中的"甲状腺功能",该怎么关注? [C]// 中国营养学会 , 中国疾病预防控制中心营养与健康所 , 农业农村部食物与营养发展研究所 , 等 . 中国营养学会第十五届全国营养科学大会论文汇编 . 武汉 : 武汉大学人民医院 , 2022: 923.

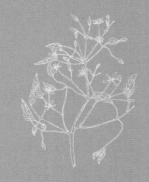

第17章

乳腺癌

乳腺癌患者该怎么吃?

女性最常见的癌症无疑是乳腺癌。单一因素并不能引发乳腺癌，不良饮食只是乳腺癌诸多危险因素中的一方面，但是，与日常生活息息相关的饮食习惯是可以培养和改变的。因

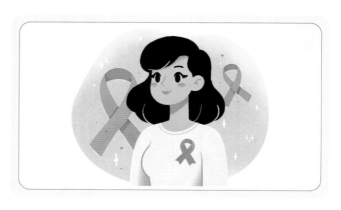

此，改变不良的饮食习惯、保持健康的饮食方式是降低乳腺癌发病率和死亡率的策略之一。现在，就让我们谈论一下有关乳腺癌的饮食小知识。

一、乳腺癌现状

乳腺癌是女性疾病中常见的恶性肿瘤之一，随着生活压力不断增加，女性身心劳累，并且饮食结构不健康，导致乳腺癌疾病发病率呈逐年上升趋势，影响女性患者身体健康。全球癌症统计 2020 年版显示，在所有癌症发病占比中，乳腺癌首次超越肺癌站上了冠军的位置，占比 11.8%。因此，对于乳腺癌的防治，我们当愈加重视。

二、正确饮食预防乳腺癌

日常生活中经常食用蔬菜、水果、家禽和鱼类，膳食中富含膳食纤维、胡萝卜素和维生素 C，保证饮食多元化，减少动物脂肪及甜点的摄入，增加粗粮的摄入，保证膳食纤维的供给，食用植物油如芝麻油、大豆油，以及经常饮用品质好的绿茶对降低乳腺癌的风险有帮助。另外，由于乳腺癌发病与情绪的相关性较强，平素情绪不佳的人群，可以在调整情绪的基础上，适当服用一些百合、合欢花，以达到清心除烦的效果，更好地预防乳腺癌。

三、乳腺癌治疗期间的饮食调理

（一）饮食护理作用

乳腺癌病理位置主要发生在乳腺上皮，化疗是其主要治疗方式之一，但化疗药物在杀死肿瘤细胞过程中会损伤患者正常细胞。近些年，许多乳腺癌患者因肠道障碍引发胃肠疾病，从而降低了身体抵抗力，使得预后不佳。在了解患者身体状况后，通过调整食物色泽和风味，保证食物营养的平衡，以及一定热量和蛋白质的摄入，增强患者食欲，保证患者身体可以补充到营养成分，促进患者化疗顺利进行，提高患者的生活质量，提高患者身体免疫力，缓解患者病情严重性，并有效减少化疗期间不良反应发生率，有效延长患者生命周期。

（二）原则

饮食要配合治疗。 乳腺癌患者在手术前后应当努力进餐，补充营养，丰富的营养可促进患者顺利地经历手术关，促进切口愈合，使患者早日恢复健康。在放疗、化疗期间，由于治疗带来的不良影响，患者的味觉和食欲有所下降，可产生恶心、呕吐等胃肠道反应。建议患者自觉地以乐观主义的精神和顽强的意志去克服这些副作用，坚持适量进食一些易消化、高营养的食物，如蛋类、奶类、鱼肉及瘦肉等，以保证身体能按时接受和完成各种治疗计划。放化疗期间，应注意清淡饮食。适当多饮水，可加速化疗药物排泄，减轻毒副作用。另外，可以应用止吐药物如姜汁、柠檬等；也可以配合针灸、中药、穴位按摩等（如针对恶心、呕吐，常选用中脘、内关、丰隆、足三里等穴位调补脾胃、改善气血）。

饮食要有节制，不过量。 营养过剩及肥胖对乳腺癌的发生发展都有不利影响。因此，乳腺癌患者在治疗后的长期生活过程中，应在保证营养需要的前提下，恪守饮食有节制、不过量的原则。

合理选择食物。 选择适合的食物对防治乳腺癌是有好处的。这些食物包括海带、海参等海产品，因为从海产品中可提取多种抗肿瘤活性物质；还包括豆类食物和蔬菜、水果等，可补充必要的维生素、电解质。当然，这些食物可因人、因时、因地采用，不必强求一致。

（三）饮食小贴士

◆靶向治疗的患者不可以吃西柚，以免影响肝药酶功能，造成药物堆积，影响疗效。

◆瓜类水果性凉，胃肠道功能不好的患者尽量少吃以免引起腹泻。

◆注意不要食用打了雌激素的家禽。

◆红肉、加工肉通过高温烹调（煎、炸、烤）之后会产生致癌物，虽然目前尚未证实红肉和加工肉会提高乳腺癌的复发风险，但建议尽量少吃红肉、加工肉。

◆虾类含有较多的寄生虫，尽量在高温烹煮后进食，乳腺癌治疗期间患者抵抗力低下，应避免病原体入侵。

◆避免或少吃精制糖。因为肿瘤患者本身就多少因胰岛素抵抗而导致高血糖，尤其是中晚期肿瘤患者。

四、常见问题

可不可以吃补品？

可以。乳腺癌患者术后、放化疗期间身体属于比较虚弱的状态，适当地进食补品有助于患者的恢复，如黄芪、当归、枸杞等。但是，含激素类补品，如蜂王浆、鹿茸、雪蛤等源于动物的血肉有情之品，不建议服用。补品只是一定程度地提高人体新陈代谢，提高免疫力，但患者身体中不只正常细胞在吸收营养，异化的癌细胞同样也能被其调动，所以盲目大补是错误的行为，偶尔小剂量食用即可。但是，服用药物期间，不要同时进食补品，以免降低药物疗效。

常年喝豆浆可导致乳腺癌是真的吗？

豆浆不仅不会增加患癌风险，更是天然的优质蛋白的来源。提起豆浆，便会提起"植物雌激素"，大豆中的异黄酮就是其中的一种。但是植物雌激素和人体的雌激素是不一样的，植物激素对人体的作用强度与人体的雌激素相比小得多。大量的研究证实，适量吃豆制品可以预防乳腺癌。

可不可以吃保健品?

不建议。乳腺癌患者应该尽量从饮食中获取必需的营养素，只有临床表现提示营养缺乏时，才需要经过临床营养师的诊断决定服用营养补充剂。

迄今为止，无论是临床试验还是观察性研究都未能证实保健品能够改善癌症患者的预后。

相反，乳腺癌患者过多服用保健品，尤其是含有雌激素的保健品会加重疾病进展。

乳腺癌患者的养生药膳

乳腺癌是一种发生在乳腺组织的恶性肿瘤，是女性常见的恶性肿瘤之一。乳腺癌的发生与遗传、内分泌、环境、生活方式等因素有关，其中饮食也是一个重要的影响因素。因此，对

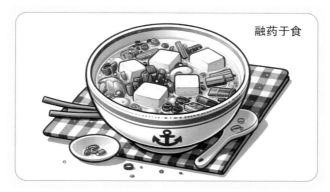

融药于食

于乳腺癌患者来说，除了接受规范的中西医治疗外，还要注意合理的饮食调理，以减轻症状、防止复发、延缓进展、提高生存质量。

中医学中，本就强调药食同源。养生药膳更是一种简便易行、安全有效的方法，它从中医理论出发，结合精妙的中医经验，根据不同体质、证型，融药味于饮食，形成具有特定功效的食疗方剂，对于乳腺癌患者来说，可以辅助治疗，调节机体平衡，增强抵抗力，改善症状，提高生活质量。

那么，乳腺癌患者如何通过中医养生药膳来辅助治疗呢? 以下给出一些

乳腺癌患者可以参考的养生药膳。

一、当归川芎粥

食材：当归 15 g，川芎 15 g，粳米 100 g。

做法：将当归、川芎等药材装入纱布袋中，与粳米一起煮制成粥。这种煮粥方法既能保留药材的有效成分，又能避免药材的苦涩味道影响口感。此粥具有活血化瘀、散结消肿的功效，适用于气滞血瘀型的乳腺癌患者。

二、干贝豆腐汤

食材：银耳 10 g，干贝 50 g，豆腐 500 g，鸡茸（或鱼茸）150 g，蛋清 4 个，猪肥膘 100 g，鸡清汤 750 g。

做法：将干贝置于碗中，加入少量水，随后放入蒸锅中蒸至熟透。泡发银耳，并将豆腐压碎，猪膘剁成碎末状。将豆腐、猪膘和鸡茸放入碗中并加入蛋清、菱粉、盐和味精搅拌均匀，再倒入青菜汁。将银耳、干贝和豆腐茸等混合在一起，放入蒸锅中，使用文火蒸至完全熟透。最后，加热鸡清汤，调味后，将之前蒸熟的食材倒入汤中即可。此药膳具有健运脾胃，促进消化，提高免疫功能，有利于乳腺癌患者术后康复，提高抗癌能力。

三、皂角刺煨老母鸡

食材：皂角刺（新鲜者为佳）120 g，1.5 kg 以上老母鸡 1 只。

做法：将老母鸡宰杀后，去除羽毛和内脏，仔细清洗干净。然后，用皂角刺均匀地戳满鸡身，以文火慢慢煨煮至鸡肉烂透。在食用前，去除皂角刺，享用鸡肉和汤汁。

此药膳具有托毒排脓、活血消肿的功效，主要适用于乳腺瘘管形成，流淌出带有白色腥味的清稀脓液的患者。

四、枸杞菊花茶

食材：枸杞 10 g，菊花 5 g。

做法：将枸杞、菊花洗净，放入杯中。用开水冲泡，盖上盖子，浸泡 10

分钟左右。趁热饮用，可反复冲泡。此茶具有清肝明目、清热解毒的功效，适用于肝郁气滞、肝火上炎等证型的乳腺癌患者，如急躁易怒、目睛干燥者。

以上是一些常见的养生药膳，乳腺癌患者可以根据自己的情况选择适合的食用。当然，这些药膳并不能代替正规的治疗，只能起到辅助的作用。乳腺癌患者应该在医生的指导下进行综合治疗，同时注意保持良好的心态和生活习惯，才能有效地控制病情，提高生活质量。

乳腺癌患者的分型分期与预后

乳腺癌是女性常见的恶性肿瘤之一，给女性的健康和生活带来了巨大的影响。乳腺癌的发生与遗传、环境、生活习惯等多种因素有关，目前尚无根治的方法，但通过及时的检查和治疗，可以有效地控制病情，提高生存质量和预后。乳腺癌的预后是指患者在诊断和治疗后的生存期和生活质量，通常用 5 年生存率来衡量，5 年生存率是指乳腺癌患者在诊断后 5 年内存活的比例。根据世界卫生组织的数据，全球乳腺癌患者的 5 年生存率为 80%，但不同国家和地区之间存在差异，高收入国家的 5 年生存率超过 90%，而低收入国家的 5 年生存率低于 40%。这反映了不同国家和地区在乳腺癌筛查、诊断和治疗方面的差距。乳腺癌的预后受多种因素的影响，如分型、分期、年龄、治疗方式等。其中，乳腺癌的分型和分期是评估乳腺癌患者预后和指导治疗方案的重要依据，了解乳腺癌的分型分期，有助于患者和医生制订合理的治疗方案，提高生存率和生活质量。

一、乳腺癌分型与预后

乳腺癌是根据乳腺癌细胞的形态特征、生物学特性和基因表达等进行分类的，目前常用的分型方法有两种，一种是根据病理学特征进行分类，另一种是根据分子生物学特征进行分类。

（一）乳腺癌病理分型

乳腺癌的病理学分型是根据肿瘤细胞在显微镜下的形态学特征来划分的，常见的有导管原位癌、浸润性导管癌、浸润性小叶癌、小叶原位癌、髓样癌、黏液癌、管状癌、乳头状癌、神经内分泌肿瘤等。不同类型的乳腺癌具有不同的生物学行为和治疗反应，因此也会影响预后。常见的病理学类型如下。

导管原位癌：指乳腺癌细胞局限于导管内，未侵犯基底膜或周围组织，也称为 0 期乳腺癌。导管原位癌通常无明显症状，多数通过乳房 X 线检查发现。导管原位癌如果不及时治疗，部分可能会进展为浸润性导管癌。

浸润性导管癌：指乳腺癌细胞来源于导管，并侵犯基底膜或周围组织，也称为侵袭性导管癌。浸润性导管癌是最常见的乳腺癌类型，占所有乳腺癌的 80% 以上。浸润性导管癌通常表现为乳房肿块或增厚，可能伴有皮肤或乳头改变。浸润性导管癌具有转移的潜能，常见的转移部位有淋巴结、肺、肝、骨和脑等。

浸润性小叶癌：指乳腺癌细胞来源于小叶，并侵犯基底膜或周围组织，也称为侵袭性小叶癌。浸润性小叶癌占所有乳腺癌的 10% 左右。浸润性小叶癌通常表现为不规则或难以触及的肿块，可能伴有皮肤或乳头改变。浸润性小叶癌具有转移的潜能，常见的转移部位有淋巴结、骨、卵巢和子宫等。

其他：除了上述三种类型外，还有一些较少见或特殊类型的乳腺癌，如黏液癌、乳头状癌、神经内分泌癌等。这些类型的乳腺癌的临床表现、生物学行为和预后各有不同，需要根据具体情况进行评估和治疗。

（二）乳腺癌分子生物学分型

分子生物学分型是根据乳腺癌细胞表达的一些重要分子标志物进行分类，目前常用的分子标志物有雌激素受体（ER）、孕激素受体（PR）、人表皮生长因子受体 -2（HER-2）和 Ki-67 等。根据这些分子标志物阳性或阴性表达，乳腺癌可以分为以下四种类型，不同亚型的乳腺癌具有不同的生物学特性和治疗策略，因此也会影响预后。

Luminal A 型：指 ER 和 / 或 PR 阳性、HER-2 阴性、Ki-67 低表达的乳腺癌。

Luminal A 型是最常见的乳腺癌类型，占所有乳腺癌的 40% ~ 50%。Luminal A 型通常为低度或中度分化，生长缓慢，转移风险较低，对内分泌治疗敏感，预后较好。

Luminal B 型：指 ER 和 / 或 PR 阳性、HER-2 阳性或阴性、Ki-67 高表达的乳腺癌。Luminal B 型占所有乳腺癌的 10% ~ 20%。Luminal B 型通常为中度或高度分化，生长较快，转移风险较高，对内分泌治疗相对不敏感，预后较差。

HER-2 过表达型：指 ER 和 PR 阴性、HER-2 阳性的乳腺癌。HER-2 过表达型占所有乳腺癌的 15% ~ 20%。HER-2 过表达型通常为高度分化，生长极快，转移风险极高，对内分泌治疗不敏感，但对靶向治疗敏感，预后取决于是否接受靶向治疗。

三阴性型：指 ER、PR 和 HER-2 均阴性的乳腺癌。三阴性型占所有乳腺癌的 10% ~ 15%。三阴性型通常为高度分化，生长极快，转移风险极高，对内分泌治疗和靶向治疗均不敏感，但对化疗敏感，预后最差。

二、乳腺癌分期与预后

乳腺癌的分期是根据肿瘤的大小、淋巴结转移情况和远处转移情况来划分的，通常采用 TNM 分期系统。TNM 分期系统将乳腺癌分为 0 期（原位癌）、Ⅰ 期（早期）、Ⅱ 期（中期）、Ⅲ 期（晚期）和 Ⅳ 期（转移性）五个阶段。一般来说，乳腺癌的分期越低，预后越好，分期越高，预后越差。

总之，乳腺癌是一种复杂多样的恶性肿瘤，其预后取决于多种因素。了解乳腺癌的分型分期，有助于医生根据患者的具体情况制订个体化的诊断和治疗方案，更有助于患者及家属对于疾病本身的了解，能够更为客观、冷静地对待治疗，从而影响治疗效果和预后。

乳腺癌患者出现上肢淋巴水肿怎么办？

2020 年全球新发癌症病例数据表明，乳腺癌新发病例数达 226 万，远超其他肿瘤，并首次超过男性与女性罹患肺癌的总人数（220 万人），成为全球第一大癌症。2020 年乳腺癌的死亡

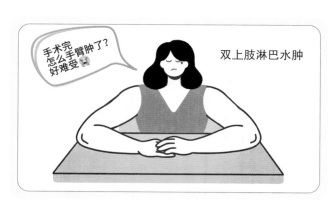

人数却位列第五，乳腺癌患者的 5 年生存率也已经高达 76% ～ 92%。因此，患者的生活质量值得被我们重视。在乳腺癌治疗过程中，常见的副作用和并发症有恶心呕吐、骨髓抑制、更年期症状、脱发、乏力、心慌、上肢淋巴水肿等。

其中，上肢淋巴水肿是乳腺癌术后常见且严重的并发症之一，尤其是做了腋窝清扫手术的患者，主要表现为上肢肿胀、僵硬、反复感染等，严重影响生活质量，至今尚无确实有效的药物来进行治疗。目前国际上常见的治疗方案为弹力绷带压迫、专业化徒手淋巴引流、患肢功能锻炼、针灸疗法等，亦可循经取穴点刺放血，疗效切实可见。这里我们就来仔细谈一谈乳腺癌术后上肢淋巴水肿的治疗。

一、淋巴水肿形成的成因

◆乳腺癌患者行腋窝淋巴结清扫时，可能会切断淋巴管，从而阻碍上肢与颈部及乳腺间的淋巴引流，特别是损伤沿头静脉走行的淋巴管后，会造成淋巴液回流受阻，这是形成上肢淋巴水肿的主要原因。

◆肥胖会增加患高血压、高血脂等疾病的概率，肥胖也容易引起脂肪液

化，在乳腺癌术后，脂肪液化会增加患者感染的风险，同时脂肪液化也会导致脂肪坏死、淋巴管炎、淋巴管堵塞等，淋巴管堵塞又可造成淋巴液回流困难，从而引起上肢淋巴水肿。

◆随着年龄的增长，身体各项功能会出现一定程度的退化，易使淋巴引流代偿能力下降，导致机体发生上肢淋巴水肿。

◆乳腺癌患者术后因伤口感染发生淋巴管炎，从而造成淋巴管损伤，导致淋巴管堵塞，发生上肢淋巴水肿；因暂时无法进行上肢、胸部、颈部淋巴交通引流，导致淋巴液回流受阻，可加重上肢淋巴水肿。

二、上肢淋巴水肿的表现

当出现上肢淋巴水肿时，患者可能会有患肢感觉，如沉重、酸痛、灼痛、紧绷、硬韧、重压、麻木、膨胀等不适的感觉。

出现上述症状时，患者可在家属的协助下，测量左右上臂（肘关节上 10 cm）、前臂（肘关节下 5 cm）及腕关节的周径。

三、预防和治疗

预防和治疗上肢淋巴水肿的方式主要包括绑带加压包扎或佩戴弹性袖带、手法引流、中医外治法等，并要适量运动，保持良好乐观的心态。

绷带加压包扎或佩戴弹性袖带。绷带加压包扎，分别为患肢包扎手指、上臂、前臂，包扎过程中分三层，方向为从内到外；或用弹力绷带包裹患处。该法可以起到增加组织压力，促进淋巴再分布和引流，增加患肢的淋巴流量，减轻疼痛，防止肢体水肿的作用。

手法引流按摩。根据需要对区域淋巴结进行按摩，使滞留在细胞之间的淋巴液流动，促进回流，达到消肿的效果。

中医外治法。主要有针灸治疗和刺络放血拔罐。乳腺癌患者上肢淋巴水肿的治疗难度较大，治疗周期较长。我们除了可以内服中药汤剂之外，利用中医外治法更能直达病灶，正如《理瀹骈文》所写"外治之理，即内治之理，外治之药，亦即内治之药，所异者，法耳"。

有研究表明，以提插捻转泻法针刺肩髃、肩髎、肩贞、臂臑、曲池、外关、合谷、阴陵泉、三阴交、阿是穴或用微针刺络，治疗乳腺癌术后上肢水肿患者，疗效显著，同时还能改善患者的生活质量。

另有研究发现，雷火灸（取气海、足三里、合谷、曲池、大椎、膈俞、肩井、太冲穴）也能较好改善此类患者症状，起到温通经络、活血化瘀等作用。

刺络拔罐疗法是指利用针具针刺穴位出血的同时，配合拔火罐，使局部皮肤充血并增加出血量，从而治疗疾病。这也是《黄帝内经》提到的"去菀陈莝"的一种方法。在点刺放血的位置的选择上，可以选取患肢的手三阴及手三阳经循经点刺，临床疗效可靠。

适量运动、保持积极良好乐观的心态。术后身体恢复良好后，可做有氧健身操、八段锦、太极拳等。研究表明，运动能够防癌，还能调整患者心态，显著提高患者的生活质量，但若为了加速恢复而采取一些猛烈的运动亦是不可取的。如果术后上肢运动不当，可能会影响上肢血液、淋巴液的回流与循环，致使淋巴管再生迟缓，组织液失衡，从而加重患肢水肿程度。同理，术后患肢应避免测血压、采血、静脉输液、举重物等，患肢承受重量一般不建议超过 5 kg。

患者常因上肢肢体肿胀变形，变得自卑低落，抑郁寡欢。其实，保持积极乐观的心态有利于防癌，同样有利于患肢的恢复。正如最新研究发现的那样，正念减压疗法可以降低患肢水肿的发生率。我们都知道心理因素与乳腺癌的发生相关，调整心态、保持良好的心态，是我们防止疾病复发、预防和改善患肢淋巴水肿最简单易行的方法。

在治疗手段发展如此丰富的今天，我们要相信医生，给自己增加治疗信心，对未来生活充满希望。除上述的各种治疗方案外针对上肢淋巴水肿还有许多其他的治疗手段。相信，通过医生的治疗，这个困扰乳腺癌患者的难题定能被消除，患者可以回归正常生活！

男的也会得乳腺癌吗？

有部韩剧名叫《嫉妒的化身》，里面的男主角是一名乳腺癌患者。值得注意的是，弹幕里的朋友们好像都以为乳腺癌是只有女性才会得的疾病，这里不得不与大家聊一聊关于男性乳腺癌的二三事。

一、男性乳腺癌现状

相较于 2018 年的全球癌症统计报告，2020 年的报告指出，女性乳腺癌的新发病例数已经超越了肺癌，成为全球新发病例数最高的癌症。但是乳腺癌只有女性会得吗？

不是的！

相关资料显示，男性中乳腺癌是十分少见的癌症，占男性全部癌肿的 0.2% ～ 1.5%，在所有乳腺癌患者之中男性只占了 1% 左右，虽说这个比例看起来不值一提，但若以如此大的人口基数来计算，男性乳腺癌患者的数量并不少，以 50 ～ 60 岁的患者居多，比女性乳腺癌患者的平均年龄大了 5 岁左右。

因为对乳腺癌认识不足，总是以为只有女性才会得乳腺癌，一些男性忽视自己乳腺的健康，即使乳腺周围出现不适，也不会往这个方向考虑，从而导致漏诊误诊。通俗地讲，不管男女都拥有乳腺组织，如果男子的乳腺细胞发生了癌变，自然也就会发展为乳腺癌。

二、男性乳腺癌主要表现

一项对 35 名男性乳腺癌患者的病历进行分析的研究发现，90% 以上的患者是因为发现了乳房中的肿物而去医院就诊的，小部分患者会伴有乳头溢液或乳头乳晕结痂破溃，也有因乳头凹陷或腋窝肿物来就诊的（表 17–1）。

表 17-1　男性乳腺癌患者的表现

异常	表现
无痛性乳腺肿块	生长较快，边界不清晰，常因位置位于乳腺组织集中的地方而被误认为是乳腺组织
乳头异常	大约20%的患者会出现乳头的内陷、结痂、回缩等现象
乳头溢液	常出现的表现，却也常被忽略
淋巴结	大多数男性乳腺癌患者都可以触及腋下淋巴结肿大
胸部皮肤改变	乳腺附近的皮肤或胸肌因为比较薄会有粘连的现象

虽然男性乳腺癌发病率较女性乳腺癌低很多，但恶性程度却相对更高。这是因为男性乳房较女性的更为薄弱，缺少乳房小叶、乳腺腺泡等的发育，就导致了癌细胞更容易向周边组织扩散，在短时间内就能侵袭周遭的正常组织。再加上对乳房相关疾病不重视，所以很多男性乳腺癌患者刚发现就已经处于中晚期了。

男性乳房发育症也会出现乳腺肿块，但它与男性乳腺癌并不相同，临床上也常常会混淆。关于男性乳房发育症与男性乳腺癌之间是否有相关性也仍存有争议，有的专家认为男性乳腺发育会增加患乳腺癌的风险，也有专家认为二者之间并没有联系。

三、男性乳腺癌的高危因素

凡是会导致雌激素水平升高的因素，都是男性乳腺癌的高危因素。

性激素水平紊乱。睾丸或肝脏部位的疾病会导致人体内雄激素水平的下降，雌激素水平的上升；运动量不足或超重也会导致体内雌激素水平的失调，从而增加罹患乳腺癌的风险。

家族遗传及基因突变。在国内外对男性乳腺癌的相关报道中都有提到，男性乳腺癌患者通常会有女性亲属乳腺癌家族史或者其他恶性肿瘤家族史。

BRCA 基因突变是最明确的危险因素。*BRCA* 基因是一种抑癌基因，当男性 *BRCA* 基因发生突变时，患乳腺癌的风险就会增加。

过量饮酒。研究发现，大量饮酒者的患病风险是小量饮酒者的 6 倍以上。长期饮酒会增加肝脏的负担从而使得激素的代谢出现异常，无形中增加了男性乳房发育的可能性。

其他。如性染色体异常、接触放射性物质、乳腺局部损伤、治疗应用雌激素等都有可能诱发乳腺癌。

四、男性乳腺癌治疗

因为男性乳腺癌的发病率低，故对其的临床试验较少，所以男性乳腺癌的相关治疗常常参考女性乳腺癌的诊疗指南。

男性乳腺癌的早期治疗以手术切除为主，但近几年男性保乳治疗的比例也在逐渐攀升。因前文提到的男性乳腺癌的癌细胞更易扩散，所以术后的放疗是十分有必要的。男性乳腺癌患者的激素受体大都呈阳性，所以内分泌治疗也是临床上常用的治疗手段。

五、男性乳腺癌预防

定期检查是预防各种疾病都适用的方法，尤其在肿瘤方面，发现得越早、干预得越早，相对来说就能获得更高的收益。男性乳腺癌也不例外，做好乳房方面的自检，保持双乳卫生，一旦有不适及时去医院就诊。如果出现疑似乳腺癌的症状，不能羞于就诊，一定要及时去专科进行检查。同时，也要养成良好的生活习惯，减少烟酒的摄入，控制体重，有充足的运动量，也不能忘了保持愉悦的心情。

在家中自查乳腺结节

乳腺结节是指乳房内出现的肿块，它可以是良性的，也可以是恶性的。乳腺结节是女性常见的乳腺疾病之一，也是乳腺癌的主要表现之一。因此，及时发现和诊断乳腺结节对于预防和治疗乳腺癌非常重要。

一、为什么要自查乳腺结节？

乳腺结节的发生与多种因素有关，如遗传、内分泌、生活习惯等。一般来说，年龄越大，乳腺结节的发生率越高。根据统计，中国女性 40 岁以上的乳腺结节检出率为 20% ~ 30%，50 岁以上的为 40% ~ 50%。

自查乳腺结节是一种简单、方便、无创、无痛、无费用的方法，可以帮助女性及时发现乳房的异常变化，提高对乳腺癌的警惕性和防范意识。自查乳腺结节不仅可以减少对医疗资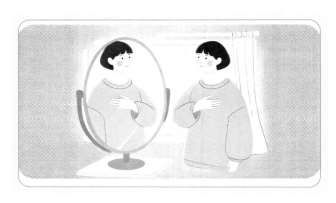源的依赖，也可以缩短就诊时间，提高治愈率。

二、如何自查乳腺结节？

自查乳腺结节的方法有多种，其中最常用的是看、触、卧、拧，具体步骤如下。

看：对着镜子仔细观察双侧乳房的外形、大小、对称性、皮肤颜色、皱纹、凹陷等是否有异常。注意观察双侧乳头是否有溢液、内陷或移位等现象。

触：用手指按压乳房周围的淋巴结区域，如锁骨下方、腋窝等，检查是否有肿大或硬结等异常。然后用手掌按压双侧乳房，检查是否有肿块或疼痛等异常。按压时应该从外围向内逐渐缩小范围，采用小圆周或上下移动的方式，覆盖整个乳房区域。

卧：平卧在床上或沙发上，用一只手垫在头下方，另一只手按压同侧乳房，重复上述触摸方法。然后换另一侧进行同样的操作。

拧：用拇指和示指轻轻拧捏双侧乳头，检查是否有溢液或出血等异常。

三、自查乳腺结节的注意事项

自查乳腺结节虽然简单易行，但也需要注意以下几点。

时间：月经正常的女性应该在每次月经结束后 7 ~ 10 天进行自查，因为这个时期雌激素对乳腺的影响最小，乳腺处于静止状态，容易发现异常。绝经后的女性可以选择每月固定一天进行自查。

频率：自查乳腺结节不宜过于频繁，一般每月一次即可，否则可能会造成乳腺的刺激和损伤，反而影响乳腺的健康。

手法：自查乳腺结节时应该用手指的指腹而不是指尖进行按压，力度应该适中而不是过轻或过重，动作应该缓慢而不是急促，范围应该全面而不是局部。

自查乳腺结节时如果发现以下情况，应该及时到医院进行进一步检查：乳房出现单侧或双侧的肿块，质地较硬，活动度差，与皮肤或周围组织粘连；乳房出现皮肤凹陷、橘皮样改变、红肿、热痛等炎症表现；乳头出现内陷、移位、溢液、出血等异常现象；淋巴结区域出现肿大或硬结等异常。

在家中自查乳腺结节是一种有效的发现乳腺癌的方法，女性朋友们应该养成这个好习惯。当然，自查乳腺结节并不能完全替代医学检查，建议女性每年至少到医院做一次专业的乳腺检查，以确保乳房的健康。

参考文献

[1] 张东云.乳腺癌的饮食指导及康复锻炼[C]//河南省护理学会.肿瘤研究新进展学术会议论文集.焦作:焦作市第二人民医院,2008:1.

[2] 何钰卿.日常传统饮食对乳腺癌风险影响的研究现状[J].护理研究,2016,30(33):4107-4109.

[3] SUNG H, FERLAY J, SIEGEL R L, et al. GlobaL cancer statistics 2020: GLOBOCAN estimates of incidence and mortality worldwide for 36 cancers in 185 countries[J]. CA Cancer J Clin, 2021, 71(3): 209-249.

[4] 杨建宇.抗癌食疗药膳方[M].北京:化学工业出版社,2015.

[5] 尚怀海.肿瘤治疗名方验方[M].北京:人民卫生出版社,2016.

[6] 王淼.中医药对乳腺癌是否有预防与疗愈作用?[J].健康生活,2023(3):28-30.

[7] 储真真,金花.乳腺癌的药膳与食疗[J].家庭中医药,2015,22(6):36-37.

[8] 白连伟,白莲艳,邢德君,等.老年乳腺癌患者分子分型的临床特点及预后分析[J].吉林医学,2023,44(3):667-672.

[9] 中国抗癌协会肿瘤标志专业委员会乳腺癌标志物协作组,孙涛.基于靶标指导乳腺癌精准治疗标志物临床应用专家共识(2022版)[J].中国癌症防治杂志,2022,14(4):346-362.

[10] 雷正武.不同分子分型乳腺癌的临床病理特征与预后的关系[D].重庆:重庆医科大学,2021.

[11] SUNG H, FERLAY J, SIEGEL R L, et al. Global cancer statistics 2020: GLOBOCAN estimates of incidence and mortality worldwide for 36 cancers in 185 countries[J] .CA Cancer J Clin, 2021: 1–41.

[12] SIEGEL R L, MILLER K D, JEMAL A. Cancer statistics, 2018[J]. CA Cancer J Clin, 2018, 68: 7-30.

[13] TESSA C G, HODA E S, CHERYL L B, et al. Breast cancer-related lymphedema:risk factors,precautionary measures, and treatme nts[J]. Gland Surg, 2018, 7(4): 379-403.

[14] 蒋朝华.乳腺癌术后上肢淋巴水肿诊治指南与规范(2021年版)[J].组织工程与重建外科,2021,17(6):457-461.

[15] CARD A, CROSBY M A, LIU J, et al. Reduced incidence of breast cancer-related lymphedema following mastectomy and breast reconstruction versus mastectomy alone[J]. Plast Reconstr Surg, 2012, 130: 1169-1178.

[16] 王季,张意辉,张丽娟,等.体重指数及体重波动对乳腺癌患者上肢淋巴水肿的影响[J].中国康复医学杂志,2020,35(2):182-185.

[17] 张星, 彭昕, 胡洁, 等. 针对乳腺癌患者术后上肢淋巴水肿筛查的效果观察 [J]. 中国社会医学杂志, 2019, 36(5): 556-559.

[18] CAMPISI C C, RYAN M, BOCCARDO F, et al. Fibro-lipo-lymph-aspiration with a lymph vessel sparing procedure to treat advanced lymphedema after multiple lymphatic-venous anastomoses: the complete treatment protocol[J]. Ann Plast Surg, 2017, 78: 184-190.

[19] 陈军, 裴春勤, 邬晓敏, 等. 针刺疗法治疗乳腺癌术后上肢水肿 28 例 [J]. 浙江中医杂志, 2016, 51(12): 905.

[20] 牛少辉, 曹刚, 陈芸静, 等. 微针刺络外引流联合加压包扎治疗乳腺癌术后淋巴水肿 1 例 [J]. 亚太传统医药, 2019, 15(11): 124-126.

[21] 江涛, 王宏, 赵俊红, 等. 雷火灸联合空气波压力治疗乳腺癌术后患肢水肿的临床研究 [J]. 临床医学工程, 2015, 22(9): 1141-1143.

[22] 徐薇, 王秀娟, 刘璐. 正念减压疗法结合渐进式康复训练对乳腺癌病人术后心境及康复情况的影响 [J]. 全科护理, 2021, 19(30): 4266-4269.

[23] 刘宗超, 李哲轩, 张阳, 等. 2020 全球癌症统计报告解读 [J]. 肿瘤综合治疗电子杂志, 2021, 7(2): 1-14.

[24] 黄莉. 男性也会得乳腺癌 [J]. 健康向导, 2021, 27(6): 50-51.

[25] 何雨爽, 高欣怡, 吴洁蓉, 等. 男性乳腺癌临床特征及诊治: 附 35 例报告 [J]. 中国普通外科杂志, 2021, 30(11): 1311-1317.

[26] 史立彬. 得了乳腺癌? 可我明明是男的 [J]. 家庭医药快乐养生, 2022(4): 74-75.

[27] 贺科文, 刘兆芸, 于志勇. 男性乳腺癌与男性乳房发育症的鉴别及相关研究进展 [J]. 中国肿瘤外科杂志, 2016, 8(3): 163-166.

[28] 耿立文. 科学预防乳房疾病 [J]. 健康生活, 2023(1): 30-31.

[29] 罗婷. 别让乳腺结节"兴风作浪" [J]. 健康博览, 2020(9): 42-44.

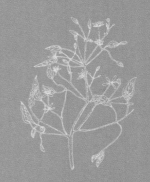

第18章

前列腺癌

前列腺癌患者应该怎么吃？

前列腺癌是指发生在男性前列腺部位的恶性肿瘤，是男性常见的泌尿生殖系统肿瘤之一。前列腺癌的发生与年龄、遗传、内分泌、生活习惯等因素有关，其中饮食习惯是一个重要的影

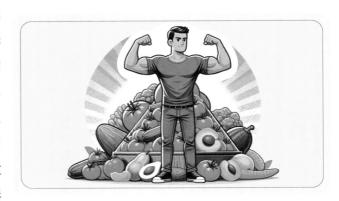

响因素。因此，前列腺癌患者在治疗期间和康复期间，都应该注意合理的饮食调理，以利于疾病的控制和身体的恢复。

一、前列腺癌患者饮食原则

低脂饮食： 高脂饮食会增加雄性激素的水平，刺激前列腺癌细胞的增殖和转移。因此，前列腺癌患者应该减少动物油、黄油、奶油、肥肉等高脂食物的摄入，选择低脂肪的奶制品、瘦肉、鱼类等食物，食用时少加油或用橄榄油等植物油代替。

高纤维饮食： 高纤维饮食可以促进肠道蠕动，加快排便，减少致癌物质在肠道内的停留时间，降低肠道吸收雄性激素的可能性。因此，前列腺癌患者应该多吃富含纤维素的食物，如全谷类、豆类、蔬菜、水果等。

吃富含番茄红素的食物： 番茄红素是一种强效的抗氧化剂，可以清除体内的自由基，抑制和杀死癌细胞，对预防和治疗前列腺癌有积极作用。番茄红素主要存在于西红柿、杏、番石榴、西瓜、红葡萄、番木瓜等红色或橙色的水果和蔬菜中，特别是西红柿。前列腺癌患者应该每周至少吃 1500 g 以上西红柿或其他含番茄红素的食物。

　　适量补充钙质：钙质是人体必需的微量元素之一，对维持骨骼健康和预防骨质疏松有重要作用。然而，过量补充钙质可能会增加前列腺癌的风险。因此，前列腺癌患者应该适量补充钙质，每天摄入 1000 ~ 1200 mg 钙即可。钙质的来源可以是低脂奶制品、蔬菜和强化全麦燕麦或豆 / 坚果奶等，避免高脂奶制品和单纯补钙。

　　适当喝茶：茶叶中含有多种有益的化合物，如茶多酚、儿茶素、咖啡因等，具有抗炎、抗氧化、抗肿瘤等作用，对预防和治疗前列腺癌有一定的帮助。绿茶是最佳的选择，因为它含有最多的茶多酚和儿茶素。前列腺癌患者可以适当喝些绿茶，有益健康。

　　吃富含维生素 E、硒等的食物：德国一项研究表明，服用维生素 E 是预防前列腺癌的有效方法。坚果（葵花子、核桃、松子、南瓜子、榛子等）、小麦胚芽、豆腐皮、橄榄油、豆油、玉米油、芝麻油、马齿苋等都是天然维生素 E 的来源，其活性比合成维生素 E 高得多。维生素 E 是脂溶性抗氧化剂，能捕捉机体过多的"杀手"氧自由基，减轻对前列腺细胞膜及基因的损伤，因而可以阻遏或延缓前列腺癌的发生。硒通过谷胱甘肽过氧化物酶能保护机体免受过多氧自由基的损害；缺硒时人体组织的生物膜与细胞易受氧化脂肪酸的攻击。研究发现，硒缺乏与癌症的发生有密切关系。因此，中老年男性平常需注意多吃些富含硒的食物，如青鲇鱼、海虾、鳝鱼、烤麸、洋葱、油面筋等，对预防前列腺癌会有一定效果。

二、前列腺癌患者饮食禁忌

　　避免高蛋白饮食。高蛋白饮食会增加肾脏的负担，导致尿酸和尿钙的增加，刺激前列腺和尿道，加重症状。因此，前列腺癌患者应该控制动物性蛋白质的摄入，如肉类、禽类、蛋类、奶类等，每天不超过 100 g。可以适当补充植物性蛋白质，如豆类、豆制品等。

　　避免辛辣刺激性食物。辛辣刺激性食物会引起前列腺充血和水肿，加重疼痛和排尿困难等症状。因此，前列腺癌患者应该少吃或不吃辣椒、花椒、胡椒、姜、大蒜、洋葱等食物。

避免高钠食物。高钠食物会增加血压，引起水肿，影响血液循环，不利于前列腺癌的治疗。因此，前列腺癌患者应该少吃或不吃咸菜、咸鱼、火腿等食物。

避免高嘌呤食物。高嘌呤食物会增加尿酸的生成和排泄，刺激前列腺和尿道，加重症状。因此，前列腺癌患者应该少吃或不吃动物内脏、海鲜等食物，少饮或不饮啤酒。

避免含雌激素的食物。含雌激素的食物会干扰男性内分泌平衡，促进前列腺癌细胞的生长。因此，前列腺癌患者应该少吃或不吃黄豆、芝麻、亚麻籽等食物。

三、总结

前列腺癌患者应该怎么吃？总的来说，就是要低脂高纤维，多吃富含番茄红素、维生素 E、硒等的食物，适量补充钙质，适当喝茶，避免高蛋白、辛辣、高钠、高嘌呤和含雌激素的食物。这样的饮食方式，不仅有利于前列腺癌的治疗和康复，也有利于预防其他慢性病和提高生活质量。

前列腺癌患者的养生药膳

前列腺癌是指发生在男性前列腺部位的恶性肿瘤，是男性常见的泌尿生殖系统肿瘤之一。前列腺癌的发生与年龄、遗传、内分泌、生活习惯等因素有关，其中饮食习惯是一个重要的影响因素。因此，前列腺癌患者在治疗期间和康复期间，除了接受西医的手术、放化疗、激素治疗等方法外，还可以辅以养生药膳，以利于调理身体，增强抵抗力，抑制癌细胞的生长和转移。

一、前列腺癌患者养生药膳的原则

根据辨证分型选用药膳。中医认为前列腺癌的病因主要是肾气亏虚、湿热蕴结、瘀血内结等，因此根据不同的证型选用不同的药膳，以达到扶正祛邪、调和气血、利水通淋、软坚消结等目的，根据不同的中医证候及体质特征，选择个性化的药膳，有助于前列腺癌患者的养生调摄。

选择具有抗癌作用的食材。一些食材中含有具有抗氧化、抗炎、抗肿瘤等作用的化合物，如番茄红素、茶多酚、儿茶素、黄酮类等，对预防和治疗前列腺癌有积极作用。这些食材包括西红柿、茶叶、荔枝核、雪莲花、黄芪、黄芩等。

注重食物的搭配和制作。做药膳不仅要考虑食材的性味归经和功效，还要考虑食物之间的相互作用和制作方法。一般来说，应该选择清淡易消化的食物，少吃油腻辛辣刺激性的食物，避免高钠、高嘌呤、高胆固醇的食物。制作方法应该以炖、煮、蒸为主，少用油炸、烧烤等方式。

二、前列腺癌患者养生药膳举隅

肾气亏虚型，可食白茅根炖猪肚。将 60 g 新鲜白茅根洗净切段，一个猪肚剖开反复搓洗，然后一起放入砂锅中，加入适量水，武火煮开后加入调料，文火炖煮至猪肚熟烂，食用猪肚，喝汤。本药膳具有滋阴补肾、益气健脾的作用，适用于有夜尿增多、尿意频数、畏寒怕冷、腰酸背痛、下肢无力等症状的患者。

湿热蕴结型，可食核桃补骨脂汤。将补骨脂、土茯苓和杜仲各 15 g，核桃仁 20 g 一起放入锅中，加入水煎煮，取出 300 mL 汁液，每天喝 2 次。本药膳具有清热利湿、软坚通利的作用，适用于有小便不畅、尿线变细、小腹胀满、口干口苦、舌质红或紫暗等症状的患者。

瘀血内结型，可食桃仁牛膝粥。将 20 g 川牛膝和 15 个桃仁洗净，放入水中浸泡后切片一起放入砂锅中，加入适量水煎煮，过滤渣取出汁。将 100 g 大米洗净放入锅中加水煮成粥，加入药汁继续煮至粥稠，食用时加入适量白糖。本药膳具有活血化瘀、通水消结的作用，适用于有小便滴沥、尿如细线，或癃闭不通、小腹胀满作痛等症状的患者。

三、总结

总的来说，就是要根据辨证分型选用药膳，选择具有抗癌作用的食材，注重食物的搭配和制作。这样的养生药膳方式，不仅有利于前列腺癌患者的治疗和康复，也有利于预防其他慢性病和提高生活质量。

前列腺癌患者可以做基因检测吗？

前列腺癌是一种发生在男性前列腺的恶性肿瘤，是男性常见的泌尿生殖系统肿瘤之一。前列腺癌的发生与年龄、遗传、内分泌、生活习惯等因素有关，其中遗传因素是一个重要

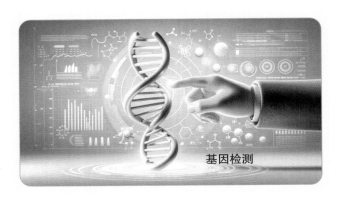

基因检测

的影响因素。一些基因突变会增加前列腺癌的发病风险，也会影响前列腺癌的治疗效果和预后。因此，对于前列腺癌患者来说，做基因检测有没有好处呢？

一、基因检测的目的

基因检测是一种利用分子生物学技术分析个体基因组信息的方法，可以检测出个体是否携带某些特定的基因变异。对于前列腺癌患者来说，基因检测主要有以下两个目的。

提供遗传咨询：评估是否适宜进行基因检测需要结合前列腺癌患者的家族史、临床及病理学特征。一般来说，如果患者有以下情况之一，就建议进行胚系基因检测，以判断是否有遗传性前列腺癌的风险：兄弟、父亲或其他家族成员在 60 岁前诊断为前列腺癌或因前列腺癌死亡；同系家属中具有 3 名

及以上胆管癌、乳腺癌、胰腺癌、前列腺癌、卵巢癌、结直肠癌、子宫内膜癌、胃癌、肾癌、黑色素瘤、小肠癌及尿路上皮癌患者，特别是其确诊年龄 ≤ 50 岁；患者个人有男性乳腺癌或胰腺癌病史；已知家族携带相关胚系致病基因突变。

制订治疗方案：对于所有转移性去势抵抗性前列腺癌（mCRPC）患者，推荐进行至少包含同源重组修复（HRR）基因胚系及体系变异的检测，并可以考虑行 MSI 和 dMMR 检测。这些基因变异会影响前列腺癌对某些靶向药物或免疫药物的敏感性，从而指导临床用药，使得越来越多的患者从前列腺癌精准治疗中获益。

二、基因检测的方法

组织活检：从肿瘤组织中提取 DNA 进行分析，可以检测出体细胞突变，即在肿瘤发生过程中产生的突变，不会遗传给后代。组织活检的优点是可以直接反映肿瘤的基因状态，但是也有一些局限性，如无法反映肿瘤的异质性、需要有足够的组织样本、有一定的创伤性和并发症风险等。

血液检测：从外周血中提取 DNA 进行分析，可以检测出胚系突变，即在生殖细胞中存在的突变，可以遗传给后代，也可以检测出 ctDNA，即从肿瘤细胞释放到血液中的 DNA 片段。血液检测的优点是可以反映肿瘤的动态变化、无创或微创、方便重复进行，但是也有一些局限性，如 ctDNA 的敏感性和特异性受多种因素影响、需要高通量测序技术和专业的分析平台等。

液体活检：从其他体液中提取 DNA 进行分析，如尿液、前列腺液、脑脊液、胸腔积液、腹水等。液体活检的优点是可以获取一些难以进行组织活检的部位的肿瘤信息，如中枢神经系统转移等，但是也有一些局限性，如样本量少、污染风险高、标准化程度低等。

三、基因检测的结果

HRR 基因突变：HRR 基因是指参与同源重组修复途径的基因，如 *BRCA1*、*BRCA2*、*ATM*、*PALB2*、*CHEK2* 等。这些基因突变会导致 DNA 双链断裂无法有效修复，从而增加前列腺癌的发生风险和恶化预后。同时，这些基因突

变也会使前列腺癌对 PARP 抑制剂（如奥拉帕尼、卢卡帕尼等）敏感，从而提高治疗效果。因此，对于 *HRR* 基因突变阳性的 mCRPC 患者，推荐使用 PARP 抑制剂作为二线或更晚线治疗方案。

MSI/dMMR 状态： MSI 是指微卫星不稳定性，是由于 DNA 错配修复缺陷导致微卫星序列发生插入或缺失而造成的长度变化。MSI/dMMR 是一种肿瘤免疫原性的标志物，意味着肿瘤细胞表面有更多的新抗原，从而激活免疫系统对其进行攻击。因此，对于 MSI-H/dMMR 阳性的 mCRPC 患者，推荐使用 PD-1/PD-L1 抑制剂（如帕博利珠单抗等）作为二线或更晚线治疗方案。

AR-V7 状态： AR-V7 是雄激素受体（AR）的一种剪切变异形式，不受雄激素调控，可以持续激活 AR 信号通路，从而导致前列腺癌对雄激素受体靶向药物（如阿比特龙、恩扎卢胺等）的耐药性。因此，对于 AR-V7 阳性的 mCRPC 患者，推荐使用紫杉类化疗药物（如多西他赛、卡培他滨等）作为二线或更晚线治疗方案。

四、总结

前列腺癌患者可以做基因检测吗？答案是肯定的。基因检测可以帮助前列腺癌患者评估遗传风险，指导个体化治疗，提高生存质量。目前，基因检测的方法有组织活检、血液检测和液体活检等，基因检测的结果有 *HRR* 基因突变、MSI/dMMR 状态和 AR-V7 状态等，这些结果可以指导前列腺癌患者选择合适的靶向药物或免疫药物。当然，基因检测也有一些局限性和挑战，如敏感性、特异性、标准化、成本、解读等方面，需要进一步的研究和完善。

参考文献

[1] 郭隽, 陈丽芬, 孙祖越. 饮食与前列腺癌究进展 [C]// 中国毒理学会. 中国毒理学会第十次全国毒理学大会论文集. 上海: 中国生育调节药物毒理检测中心, 2023: 229.

[2] 建林. 预防前列腺癌的饮食要点 [J]. 农业知识, 2014(20): 64.

[3] 常怡勇. 饮食预防前列腺癌 [J]. 保健医苑, 2012(4): 52-53.

[4] 游爽, 陈学彰, 方子豪, 等. 从肝脾肾探讨前列腺癌的分期辨证论治 [J]. 中医肿瘤学杂志, 2023, 5(4): 18-22.

[5] 谢英彪, 王天宇. 百病食疗 [M]. 上海: 上海科学技术出版社, 1999.

[6] 黄敏玉, 吴军. 基因检测在前列腺癌早期诊断、治疗、预后评估中的作用研究进展 [J]. 山东医药, 2022, 62(2): 89-93.

[7] 黄答, 阮小豪, 那溶《中国前列腺癌患者基因检测专家共识(2020 年版)》解读 [J]. 泌尿外科杂志, 2021, 13(4): 23-27.

[8] 朱耀. 中国前列腺癌患者基因检测专家共识 (2020 年版)[J]. 中国癌症杂志, 2020, 30(7): 551-560.

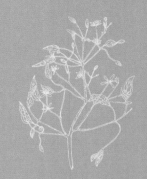

第 19 章

肾癌

肾癌患者应该怎么吃？

肾癌是一种发生在肾脏的恶性肿瘤，是常见的泌尿生殖系统肿瘤之一。肾癌的发生与遗传、吸烟、肥胖、高血压等因素有关，其中饮食也是一个重要的影响因素。因此，对于肾癌

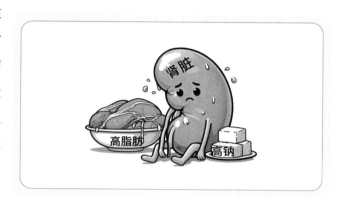

患者来说，合理的饮食不仅可以预防肾癌的发生，也可以帮助治疗和康复。那么，肾癌患者应该怎么吃呢？

一、肾癌患者的饮食原则

清淡饮食。控制盐分的摄入，每天不超过 5 g，少吃钠含量高的食物，如咸菜、腊肉、火腿等。过多的盐分会加重肾脏的负担，导致水肿和高血压。同时，也要控制油脂的摄入，少吃油炸、烧烤、熏制等高脂肪食物，以免增加胆固醇和致癌物质的摄入。

低蛋白饮食。适当减少动物性蛋白质的摄入，如牛奶、鸡蛋、鲤鱼、瘦肉等，每天不超过 60 g。过多的动物性蛋白质会增加氨基酸的代谢产物，影响肾脏的滤过功能。同时，也要少吃植物性粗蛋白质，如豆类、豆制品等，因为这些食物中含有较多的草酸和尿酸盐，容易形成结石。

高维生素饮食。多吃富含维生素的食物，如新鲜水果、蔬菜等，每天至少吃 500 g。维生素可以增强机体的抵抗力和抗氧化能力，预防感染和癌变。特别是维生素 C 和维生素 E，对于肾癌患者有很好的保护作用。

高纤维饮食。多吃富含纤维素的食物，如全谷类、粗粮、菌类等，每天

至少吃 30 g。纤维素可以促进肠道蠕动，帮助排出体内的毒素和废物，减少致癌物质在肠道内停留的时间。

多喝水。每天至少喝 2000 mL 的水，可以是白开水、茶水、果汁等。多喝水可以稀释尿液中的浓度，促进尿液的排出，防止结石和感染。同时，也可以帮助排出体内多余的钠盐和其他代谢产物。

二、肾癌患者的饮食禁忌

忌食发霉、熏焦食物。这些食物中含有较多的黄曲霉素和多环芳烃等致癌物质，会损伤肾脏细胞的 DNA，诱发或促进肾癌的发生。

忌食刺激性食物。这些食物中含有较多的刺激性成分，如生葱、香菜、五香大料等，会刺激肾脏和泌尿系统的黏膜，引起炎症和出血，加重肾脏的负担。

忌酗酒。酒精等物质会对肾脏造成直接或间接的损伤，影响肾脏的排毒功能，增加肾癌的风险。同时，也会降低机体的免疫力，增加感染和转移的可能性。

忌过量补充营养品。一些营养品中含有较多的钙、磷、钾等矿物质，如果过量补充，会导致血液中这些物质的浓度升高，影响肾脏的平衡功能，甚至引起心律失常等危险。因此，肾癌患者在补充营养品时，一定要在医生的指导下进行，不要盲目服用。

三、总结

肾癌患者应该怎么吃？答案是要清淡、低蛋白、高维生素、高纤维，并且要多喝水，忌食发霉、熏焦、刺激性食物，忌酗酒，忌过量补充营养品。只有这样，才能保护肾脏的功能，减轻肾脏的负担，预防肾癌的发生和发展，帮助治疗和康复。

肾癌患者的养生药膳

中医养生药膳是指
将具有一定药理作用的
食物和中药按照一定的
比例和方法制成的食品，
既可作为日常饮食，又
可起到预防和治疗疾病
的作用。肾癌是一种发
生在肾脏的恶性肿瘤，

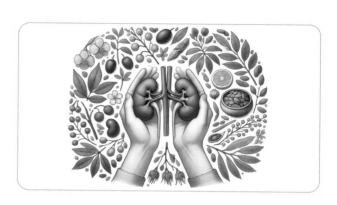

是常见的泌尿生殖系统肿瘤之一。对于肾癌患者来说，除了接受规范的西医
治疗外，还可以辅以中医养生药膳，以调理气血、平衡阴阳、祛除湿热、化
解瘀毒等，达到增强体质、减轻症状、延缓进展、提高生存质量的目的。那么，
肾癌患者应该如何选择和食用中医养生药膳呢？

一、肾癌患者使用养生药膳原则

◆根据个体差异和病情变化，辨证施食。不同的个体由于体质、年龄、
性别、环境等因素的不同，对于食物和药物的需求和反应也不同。因此，每
个人应根据自己的具体情况，选择适合自己的食物和药物，以达到调和阴阳、
平衡气血、健脾胃、补益肝肾等效果。同时，还要根据病情的轻重和变化，
灵活调整药膳的种类和用量，以适应机体的需要。

◆根据四季变化和气候特点，顺应自然规律。四季更替，气候变化，对
人体的生理功能也有一定的影响。因此，应该根据四季和气候的特点，选择
适宜的食物和药物，以达到顺应自然、调节阴阳、抗御外邪等效果。例如，
在春季要多吃辛温发散的食物和药物，以祛除冬季积聚的寒湿邪气；在夏季
要多吃苦寒清凉的食物和药物，以清除暑热湿浊邪气；在秋季要多吃甘温润

燥的食物和药物，以滋养肺金津液；在冬季要多吃咸寒滋补的食物和药物，以培养肾水精气。

◆根据食物和药物的性味归经，合理搭配和制作。食物和药物都有其自身的性味和归经，即其对人体的温凉、甘苦等作用和对人体的不同器官和经络的影响。因此，应该根据食物和药物的性味归经，合理地搭配和制作，以达到相互协调、相互增效、相互补益、相互制约的效果。例如，肾癌患者如果属于气血双亏证，可以选择性味甘温的食物和药物，如黄芪、红枣、山药等，以补气养血；如果属于湿热瘀毒证，可以选择性味苦寒的食物和药物，如黄柏、车前子、白花蛇舌草等，以清热利湿，散瘀解毒。

二、肾癌患者养生药膳的种类

汤类：将食物和药物加水煎煮或炖煮而成的液体食品，如鸡汤、羊肉汤、冬瓜汤等。汤类药膳具有滋补、清热、化痰、利水等作用，适合肾癌患者在冬季或虚寒证时食用。

粥类：将食物和药物与米或其他谷物同煮而成的半流质食品，如八宝粥、山药粥、枸杞粥等。粥类药膳具有健脾胃、补气血、润肺肾等作用，适合肾癌患者在夏季或虚弱证时食用。

茶类：将食物和药物加水浸泡或用沸水冲泡而成的饮料，如菊花茶、枸杞茶、玫瑰茶等。茶类药膳具有清热解毒、提神醒脑、利尿通便等作用，适合肾癌患者在春秋季或湿热证时食用。

酒类：将食物和药物浸泡于酒中而成的酒精饮料，如人参酒、三七酒、当归酒等。酒类药膳具有温中散寒、活血化瘀、止痛消肿等作用，适合肾癌患者在冬季或寒凝证时食用。

蜜膏类：将食物和药物与蜂蜜混合而成的甜品，如枇杷蜜、桑椹蜜、山楂蜜等；或者按照膏方制法做成膏滋。蜜类、膏滋类药膳具有润肺止咳、润肠通便、养颜美容等作用，适合肾癌患者在秋季或阴虚证时食用。

三、肾癌患者使用养生药膳的注意事项

◆要在专业医师的指导下使用，不要随意自行选用或购买。因为不同的食物和药物有不同的作用和禁忌，如果使用不当，可能会导致不良反应或加重病情。

◆要根据自己的体质和病情调整用量和频率，不要过量或过于频繁。因为过量或过于频繁地使用药膳，可能会造成药物的积累或相互干扰，影响药效或产生不良反应。

◆要注意药膳的制作方法和保存条件，不要使用变质或过期的食物和药物。因为变质或过期的食物和药物可能会失去原有的功效或产生有害物质，危害人体健康。

◆要与西医治疗相配合，不要放弃规范的西医治疗。因为养生药膳虽然可以辅助治疗肾癌，但不能替代西医治疗。只有在西医治疗的基础上，才能发挥养生药膳的最佳效果。

四、总结

肾癌患者应该如何选择和食用养生药膳？答案是要遵循中医辨证论治的原则，根据个体差异、四季变化、食物性味等因素，合理地选择和制作适合自己的中医养生药膳，并注意用量、频率、保存等问题。只有这样，才能发挥养生药膳的优势，为肾癌患者提供有效的辅助治疗。

参考文献

[1] 廖展琛 . 饮食与肾癌发病风险关系的伞形评价 [D]. 衡阳 : 南华大学 , 2022.

[2] 佚名 . 精制谷类食品会增加肾癌风险 [J]. 现代医院 , 2013, 13(10): 125.

[3] 南杰 . 肾癌患者的术后饮食 [J]. 人人健康 , 2011(15): 36.

[4] 李晓娟 . 中医养生药膳学 [M]. 北京 : 人民卫生出版社 , 2015.

[5] 王国玉 . 中医养生学 [M]. 北京 : 中国中医药出版社 , 2016.

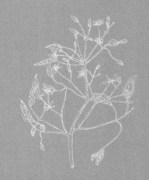

第20章

膀胱癌

为什么男性更易得膀胱癌？

2022年10月24日，老戏骨杨群因膀胱癌离世。可能大家还记得《千王之王》的"北千手"卓一夫，但杨老爷子却已和大家道别。膀胱癌在男性中高发，现在为大家介绍一下膀胱癌。

一、什么是膀胱癌？

膀胱癌是指发生在膀胱黏膜上的恶性肿瘤，是泌尿系统最常见的恶性肿瘤。根据2022年2月国家癌症中心发布的数据，其发病率居我国泌尿系统恶性肿瘤的第一位，男性泌尿系统恶

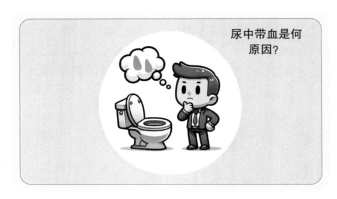

尿中带血是何原因？

性肿瘤第二位，仅次于前列腺癌，且发病率仍在上升。

二、膀胱癌的高危因素

提及膀胱癌的致病因素，大多数人可能会认为与长期憋尿的习惯有关。虽然目前支持这个观点的证据还不多，但憋尿对膀胱有害无利是确定的。而除此之外，诱发膀胱癌的高危因素，主要包括以下几点。

吸烟。长久以来，大家很容易陷入一个误区，认为吸烟仅仅只与肺，或者说肺癌有关。但吸烟所造成的疾病远不止肺癌一种。事实上，烟草中含有的致癌物质有数十种，可诱发10余种癌症，膀胱癌也是其中之一。吸烟者相比于不吸烟者，患膀胱癌的风险增加了 1 ~ 3 倍，吸烟是大家公认的高危因素。

长期接触致癌物（如特殊职业等）。膀胱癌致癌物主要有芳香烃类、苯类、醛类物质，主要来源于药物、食物和周围环境。

药物：部分药物中含有马兜铃酸成分，这种成分不仅可造成肾损害，也是膀胱癌的诱发因素之一。长期服用非那西丁等含苯胺的镇痛药或含马兜铃酸成分的中药的患者，患尿路上皮癌的风险增加。此外，长期应用一些药物，如治疗糖尿病的常用药吡格列酮和胰岛素，或环磷酰胺，也会增加膀胱癌发生风险。

食物：食物中的致癌物主要来源于不洁饮用水。因为一直以来都有"不干不净，吃了没病"的观点，许多人习惯于长期饮用自来水解渴。但自来水即使经过氯消毒也含有大量杂质，如三卤甲烷、砷等。当这些杂质浓度高于一定值时，长期饮用会增加患膀胱癌风险。此外，吸烟者不建议大量饮茶，有研究表明会增加患癌风险。

周围环境：主要是生活环境与工作环境。空气中的颗粒物（如 $PM_{2.5}$ 等）是常见的污染物，可以诱导包括膀胱癌在内的多种癌症，因此居住在空气质量差的环境中对人体的危害相对较大。而工作环境中的污染主要来源于芳香胺类物质，如燃气站、化工厂的物质，农药，以及一些放射性物质，等等。但由于近年来工作环境改善，这些危害也在减少。

疾病诱发

感染性疾病：研究证实，一些感染性疾病与膀胱癌有关。例如，部分尿路感染，可以通过激活 NF-κB 通路诱发膀胱癌；埃及血吸虫可以通过分解尿液产生亚硝酸盐致癌；而 HPV 感染可以通过调节细胞合成产物来促进细胞增殖以诱发癌症。

其他疾病：除感染性疾病外，一些疾病如膀胱结石等也可诱发炎症而增加患膀胱癌风险。糖尿病和肥胖也被认为可能是膀胱癌高危因素，但因涉及药物影响，还需要更多研究确定。此外，如前列腺癌或盆腔癌等患者需要放疗，膀胱癌发病率也会增加。

家族遗传病病史。家族中有患膀胱癌或其他肿瘤的亲属的患者也是膀胱癌高危人群。癌症本质上就是某些细胞的基因突变到一定程度后产生的疾病，比如 *GSTM1* 和 *GSTT1* 基因缺失的人群更易患膀胱癌，而家族中拥有相同基因组的可能性相对较高。因此家族史是肿瘤诊断非常重要的参考依据。

三、为什么男性膀胱癌发病率比女性高?

膀胱癌男性发病率远高于女性,约是女性的 3 倍。造成男性膀胱癌高发的原因是什么呢?

一方面,是上述高危因素,如吸烟、职业暴露等,男性接触频率远高于女性;另一方面,是男女性生理的不同。前列腺增生是男性的常见疾病,易引起尿潴留,使尿液中致癌物与膀胱黏膜接触时间延长;而激素也是影响膀胱的重要因素之一。膀胱中也存在雌激素和雄激素受体。雄激素与雄激素受体结合后会引起一系列内分泌反应,被认为与膀胱癌发生有关,而雌激素比起致癌,更倾向于加重癌症的恶化程度,因此对膀胱癌的发病率影响程度不如雄激素。此外,雌激素与黄体酮联合替代治疗和口服避孕药对膀胱癌发病起抑制作用。

四、膀胱癌症状与预防

症状: 膀胱癌最典型的早期症状就是无痛性血尿。大多数膀胱癌患者早期均出现无痛性肉眼血尿。当发现小便色红无痛时,不要掉以轻心,及时去进行检查以便与其他泌尿系疾病区分。

女性早期尿血症状容易被忽视,误认为是妇科疾病,需要结合有无排尿改变与经期进行判断,当然,去医院检查是最便捷的鉴别方法。

膀胱癌主要表现:肉眼或显微镜下血尿;尿频、尿急、尿痛、排尿困难,甚至尿潴留;肾积水,腰酸腰疼等;甚至可能并发膀胱癌痛。

预防: ①戒烟限酒;②绿色饮食(适当补充硒元素),规律作息,增加饮水,减少憋尿;③加强锻炼,保持良好的心态;④及时筛查;⑤远离致癌物。

膀胱癌患者应该怎么吃？

膀胱癌是泌尿系统最常见的肿瘤，男性发病率高，为女性的 3 ~ 4 倍，发病年龄集中在 50 ~ 70 岁。针对该疾病患者，开展有效的日常护理和饮食护理至关重要。日常生活中，有一个合理营养的膳食计划非常必要。

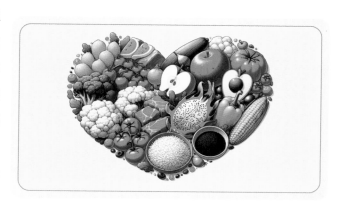

一、膀胱癌患者的饮食原则

饮食宜清淡。少吃或忌吃高脂肪、辛辣、油炸、烟熏、腌制等刺激性和致癌性食物，以免加重对膀胱黏膜的刺激和损伤，促进癌细胞的增殖和转移，尽量采用清蒸、慢炖、氽烫、水煮等方式。

饮食宜多样化。多吃富含维生素、矿物质、抗氧化剂和纤维素等营养素的食物，如新鲜水果、蔬菜、全谷物、豆类等，以增强机体免疫力，抵抗癌变和感染。

饮食宜适量。不要过饱或过饿，以免影响消化功能和营养吸收。根据自己的身体状况和治疗情况，适当调整食物的种类和数量，保持良好的营养状态，且要注意细嚼慢咽，少食多餐。

饮水宜充足。每天至少喝 2500 mL 以上的水或其他无咖啡因的液体，以稀释尿液中的致癌物质，并促进其排出，减少对膀胱黏膜的刺激和损伤。

戒酒。酒精会刺激膀胱和增加恶性肿瘤的易感性。

二、膀胱癌患者的饮食建议

◆多吃具有抗膀胱和尿道肿瘤作用的食物，如海带、紫菜、裙带菜、青蟹、海蜇、田螺、甲鱼、乌龟、薏苡仁、菱、核桃、羊肾、猪腰、刀豆、鲈鱼、鲌鱼等。

◆多吃含有番茄红素的食物，如番茄、胡萝卜等，因为番茄红素是一种强力的抗氧化剂，可以抑制癌细胞的生长和转移。

◆多吃十字花科蔬菜，如圆白菜、花菜、萝卜、白菜、油菜、荠菜等，因为这些蔬菜含有一种叫作硫代葡萄糖苷的物质，可以增加尿液中的异硫氰酸盐，从而抑制癌细胞的活性。

◆多吃猕猴桃、无花果、香蕉、大枣、木瓜等含有抗肿瘤成分的鲜果，能够有益于膀胱癌患者。

◆多吃优质蛋白，如鱼肉、鸡蛋、牛奶等，以补充身体所需的氨基酸，增加机体的抗病能力。但要注意不要吃过多的红肉，如牛肉、羊肉等，因为这些肉类含有较多的饱和脂肪酸和胆固醇，会增加患癌症的风险。

◆多喝一些有益于膀胱健康的汤水，如百合芦笋汤、归芪乌鸡汤、冬瓜排骨汤等，以滋润膀胱黏膜，消除疲劳，宁心安神。

三、总结

膀胱癌患者应该怎么吃？答案是要遵循清淡多样、适量充足、少酒多水的饮食原则，并根据自己的体质和病情选择一些有益于膀胱健康的食物和汤水。只有这样，才能发挥饮食调理的作用，为膀胱癌患者提供有效的辅助治疗。

膀胱癌患者的养生药膳

膀胱癌是泌尿系统肿瘤中最常见的恶性肿瘤。目前，在全球范围内，关于膀胱癌公认的危险因素是吸烟。同时，饮食可能也作为影响因素参与了膀胱癌的发生发展。尽管流行病学证据仍存在一定的争议，但饮食仍被认为是预防调摄癌症的重要因素之一。养生药膳作为饮食调理的重要参与环节，在膀胱癌患者中也引起广泛重视。那么，膀胱癌患者如何通过养生药膳来辅助治疗呢？

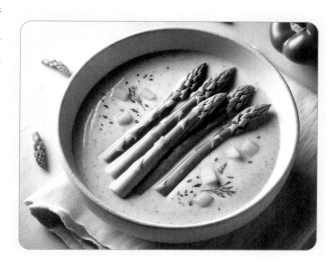

中医学认为，膀胱癌多由湿热下注、瘀血内阻、阴虚火旺、脾肾亏虚等证候所致。湿热下注是湿邪和热邪相互搏结，沉积于下焦，阻滞气血运行，损伤膀胱经络而引起的证候。瘀血内阻是指气血运行不畅，形成血块或血瘀，阻塞经络而引起的证候。阴虚火旺是阴液亏损，不能滋养和制约阳气，导致阳气亢盛，化火伤阴而引起的证候。脾肾亏虚是脾气不足，不能运化水湿，或肾阳不足，不能温化水液，导致水湿内停而引起的证候。这些证候都会导致膀胱黏膜受损、癌细胞生成和扩散。

根据不同的证候特征，膀胱癌的养生药膳将具有一定药性的食物和中药材按照一定的配比和制法混合，可以辅助治疗，调节机体平衡，增强抵抗力，改善症状，提高生活质量。现列举几例供读者参考。

香菜汁：香菜、瞿麦各 12 g 捣烂取汁，加白糖适量服用，具有止痛止血的作用，适用于膀胱癌尿血，疼痛。

千金藤汤：千金藤鲜品 25 g 或干品 10 g，车前子（包）15 g 水煎服，每日 2 次，具有清热解毒的作用，可用于膀胱癌。

木通汤：木通、牛膝、生地、天门冬、麦门冬、五味子、黄柏、甘草各 3 g，水煎服，每日 1 剂，具有清热利湿、凉血止血的作用，适用于膀胱癌尿血。

无花果汤：无花果 30 g，木通 15 g 水煎服，每日 1 剂，具有解毒利湿的作用，适用于膀胱癌。

百合芦笋汤：新鲜百合 1/2 个（约 30 g），芦笋 2 ~ 3 根（约 50 g），红、黄甜椒各 50 g，洗净切块，加水适量煮熟，滴入香油少许即可食用，具有消除疲劳、宁心安神的作用。

归芪乌鸡汤：乌骨鸡 250 g 宰杀去毛及内脏洗净备用，黄芪 30 g，当归 10 g，生姜 2 片洗净备用，将乌骨鸡、黄芪、当归放入炖锅中，加水适量后放入炖锅中，先用武火煮沸后再改用文火炖 1 ~ 1.5 小时，取出炖盅，在汤里加入适量调味品即可食用。其具有益气养血的作用，适用于膀胱癌术后气血亏虚者。

膀胱癌患者如何通过养生药膳来辅助治疗？答案是要遵循中医辨证施治的原则，根据不同的证候类型选择相应的治法和方药，并根据自己的体质和病情选择一些有益于膀胱健康的食物和汤水。只有这样，才能发挥养生药膳的作用，为膀胱癌患者提供有效的辅助治疗。

参考文献

[1]　白云金, 李金洪, 魏强, 等. 膀胱癌病因学研究进展 [J]. 现代泌尿外科杂志, 2014, 19(10): 693-697.

[2]　ZHU Z, ZHANG X, SHEN Z, et al. Diabetes mellitus and risk of bladder cancer: a meta-analysis of cohort studies[J]. PLoS One, 2013, 8 (2): e56662.

[3]　冯春, 王丰梅. 膀胱癌雄激素受体研究进展 [J]. 临床医药文献, 2018, 5(56): 192.

[4]　舒筠然, 陈晶, 钱佳丽, 等. 雌激素、孕激素及其受体与膀胱癌关系的研究进展 [J]. 临床泌尿外科杂志, 2018, 33(11): 925-928.

[5]　许琴. 膀胱癌的征兆及预防方式 [J]. 现代养生, 2020, 20(13): 41-42.

[6]　严云芸. 膀胱癌患者的饮食要求及日常护理 [N]. 大众健康报, 2022-09-01(14).

[7]　刘文龙, 任明华. 饮食与膀胱癌关系的研究进展 [J]. 临床与病理杂志, 2020, 40(7): 1851-1854.

[8]　王平. 膀胱癌的饮食调理 [J]. 食品与健康, 2013(12): 40-41.

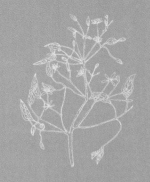

第21章

子宫内膜癌

雌激素与子宫内膜癌

子宫内膜癌是一种常见的女性生殖系统恶性肿瘤。多数学者认为部分子宫内膜癌的发病与雌激素长期持续刺激子宫内膜、缺乏孕激素拮抗密切相关。一般来说，雌激素的长期作用会导致子宫内膜的增生，继而诱导子宫内膜癌的发生。因此，体内高水平的雌激素是子宫内膜癌的重要危险因素。

一、内分泌治疗与子宫内膜癌

内分泌治疗可以通过调整体内激素水平来控制癌细胞的生长和扩散，从而降低乳腺癌复发的概率，所以对于激素受体阳性的患者是至关重要的。尽管内分泌治疗在对抗乳腺癌方面发挥着重要作用，但也可能伴随一些不良反应。长期服用内分泌药物可能会对骨质、心血管系统、女性生殖系统等产生影响，比如引起骨质疏松、高脂血症、卵巢囊肿、子宫内膜病变等，严重情况下可能会引起子宫内膜癌。他莫昔芬虽然有抗雌激素特性，但在子宫内膜上却依然可以表现出微弱的雌激素作用。

所以在内分泌治疗治疗期间，要定期复查妇科彩超，监测子宫内膜变化，千万不能偷懒省事。

二、口服避孕药与子宫内膜癌

服用避孕药对子宫内膜有萎缩作用，但可使子宫内膜癌发生率降低。2006 年国内的一项病例对照研究发现，口服避孕药可以降低子宫内膜癌的发病风险，并且随着口服时间的延长，保护作用逐渐增加，停止使用避孕药后，这种保护作用可以持续 25 年以上。由于低剂量的雌激素能够避免子宫内膜的过度增生，孕激素则可以使内膜转化，阻止内膜的过度增生，并能使子宫内膜定期脱落、排出，从而起到保护内膜的作用。

值得注意的是，虽然理论上口服避孕药可以降低子宫内膜癌风险，但我们并不鼓励为了预防子宫内膜癌而去长期服用避孕药物。

三、怀孕与子宫内膜癌

相较多次怀孕妇女，未婚、不孕妇女的子宫内膜癌发生机会较高。由于此类妇女缺少受孕后大量孕激素对子宫内膜的保护作用，相对较高水平的雌激素可引起子宫内膜过度的增生，甚至引起癌变。

四、其余因素与子宫内膜癌

多囊卵巢综合征、功能性卵巢囊肿等疾病会引起体内雌激素水平的异常，增加患子宫内膜癌的风险。

此外，理论上，月经不调、初潮过早和绝经延迟也会相对增加子宫内膜癌的发生率。

总之，以上因素都是由于外源性或内源性的雌激素的作用，诱导了子宫内膜的癌变。因此，对于子宫内膜癌患者来说，需要尽量少服用一些富含雌激素的食品与补品。

子宫内膜癌患者怎么吃？

子宫内膜癌是妇科常见的恶性肿瘤，合理的饮食结构有利于改善子宫内膜癌患者的预后、提高其生活质量。

一、合理饮食，控制体重

研究发现，子宫内膜癌往往多见于肥胖的妇女，约有 80% 的子宫内膜癌患者有超重或肥胖情况，因为脂肪会增加血液中雌激素的含量，导致子宫内膜增生甚至癌变。

二、减少雌激素食物的摄入

由于雌激素能诱导子宫内膜癌的发生，因此子宫内膜癌患者忌食含雌激素的食物，如雪蛤、蜂王浆、蜂胶及其口服液，以免加重病情。

三、减少甜食摄入

避免摄入过量的加工糖和高糖食品。研究发现，糖代谢异常是子宫内膜癌发病的高危因素。通过减肥、二甲双胍治疗等积极防治糖代谢异常疾病，控制胰岛素抵抗，可降低子宫内膜癌的发病风险。

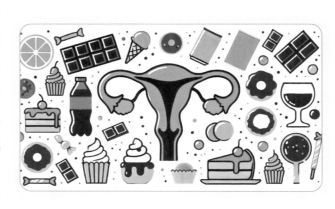

四、饮食多样化

饮食需要多样化，多吃富含维生素的食物，如新鲜水果、蔬菜等。维生素可以增强机体的抵抗力和抗氧化能力，预防感染和癌变。ω-3多不饱和脂肪酸对子宫内膜癌有抑制作用，富含于深海鱼、鱼油等中。

总之，子宫内膜癌患者的饮食应以健康、均衡和多样为原则，有助于提供所需的营养，维持身体功能，促进康复，同时降低患者的癌症风险。

子宫内膜癌患者的养生药膳

中医认为，子宫内膜癌主要由于痰浊、湿热、瘀毒蕴结胞宫，阻塞经脉，损伤冲任，日久成积。清热利湿解毒、化痰散结祛瘀为主要治疗方法。下面就来给大家介绍一些宫颈癌的养生药膳。

白果冬瓜子汤：白果 10 个，冬瓜子 30 g，莲子肉 15 g，胡椒 1.5 g 同入锅，加水 2 L，武火煮沸后改文火炖至白果、莲子烂熟。分服，每日 2 ~ 3 次，每日 1 剂。功能健脾利湿，止带。主要适用于子宫内膜癌症见带下不止者。

阿胶杞子粥：枸杞 20 g，粳米 60 g，加水 500 mL 煮粥，熟后加入阿胶 20 g 使其溶化，再煮 2 ~ 3 分钟。每日服 1 次，15 日为 1 个疗程。可长期服。主要适用于子宫内膜癌术后贫血者。

田七藕蛋羹：田七（三七）粉 5 g，鸡蛋 1 个调成糊。将鸡蛋打入碗中，再把三七粉、藕汁（鲜莲藕 250 g 切碎，纱布包，绞汁）加入调匀，隔水蒸熟食之。每日服 1 次。主要适用于瘀热型子宫内膜癌。

羊泉枣汤：羊泉 30 g，红枣 10 个加水煎服。每日 1 剂。功能清热解毒。主要适用于热毒型子宫内膜癌。

豆腐蛋：豆腐锅巴 60 g，豆腐皮 1 张，鸡蛋 1 个加水煮熟，入白糖适量。功能清热利湿。主要适用于子宫内膜癌症见带下不止者。

苦瓜茶：鲜苦瓜 1 个，上端切开，去瓤，入绿茶适量，将苦瓜悬于通风处阴干。然后将阴干的苦瓜外部洗净、擦干，连同茶叶切碎，混匀。每次 10 g，沸水冲泡，每日代茶饮。

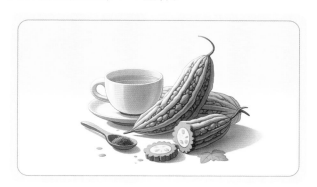

功能清热解毒，解暑，生津止渴。主要适用于子宫颈癌、子宫内膜癌症见口干、口渴者。

参考文献

[1] 吴熙瑞 . 避孕药临床应用 40 年回顾与展望 [J]. 中国实用妇科与产科杂志，2005(1): 4-7.

[2] 张思环 . 复方短效口服避孕药的非避孕作用在临床上的应用 [J]. 实用妇科内分泌电子杂志，2019, 6(21): 9-12.

[3] 徐敬，吴中明 . 雌激素与子宫内膜癌相关性的研究进展 [J]. 肿瘤防治研究，2004(7): 448-450.

[4] 吕荣华 . 警惕诱发子宫内膜癌的"导火索"[J]. 家庭医学 (下半月), 2015(7): 32.

[5] 胡赛男，丰有吉 . 糖代谢异常与子宫内膜癌关系的研究进展 [J]. 国际妇产科学杂志，2012, 39(2): 145-147, 151.

[6] 潘金顺 . ω-3 多不饱和脂肪酸对子宫内膜癌发生发展的抑制作用及机制研究 [D]. 南京：南京医科大学，2019.

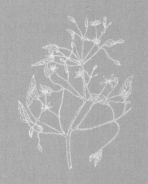

第22章

宫颈癌

宫颈癌都是 HPV 感染引起的？HPV 感染后一定会得宫颈癌吗？

随着医学知识的普及，我们知晓了宫颈癌和 HPV 感染相关。这使得大家认为 HPV 是宫颈癌的癌前表现。那么，HPV 感染后一定会得宫颈癌吗？宫颈癌都是 HPV 感染引起的

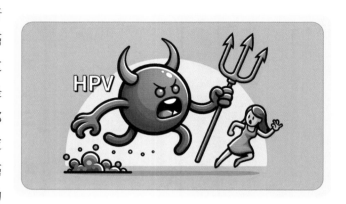

吗？下面我们就了解一下宫颈癌和 HPV 的关系。

一、HPV 的感染途径

HPV 感染的途径非常多样。与感染 HPV 的人发生性行为是最容易感染的方式。此外，使用感染 HPV 的人用过的毛巾、浴巾、浴盆、坐便器等用品也是有概率被感染的。在分娩期间，胎儿通过受 HPV 感染的产道也会感染。

二、HPV 与宫颈癌

90% 以上的宫颈癌与持续高危型 HPV 感染的高风险相关。一般认为，宫颈癌的发生是有前提条件的，人体从被 HPV 感染到最后发展成宫颈癌，一般要经历十年或数十年的漫长过程。目前，已确认 200 多种 HPV 类型，根据致癌性分为高危型和低危型。

低危型主要是 HPV6、HPV11、HPV40、HPV42、HPV43 等，通常不会引发恶性肿瘤，然而有概率导致生殖器官的疣。

高危型包括 HPV16、HPV18、HPV31、HPV52、HPV58 等，持续性高危型 HPV 感染与宫颈癌和宫颈上皮内瘤变密切相关。

其实，大多数 HPV 感染是短暂的，70% 的女性在感染 7 ~ 12 个月后自

然恢复，就像感冒一样，不治疗也可以自我治愈。这类人群又只有个别人会发生癌变，而这个过程中若是及时发现并接受正确治疗，可以充分阻断癌变发生。

因此感染 HPV 不等于得了宫颈癌，但大多数宫颈癌确实都是 HPV 感染导致的。

三、如何预防宫颈癌？

定期进行妇科检查。宫颈癌作为一个可以早期从病因学角度进行一级预防的肿瘤，通过治疗高危型 HPV 可以起到预防宫颈癌发生的疗效。定期到医院接受检查，充分预防 HPV 的持续感染，可以截断 HPV 进展成宫颈癌的可能。

接种 HPV 疫苗。应加强 HPV 疫苗的科普教育和接种普及，让越来越多的中国适龄女性远离宫颈癌危害。

防止交叉感染。女性需要注意个人卫生，做好在公共卫生间的卫生防护。床上用品要定期更换并晾晒，性生活前后要关注个人卫生。

总而言之，HPV 虽然是个非常麻烦的病毒，但通过适当的预防措施、定期的医疗检查，以及遵循医生的建议，可以降低感染 HPV 和相关疾病的风险。

宫颈癌患者怎么吃？

宫颈癌也称为子宫颈癌，是发生在子宫颈部的恶性肿瘤，是女性常见的恶性肿瘤之一。其中，HPV 是最主要的危险因素，其他相关危险因素包括抽烟、多个性伴侣、性生活开始过早、多次分娩及免疫功能缺陷性疾病等。中医认为，宫颈癌的病机以正虚冲任失调为本，湿热瘀毒聚结为标，故而中医饮食调理原则为疏肝滋肾、利湿解毒。那么，宫颈癌患者具体应该怎么吃呢？

◆宫颈癌主要临床表现是不规律阴道出血，白带增多、有恶臭，下腹或腰部疼痛等。若有阴道出血，可以吃一些补血、止血、抗癌的食品，如红枣、薏苡仁、山楂、黑木耳、乌梅等。若白带多如水样，饮食宜滋补，可以适当服用甲鱼、鸽子蛋、鸡肉、山药等食物。白带气味臭时，宜食清淡利湿之品，如薏苡仁、赤小豆、白茅根等。阴道出血多时，应食用补血的食物，如红枣、藕、山楂、黑木耳、鹌鹑蛋等。

◆术后患者多虚损，应多食补气养血的食物，如山药、黄芪、桂圆、桑椹、枸杞、当归、甲鱼、芝麻、阿胶等，以达到补益效果。

◆接受放疗后患者多阴虚，饮食以养血滋阴为主，可食用牛肉、猪肝、阿胶、木耳、菠菜、芹菜等；若因放疗而出现放射性膀胱炎和直肠炎，要注意清热利湿，滋阴解毒，可以多吃薏苡仁、赤小豆、荸荠、莲藕等。

◆接受化疗后患者多脾虚，饮食以健脾补肾为主，可食用山药、薏苡仁、黄芪、百合、木耳、莲藕等。

宫颈癌患者的养生药膳

中医认为，宫颈癌主要是由湿毒内侵，蕴积于下，损伤冲任二脉等引起，临床上主要以下焦湿毒、正气亏虚等表现为主。下面就来给大家介绍一些宫颈癌的养生药膳。

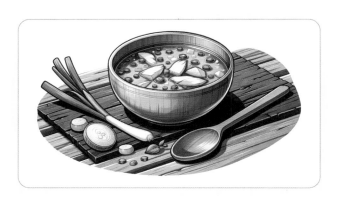

一、海螵蛸乌鸡葱白汤

食材：海螵蛸 30 g，乌骨鸡 250 g，葱白 30 g。

做法：乌骨鸡洗净切方块。先将海螵蛸及乌骨鸡放入锅中，加水适量煮至鸡熟烂，和盐调味，再放入葱白煮 15 分钟即可，饮汤或佐膳。

海螵蛸即乌贼骨，可收敛止血、涩精止带。乌骨鸡味甘性平，入肝、肾经，有滋肾养阴、健脾止带的功效。葱白对人宫颈癌细胞有抑制作用。

二、鳖甲淮山炖白鸽

食材：醋炙鳖甲 20 g，淮山药 30 g，白鸽 1 只（约 250 g）。

做法：醋炙鳖甲打碎，淮山药洗净，白鸽去毛及肠脏。将三物一起加水炖熟烂，和盐调味。饮汤或佐膳。

鳖甲性味咸平，入肝、脾经，有养阴清热、软坚散结的功效。山药性味甘平，入肺、脾、肾经，有健脾止带、补虚固肾的功效。白鸽即家鸽，有滋肾益气、解毒疗疮的功效。

三、当归黄鳝汤

食材：当归 10 g，黄鳝 300 g。

做法：黄鳝去肠脏、洗净，放入少许细盐拌匀，再放入锅中加少许油煎 10 分钟，放入当归，加水适量煮半小时，加盖煎煮至熟烂，和油盐调味，饮汤食肉。当归有补血调经、活血止痛的功效。黄鳝性味温甘，入肝、脾、肾经，有补虚壮筋的功效。

四、黄花鱼木耳汤

食材：黄花鱼条 300 ~ 400 g，木耳 20 g。

做法：黄花鱼去肠脏、洗净，木耳清水浸泡洗净，将黄花鱼放油锅中炸去油，放入木耳，加适量清水煮熟，和盐调味，温热服食。

黄花鱼又叫小黄鱼，其肉性味甘平，有补气填精、开胃安神的功效。木耳性味甘平，入胃、大肠经，含糖、纤维素、蛋白质和多种微量元素，有润燥补中、凉血止血的功效。

参考文献

[1] 王平 . 子宫癌的饮食调理 [J]. 食品与健康 , 2013(11): 40-41.

[2] 周岱翰 , 林丽珠 . 中医肿瘤食疗学 [M]. 贵阳 : 贵州科技出版社 , 2012.

[3] 罗艳 . 宫颈癌与 HPV 感染的那些事 [J]. 人人健康 , 2022(25): 44.

[4] 庄楣 . 认识 HPV, 预防宫颈癌 [J]. 家庭生活指南 , 2023, 39(7): 69-70.

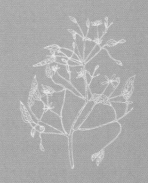

第23章

恶性淋巴瘤

淋巴瘤患者该怎么吃？

恶性淋巴瘤是一种起源于淋巴造血系统的恶性肿瘤，绝大多数首先发生在颈部和／或锁骨上淋巴结，但也可侵犯结外淋巴组织或器官。若胃肠道受侵，则会影响患者的饮食与消化吸收，进而引发营养不良，加重病情。淋巴瘤患者该遵循怎样的饮食原则呢？

李冰雪等建议把淋巴瘤患者饮食营养管理分成临床营养干预期、食疗先导期、食疗养生期三阶段。这种分阶段的中西医结合饮食营养管理模式有助于改善患者身体营养状况。

◆临床营养干预期指术后或放疗、化疗期间，或因肿瘤本身影响吞咽和进食的时间段。此阶段由于进食困难，故以临床营养制剂为主。但在胃肠道功能允许的情况下优先使用肠道途径，必要时可使用肠外营养干预，同时以中医食疗为辅。

◆食疗先导期指手术或放、化疗后 3 个月以内的阶段。此阶段在常规饮食的基础上配合使用临床营养制剂，同时需要用营养丰富的多样化食物进行调养。

◆食疗养生期指临床治疗结束 3 个月以上、病情平稳后的阶段。此阶段以日常饮食调养为主。根据气血阴阳和脏腑功能虚损情况，辨证调治，逐步减少或停止使用临床营养制剂。

若见胃脘饱胀、食欲减退、恶心、呕吐、腹胀或腹泻等脾胃不和之象，宜用藕、芡实、白扁豆、香菇、番茄、薯类等易消化之品。若见呃逆、呕吐等胃气上逆表现，可加用生姜、橘皮、萝卜等降逆止呕之品。若见疲乏、精神不振、头晕、气短、纳少、虚汗、面色淡白或萎黄、脱发，或肢体肌肉麻木、月经量少等一派气血不足之证，宜用富于营养、易消化、益气养血之品，如鱼、虾、鸡蛋、猪肝、猪骨、甲鱼等血肉有情之品，煲红枣、龙眼肉、党参、西洋参、黄芪、山药、核桃肉等，忌食生冷。若见腰膝酸软、耳鸣、脱发、五心烦热、颧红盗汗、口干咽燥、失眠多梦等肝肾阴虚之证，宜用黑豆、黑米、黑枣、黑芝麻、黑木耳、银耳、甲鱼、桑椹等。若见发热、口干、皮肤黏膜溃疡、大便秘结等热毒伤阴之象，宜服绿豆汤、西瓜汁、梨汁，也可以金银花、菊花、蒲公英等代茶饮。为了防治细菌或病毒感染，可适当服用一些参类、黄芪、黄精等药食同源的补虚类中药。

淋巴瘤患者的养生药膳

中医学认为，恶性淋巴瘤主要是由外感六淫、饮食不节、情志不遂、素体不足等引起的。《外科证治全生集》中提到"大者，名恶核；小者，名痰核，与石疽初起相同，然其寒凝甚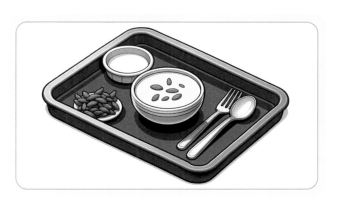结，毒根最深，却不易溃"。因此，在药膳中尽量少予寒凉之品。下面就来给大家介绍一些养生药膳。

一、黄芪橘络粥

食材：黄芪 80 ～ 120 g，橘络 10 g，粳米 40 ～ 80 g，红糖 5 ～ 10 g。

做法：将洗净的黄芪加水煎煮去渣取汁；粳米淘净，加入橘络和药汁，加水煮成稀粥。

二、芦笋汤

食材：鲜芦笋 60 g。

做法：将洗净的芦笋切段，加水煮成 300 mL 的浓汤，早晚各 150 mL 饮用。

三、夏枯川贝煲兔肉

食材：夏枯草 30 g，川贝 10 g，兔肉 250 g。

做法：川贝打碎，与夏枯草一起装入纱布袋中，再加上切成细块的兔肉，三者加水慢火煮 2 小时，去夏枯草、川贝，加适量盐进行调味。

四、银耳薏米田鸡汤

食材：银耳 15 g，薏米 60 g，田鸡 250 g。

做法：银耳用水泡发，将其与处理好的田鸡和洗净的薏米一起放入锅中加水共同煮制，加油和盐调味后食用。

以上是一些常见的养生药膳，淋巴瘤患者可以根据自己的情况选择适合的食用。当然，这些药膳并不能代替正规的治疗，只能起到辅助的作用。

参考文献

[1] 李冰雪, 刘杰, 林洪生, 等. 恶性淋巴瘤患者中西医结合饮食营养管理 [J]. 中医杂志, 2019, 60(24): 2150-2153.

[2] 尚怀海, 曹士华, 冯尚彩. 肿瘤治疗名方验方 [M]. 北京: 人民卫生出版社, 2016.

[3] 田华琴, 郎江明. 常见肿瘤疾病的防治与食疗 [M]. 广州: 广东科技出版社, 2003.

[4] 周岱翰, 林丽珠. 中医肿瘤食疗学 [M]. 贵阳: 贵州科技出版社, 2012.

跋：探寻癌症防治之道

现在的科技和医学越来越发达，我们知道癌症并不是无解的。但很可惜的是，因为缺少宣传和教育，很多人还是不了解如何预防和治疗癌症，错过了最佳防治时机。这对个人健康是巨大的威胁，也增加了社会的负担。

我们注意到，大众对中医有两种极端的看法。有人过度依赖中医，觉得它能治百病；也有人完全不信任中医，忽视了它在癌症防治中的作用。这些偏见不仅影响治疗效果，还阻碍了中医和西医的合作。

为了改变这种情况，我们编写了这本《中西医结合防治肿瘤早知道》。我们查阅了很多权威资料，结合临床经验，用简单易懂的语言介绍了癌症的基本知识、预防措施、治疗策略和康复要点。希望这本书能成为大家的肿瘤防治手册。

在编写过程中，我们深深体会到中西医结合的重要性。中医擅长整体调理和个性化治疗，能缓解症状，提高生活质量；西医则能精准针对病因进行治疗，效果显著。中医西医结合起来，能提供更全面、个性化的治疗方案，提高肿瘤治疗效果、延长生存期。

这本书只是开始，还有很多未知等待我们去探索。我们希望本书能激发更多人关注和研究肿瘤防治，一起努力降低肿瘤的发病率和死亡率。

最后，感谢大家的支持和关注。希望这本书能给大家带来有用的防癌知识，保护自己和家人的健康。让我们一起为更健康的未来努力吧！